Suzan Martin Tucker
Pflegestandards in der Onkologie

Weitere Pflegebücher bei Ullstein Medical

Collier/McCash/Bartram
Arbeitsbuch Pflegediagnosen
Ullstein Medical, Wiesbaden 1998
ISBN 3-86126-593-1

Dempke
Onkologie kompakt
Ullstein Medical, Wiesbaden 1998
ISBN 3-86126-652-0

Garms-Homolová/Schaeffer (Hrsg.)
Medizin und Pflege
Ullstein Medical, Wiesbaden 1998
ISBN 3-86126-598-2

Marjory Gordon
Handbuch Pflegediagnosen
2., vollständig überarbeitete und erweiterte Auflage
Ullstein Medical, Wiesbaden 1998
ISBN 3-86126-589-3

Marjory Gordon
Pflegediagnosen und Pflegeprozeß
Ullstein Medical, Wiesbaden 1998
ISBN 3-86126-561-3

Kim/McFarland/McFarlane
Pflegediagnosen und Pflegeinterventionen
Ullstein Medical, Wiesbaden 1998
ISBN 3-86126-562-1

Kruijswijk-Jansen/Mostert
Pflegeprozeß
Ullstein Mosby,
Berlin/Wiesbaden 1997
ISBN 3-86126-566-4

Roos M.B. Nieweg
Mundschleimhautveränderungen und Mundpflege bei Chemotherapie
Ullstein Mosby,
Berlin/Wiesbaden 1996
ISBN 3-86126-604-0

Snowley/Nicklin/Birch (Hrsg.)
Pflegestandards und Pflegeprozeß
Ullstein Medical, Wiesbaden 1998
ISBN 3-86126-523-0

Suzan Martin Tucker
Pflegestandards in der Neurologie
Ullstein Medical, Wiesbaden 1998
ISBN 3-86126-608-3

Suzan Martin Tucker

Pflegestandards in der Onkologie

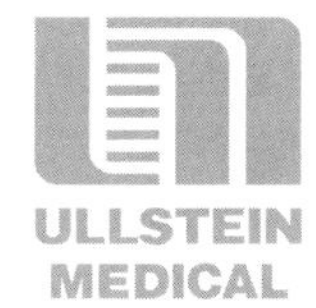

Suzan Martin Tucker, RN, MSN, PHN

Pflegedirektorin
Kaiser Permanente Medical Center
Panorama City, Kalifornien, USA

Übersetzung: Cornelia Bahlmann, Suhlingen

Die Deutsche Bibliothek – CIP Einheitsaufnahme

Tucker, Suzan Martin :
Pflegestandards in der Onkologie
[Übers.: Bahlmann, Cornelia]. –
Wiesbaden : Ullstein Medical, 1998
ISBN 3-86126-543-5

Das vorliegende Buch ist eine Übersetzung aus dem Englischen von: „Patient Care Standards“ – 5th ed., von Susan Martin Tucker

Lektorat: Jürgen Georg, Detlef Kraut
Herstellung: Detlef Mädje
Illustrationen: Uta Ebenig, Wiesbaden
Satz: Mitterweger Werksatz GmbH, Plankstadt
Druck und buchbinderische Verarbeitung: Freiburger Graphische Betriebe

Printed in Germany

ISBN 3–86126–543–5

Einführung

Das hier vorliegende Buch „Pflegestandards in der Onkologie“ ist eine Auszug aus dem amerikanischen Standardwerk „Patient Care Standards“ von Suzan S. Tucker (1992). Der Aufbau und die Gliederung des Buches basieren auf einem Pflegeverständnis, das im folgenden kurz beschrieben wird.

Pflegeverständnis

Der amerikanische Pflegeverband (ANA) hat in seiner 1980 veröffentlichten berufs- und sozialpolitischen Stellungnahme, Pflege als die „Diagnose und Behandlung von menschlichen Reaktionen auf aktuelle oder potentielle Gesundheitsprobleme“ definiert. Diese Definition beschreibt nach McFarland (1997) vier charakteristische Kennzeichen der Pflege:

1. *Phänomene* oder den Gegenstand der Pflege, über die/den sich Pflegende bewußt sein sollten, hier als „menschlichen Reaktionen auf aktuelle oder potentielle Gesundheitsprobleme“ beschrieben.
2. *Theorie,* derer sich die Pflegenden bedienen sollten, um das Pflegephänomen besser verstehen zu können.
3. *Handlungen,* die Pflegende ausführen, um den Zustand des Klienten zu erleichtern, zu verbessern oder zu korrigieren oder Handlungen, die Pflegende zur Vorbeugung von Krankheiten oder zur Förderung der Gesundheit ausführen.
4. *Effekte* oder Ergebnisse, die aus pflegerischen Handlungen resultieren und die in Beziehung stehen mit erkennbaren und benennbaren menschlichen Reaktionen.

Pflegeprozeß

Die Bedeutung von Theorie und Forschung für die Pflegepraxis, schlagen sich nach McFarland (1997) in den gegenseitigen Beziehungen der einzelnen Phasen des Pflegeprozesses nieder. (Abb. 1) Demnach führt die Analyse – das *Pflegeassessment* – der objektiven und subjektiven Klienteninformationen in Beziehung mit den menschlichen Reaktionen auf aktuelle oder potentielle Gesundheitsprobleme zu klinischen Beurteilungen in Form von *Pflegediagnosen* und *Pflegezielbestimmung.* Theoretisches, praktisches und wissenschaftlich fundiertes Wissen über die Beziehungen der möglichen Pflegeinterventionen und die erwünschten Pflegeergebnisse bilden die Basis für die *Pflegeplanung* von *Pflegeinterventionen.* Untersuchungen über die Effektivität der Pflegeinterventionen im Hinblick auf die Erreichung von Pflegezielen bilden die Basis für die *Pflegeevaluation.*

Pflegestandards

Die Bedeutung des Pflegeprozesses für die professionelle Pflege wurde durch die Verabschiedung von nationalen Standards, den sogenannten „Standards für die Pflegepraxis" (ANA 1991), durch den ANA unterstrichen. Diese Standards legen ein Maß an pflegerischer Kompetenz fest, das sich in den einzelnen Phasen des Pflegeprozesses wie folgt zeigt und beschrieben wird:

1. **Pflegeassessment.** Die Pflegeperson sammelt Informationen über den Gesundheitszustand des Klienten.
2. **Pflegediagnose.** Die Pflegeperson analysiert die Assessmentinformationen zur Bestimmung der Pflegediagnosen.
3. **Pflegezielbestimmung.** Die Pflegeperson identifiziert zu erwartende Pflegeergebnisse, die individuell auf und mit dem Klienten abgestimmt sind.
4. **Pflegeplanung.** Die Pflegeperson entwickelt einen Pflegeplan, der Pflegeinterventionen zur Erreichung von Pflegezielen festlegt.
5. **Pflegeimplementation.** Die Pflegeperson führt die im Pflegeplan festgelegten Pflegeinterventionen durch.
6. **Pflegeevaluation.** Die Pflegeperson bewertet die Fortschritte des Klienten im Hinblick auf die Erreichung der Pflegeziele.

Pflegequalität

Die von der ANA formulierten „Standards für die Pflegepraxis" stecken einen Qualitätsrahmen für die Ableitung und Formulierung konkreter Pflegeziele und Ergebniskriterien ab, die wiederum die Basis für die Messung pflegerischer *Ergebnisqualität* (outcomes) bilden. Bezogen auf den gesamten Pflegeprozeß bilden die „Standards für die Pflegepraxis" einen Rahmen zur Beschreibung pflegerischer *Prozeßqualität.*

Pflegetaxonomieentwicklung

Versuche, Pflegewissen für pflegerische Entscheidungsfindungen in einem umfassenden Sinne zu beschreiben, zu ordnen und zu klassifizieren wurden in den letzen Jahren von vielen Seiten unternommen (Georg 1997a). Auf der Ebene der Pflegediagnosen können hier die Klassifikationsversuche der North American Nursing Diagnosis Association (NANDA 1997) und von

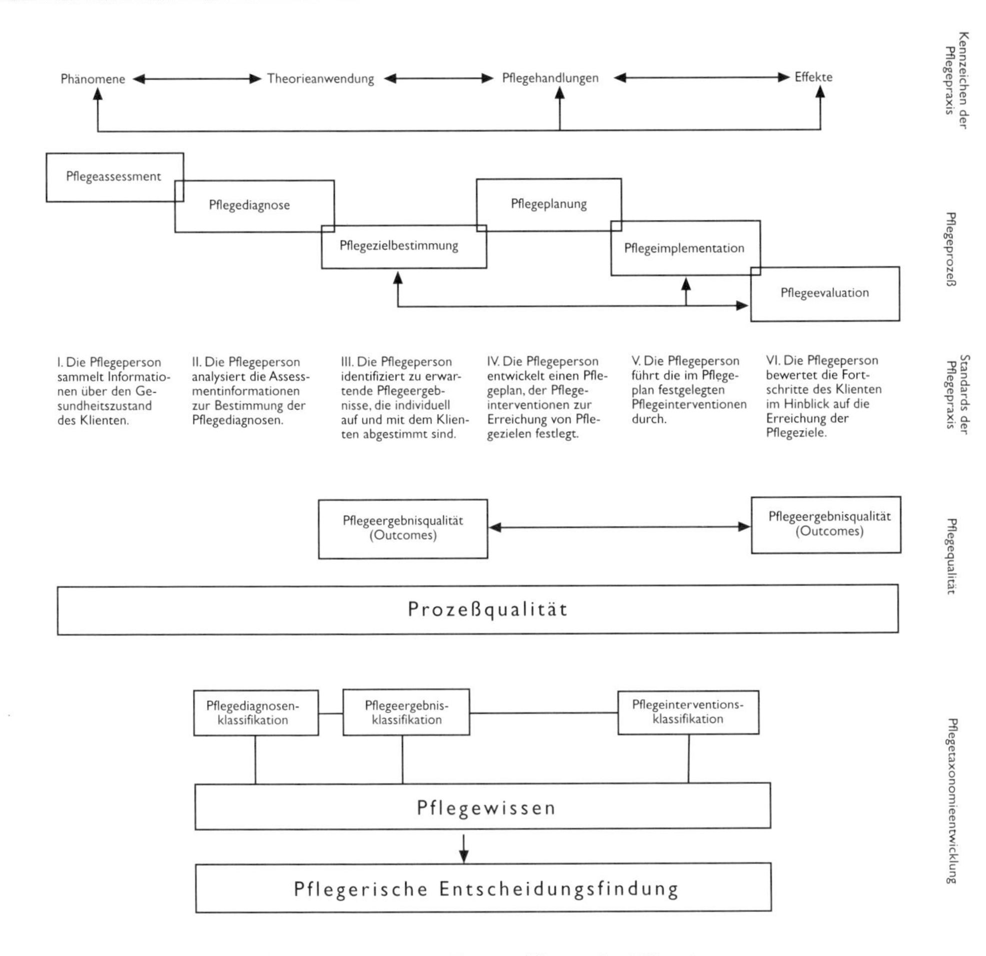

Abb. 1
Beziehungen zwischen den charakteristischen Kennzeichen der Pflegepraxis, dem Pflegeprozeß, den Standards der Pflegepraxis, Elementen der Pflegequalität und der Pflegetaxonomieentwicklung. (J. Georg, erweitert nach McFarland 1997; ANA 1980, 1991; McCloskey 1995)

Marjory Gordon (1998) genannt werden. Für die Ebene der Pflegeinterventionen stehen die Arbeiten von McCloskey und Bulecheck (1995) und als neueste Entwicklung der Entwurf einer Pflegeergebnisklassifikation durch Johnson und Maas (1997).
Der Internationale Pflegeverband (ICN) versucht mit seiner „Internationalen Klassifikation der Pflegepraxis“ (ICNP 1997) alle diese Einzelklassifikationen unter einen Hut zu bringen.

Interdisziplinäre Zusammenarbeit

Für die praktische Arbeit und die Entwicklung von Pflegestandards ist, neben dem pflegewissenschaftlichen Hintergrund, die Zusammenarbeit mit anderen Berufsgruppen im Gesundheitswesen von Bedeutung. Die amerikanische Autorin dieses Buches hat sich primär auf die Kooperation von Medizin und Pflege im Rahmen der Onkologie konzentriert. Die Beschreibung der Gesundheitsprobleme von Patienten erfolgt aus medizinischer, interdisziplinärer und pflegerischer Sicht.

- *Medizinische Probleme* kennzeichnen eine Krankheit oder eine Verletzung, die von einem Arzt in Form einer medizinischen Diagnose diagnostiziert werden. Pflegende wirken an der Behandlung dieser Erkrankung auf Anordnung des Arztes mit und führen in abhängiger Funktion ärztliche Anordnung durch. Die Gesamtheit medizinischer Diagnosen ist in der Internationalen Klassifikation der Erkrankungen (ICD) niedergelegt.
- *Interdisziplinäre Probleme* kennzeichnen *potentielle Komplikationen* (PK) von Krankheiten, Verletzungen oder Behandlungsformen (Carpenito 1997). Der Schwerpunkt pflegerischen Handelns liegt hier in der Verhütung oder frühzeitigen Erkennung dieser Komplikationen, der Einleitung erster Nothilfemaßnahmen, der sofortigen Benachrichtigung des ärztlichen Dienstes und der interdisziplinären Behandlung, bzw. der Assistenz bei der Behandlung der Komplikation. Eine Klassifikation potentieller Komplikationen findet sich in Carpenito (1997b). Darüber hinaus werden die potentiellen Komplikationen von Erkrankungen und Behandlungsformen in den gängigen Lehrbüchern beschrieben.
- *Pflegediagnosen* stellen eine klinische Beurteilung der Reaktion eines Individuums, einer Familie oder einer sozialen Gemeinschaft auf aktuelle oder potentielle Gesundheitsprobleme/Lebensprozesse dar. Pflegediagnosen bilden die Grundlage für die Auswahl von pflegerischen Interventionen, um erwünschte Pflegeergebnisse zu erzielen, für deren Erreichung die Pflegeperson verantwortlich ist (NANDA 1990). Je nach zugrundeliegendem Pflegemodell können Pflegediagnosen auch definiert werden als „eine zusammenfassende Aussage, die von einer professionell geschulten Pflegeperson nach einem *Pflegeassessment* (PA), bestehend aus: Beobachtung, Befragung und körperlicher Untersuchung, gemacht wird. Diese Aussage bezieht sich auf: die Art (P), die mögliche Ursache/Einflußfaktoren (E) und die Symptome (S)/ Kennzeichen oder Risikofaktoren (R) aktueller oder potentieller Gesundheitsprobleme eines Individuums, einer Familie oder einer sozialen Gemeinschaft mit Einschränkungen der Unabhängigkeit hinsichtlich der Aktivitäten des Lebens oder im Umgang mit existentiellen Erfahrungen des Lebens (AEDL). Pflegediagnosen (PD) liegen im Zuständigkeits- und Verantwortungsbereich der Pflegeperson und sie bilden die Grundlage für die *Planung* (PP) und Durchführung von *Pflegeinterventionen* (PI) und -maßnahmen zur Erreichung und Bewertung/*Evaluation* (PE) angestrebter *Pflegeziele* (PZ). (Georg 1997c)

Der Schwerpunkt pflegerischen Handelns liegt bei Pflegediagnosen im eigenständigen Erkennen, Benennen und Behandeln dieser pflegerischen Probleme. Eine Übersicht der einzelnen Pflegediagnosen findet sich in den Handbüchern von Gordon (1998), Doenges (1993) und Kim (1998).
Die häufigsten in Zusammenhang mit onkologischen Erkrankungen auftretenden Pflegediagnosen sind nach Carpenito (1997a) und Ackley (1997):

- Aktivitätsintoleranz (spezifiziere Grad)
- Angst
- Coping der Familie, unwirksam, behindernd
- Coping, unwirksam
- Entscheidungskonflikt (zu spezifizieren)
- Erschöpfung
- Familienprozesse, verändert (zu spezifizieren)
- Furcht (spezifiziere Gegenstand)
- Gesunderhaltung, verändert (zu spezifizieren)
- Handhabung von Behandlungsempfehlungen, ungenügend, (spezifiziere Gebiet)
- Haushaltsführung, beeinträchtigt
- Hautschädigung
- Hoffnungslosigkeit
- Immobilitätssyndrom, Gefahr
- Infektionsgefahr (spezifiziere Art/Ort)
- Körperbildstörung
- Machtlosigkeit (leicht, mäßig, schwer)
- Mangelernährung (spezifiziere Art)
- Mobilität, körperliche, beeinträchtigt (spezifiziere Grad)
- Mundschleimhaut, verändert (spezifiziere Veränderung)
- Obstipation, Kolon
- Rollenbelastung pflegender Angehöriger/Laien
- Rollenverhalten, verändert (zu spezifizieren)
- Selbstreinigungsfunktion der Atemwege, ungenügend
- Selbstversorgungsdefizit, total (spezifiziere Grad)
- Selbstschutz, verändert (zu spezifizieren)
- Schlafstörung
- Schmerzen, chronisch (spezifiziere Art und Ort)
- Sexualverhalten, verändert
- Soziale Isolation
- Trauern, vorwegnehmend
- Verleugnung, unwirksam
- Verletzungsgefahr (Trauma)
- Verzweiflung, existentiell

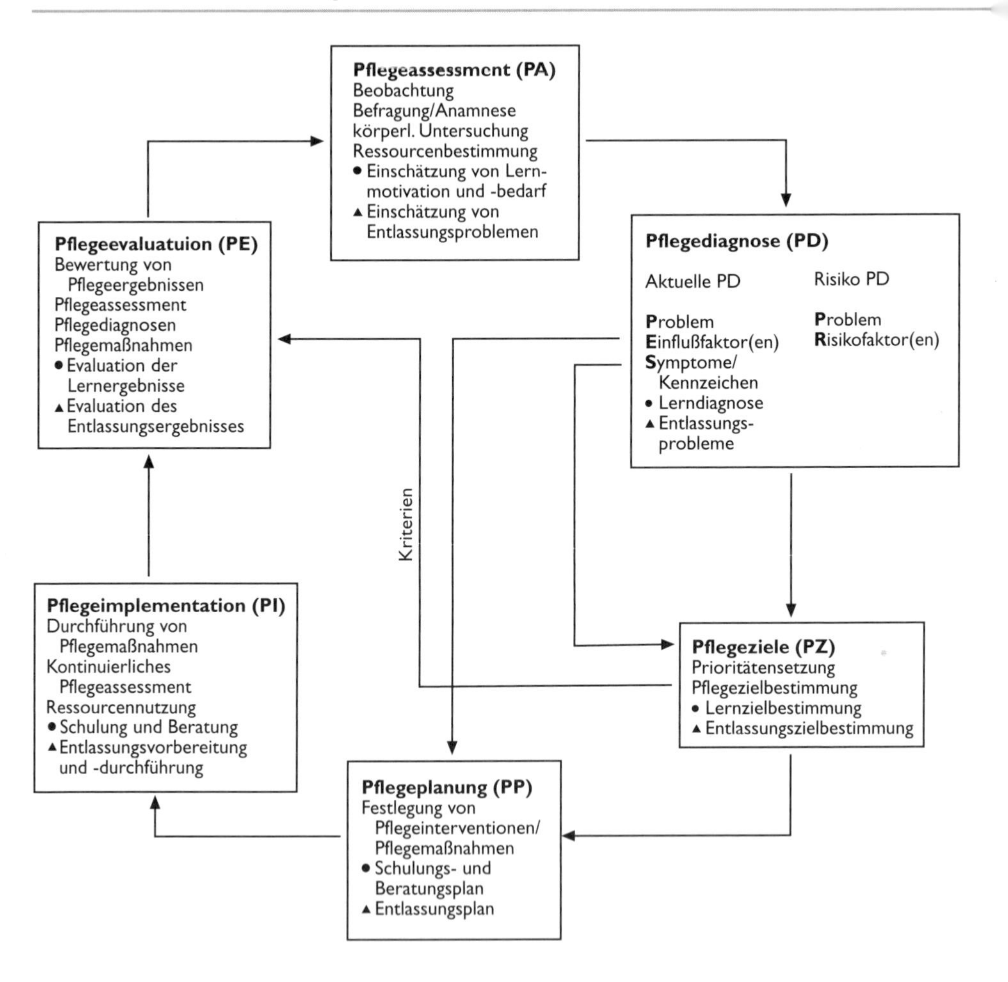

Abb. 2
Zusammenhang zwischen Pflegeprozeß, Lehr-/Lernprozeß (●) und Entlassungsplanung (▲)

- Wissensdefizit
- Wohlbefinden, spirituell, Möglichkeit eines erhöhten

Patientenschulung und Entlassungsplanung

Im Mittelpunkt ihrer Darstellung beschreibt die Autorin in standardisierter Form medizinische, interdisziplinäre und pflegerische Probleme. Das Erkennen, Benennen, Behandeln und Bewerten dieser Probleme steht im Zentrum ärztlichen und pflegerischen Tuns. Darüber hinaus werden Lernbedürfnisse kognitiver, emotionaler und psychomotorischer Art, meist in Form der Pflegediagnosen „Wissensdefizit“ oder „ungenügende Handhabung von Behandlungsempfehlungen“ benannt. Sie werden zum Gegenstand einer strukturierten Patientenschulung gemacht und sind als Lehr-/Lernprozeß in den Pflegeprozeß integrierbar (Abb. 2). Alternativ werden Probleme, die bis zur Entlassung gelöst oder für die über die Entlassung hinaus Lösungen gefunden werden müssen im Rahmen einer Entlassungsplanung beschrieben. Diese sind ebenfalls in den Pflegeprozeß integrierbar (Abb. 2).

Wiesbaden, im April 1998 *Jürgen Georg*

Literaturverzeichnis

Ackley, B. J.; Ladwig, G.B.: Nursing diagnosis handbook. A guide to planning care. Mosby, St. Louis 1997
Alfaro LeFevre R.: Applying nursing nursing process. A step-by-step guide, J. B. Lippincott, Philadelphia 19974
American Nurses' Association: Nursing: a social policy statement. Kansas City, Missouri 1980
American Nurses' Association: American Nurses' Association and standards of clinical practice. Kansas City, Missouri 1991
Carpenito, L. J.: Handbook of nursing diagnosis. Lippincott, Philadelphia 19977a
Carpenito, L. J.: Nursing diagnosis – application to clinical practice. Lippincott, Philadelphia 19977b
Doenges, M.; Moorhouse M. F.: Pflegediagnosen und Maßnahmen. Huber Bern/Göttingen 19932
Georg, J.: Erkennen – Benennen – Beurteilen. Pflegediagnosen – Eine Einführung in ein neues Konzept. Pflege aktuell 48 (1994) 10: 586-588
Georg, J.; Stankowski, J.: Pflegediagnosen – Entwicklung – Gegenstand – Bedeutung. Die Schwester/Der Pfleger 34 (1995) 3: 128-134
Georg, J.: Pflegeklassifikationssysteme. In. Zegelin, A. (Hrsg.) Sprache und Pflege. Ullstein Mosby, Berlin/Wiesbaden 1997a
Georg, J.: Pflegediagnosen als Mittel zur Qualitätssicherung. Hessisches Sozialministerium – Pflegereferat. Wiesbaden 1997b
Georg, J.: Pflegediagnosen bei Bewegungseinschränkungen. In: Duijfjes, J., Georg, J., Frowein, M.: Heben – Tragen – Mobilisieren. Ullstein Mosby, Berlin/Wiesbaden 1997c
Georg, J.: Pflegediagnosen – Verbindung von Forschung und Praxis. Forum Sozialstation 21 (1997) 87 Juni 38-42
Gordon, M.: Handbuch: Pflegediagnosen. Ullstein Medical, Wiesbaden 19982
Gordon, M.: Pflegediagnosen und Pflegeprozeß. Ullstein Medical, Wiesbaden 1998
International Council of Nurses (ICN): Nursing's next advance: An international classification for nursing practise (ICNP), ICN Headquarters, 3, Place Jean Marteau CH-1201 Geneva
Johnson, M.; Maas, M.: Nursing outcomes classification (NOC). Mosby, St. Louis 1997
Kim, M. J.; McFarlane, G. K.; McLane, A. M.: Pflegediagnosen und Pflegeinterventionen. Ullstein-Medical, Wiesbaden 1998
McCloskey, J./Bulechek, G.: Nursing interventions classification. (NIC). Mosby, St. Louis 19952
McFarland, G. K.; McFarlane, E. A.: Nursing diagnosis & intervention – planning for patient care. Mosby, St. Louis 1997
NANDA: Nursing diagnoses: definitions & classification. 1997-1998. Philadelphia 1997
Tucker, S. M.: Patient care standards. Mosby, St. Louis 19966

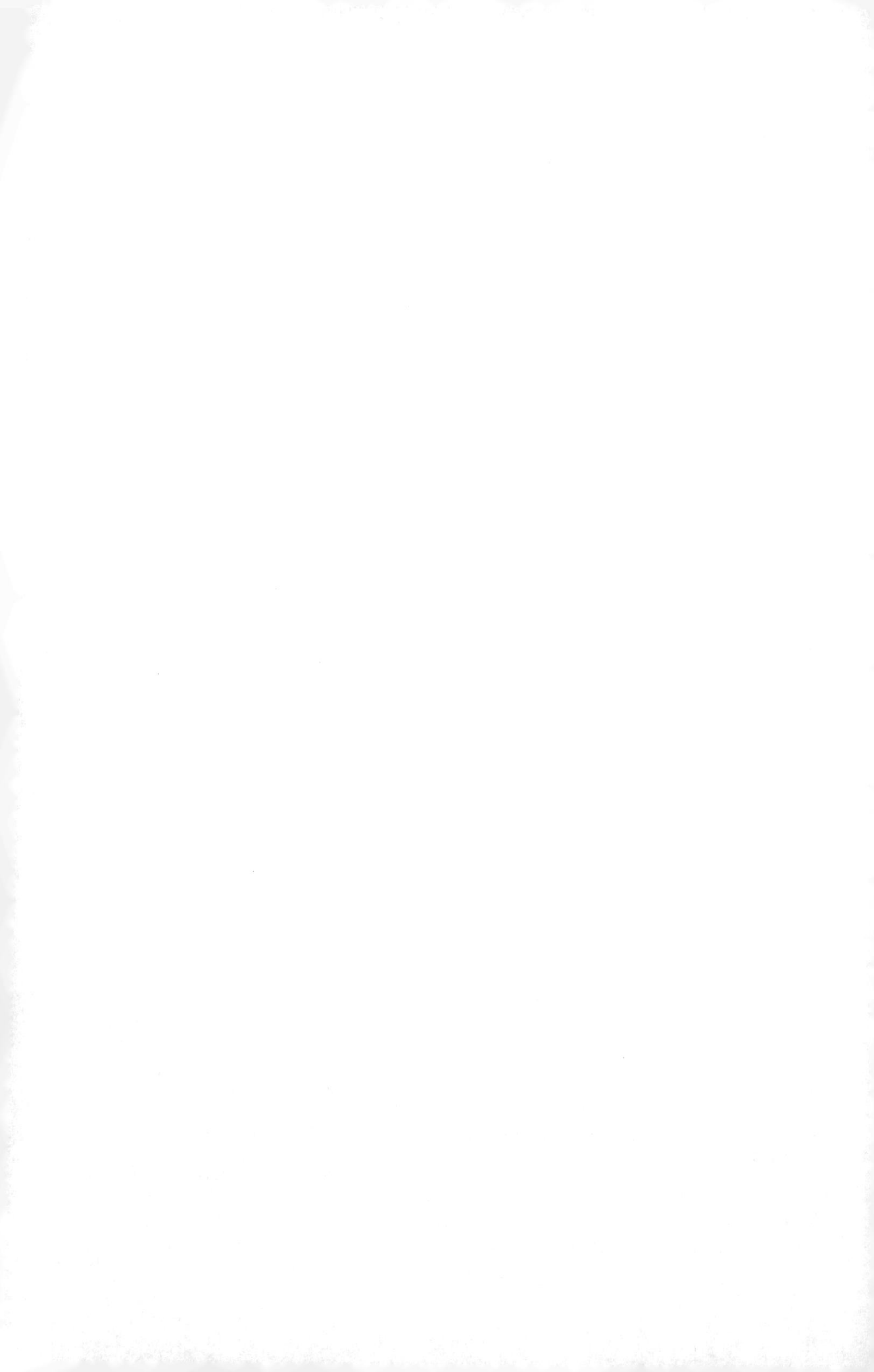

Inhaltsverzeichnis

1 Erkennung und Prävention von Karzinomen

1.1 Allgemeines

- Krankengeschichte durch Interview erheben
- Bericht erstellen
- Risikofaktoren und Symptome bestimmter Karzinome feststellen
- Emotionale Betroffenheit aufgrund des Karzinoms ermitteln
- Informationen über Selbstuntersuchung bereitstellen
- Den Patienten anleiten, auf frühe Warnhinweise eines Karzinoms zu achten, wie z. B.
  - Änderung der Stuhl- oder Uringewohnheiten
  - Schlecht heilende Wunden
  - Ungewöhnliche Blutungen oder Absonderungen
  - Verdickungen oder Knoten an der Brust oder an anderen Stellen
  - Verdauungs- oder Schluckstörungen
  - Augenscheinliche Veränderung einer Warze oder eines Leberflecks
  - Hartnäckiger Husten oder Heiserkeit

1.2 Hautkarzinom

Ermitteln von Risikofaktoren

- Geographische Lage des Wohnorts
- Dem Sonnenlicht übermäßig ausgesetzt sein (Aufnahmemenge ist von Tages-, Jahreszeit und atmosphärischen Bedingungen abhängig)
- Berufsbedingt chemischen Reizen ausgesetzt zu sein, wie z. B.
  - Teer, Desinfektionsmittel, Benzol, Arsen oder Paraffin

   - Familiäre Häufung
   - Hellhäutigkeit, helle Augenfarbe und blonde Haare
   - Narben aufgrund aufgetretener Verbrennungen und Gewalteinwirkungen
   - Präkanzerogene Hauterscheinungen und -zustände (z.B. strahlungsbedingte Keratose)
   - Xerodermia pigmentosa
   - Lupus erythematodes
   - Erythroplasie
   - Leukoplasie
   - Ionisierenden Strahlen (Röntgenstrahlen, Radium, radioaktiven Strahlen)

Kennzeichen und Symptome

- Hautläsionen oder Ekzeme
- Derbe, rote oder rötlich-graue Gesichtsläsion
- Schuppige, keratotische, leicht erhabene Läsion
- Länger bestehende, stetig fortschreitende Hautwucherung und/oder Erhebung oder Geschwürbildung
- Jede nicht heilende Wunde
- Veränderungen an einer Warze oder einem Leberfleck: asymmetrische, unscharfe Begrenzung; Farbveränderung; Vergrößerung des Durchmessers

Pflegediagnosen/Maßnahmen/Evaluation

PD: Wissensdefizit b/d einen Informationsmangel bezüglich Prävention und Früherkennung der Hautkarzinome

Prävention

- Wissensstand einschätzen
- Bereitschaft und Lernfähigkeit einschätzen
- Sicherstellen, daß Patient und/oder nahestehende Person folgendes weiß
   - Regelmäßige Selbstuntersuchung der Haut
   - Risikofaktoren kennt, die eine Entstehung begünstigen
- Arten des Hautkarzinoms
- Bedeutung der Reduzierung der Sonnenlichteinstrahlung, insbesondere zwischen 10 und 15 Uhr
   - Notwendigkeit des Hautschutzes beim Ausgesetztsein von Sonnenlicht

  - Anwendung eines dem Hauttyp entsprechenden Sonnenschutzfaktors zu jeder Jahreszeit
  - Bedeckung der ausgesetzten Körperteile
  - Tragen eines weitkrempligen Hutes
  - Notwendigkeit, das Ausgesetztsein von chemischen, karzinogenen Stoffe zu reduzieren (Schutzkleidung tragen)
  - Notwendigkeit, dem Arzt jede Hautveränderung mitzuteilen
  - Notwendigkeit einer regelmäßigen Kontrolluntersuchung, alle 3–6 Monate, wenn in der Vergangenheit ein Hautkarzinom aufgetreten ist

Erkennung

- Hautveränderungen erfassen, die in letzter Zeit aufgetreten sind, z. B. Leberflecke oder Läsionen
- Familiäre Häufung von Hautkarzinomen oder dysplastischem Naevus-Syndrom erfassen
- Die Haut auf verdächtige Läsionen hin beobachten
- Hautkarzinome treten vorwiegend im Kopf- und Nackenbereich auf; Kennzeichen des Basalzellkarzinoms ist sein glänzendes, durchscheinendes Aussehen
- Schuppige Zellkarzinome treten vorwiegend bei übermäßiger Sonneneinstrahlung der Haut auf. Sie treten als einzelne Knötchen in Erscheinung, mit entzündeter Basis und unscharfer Begrenzung
- Gespräche über die Vorgehensweise und Bedeutung monatlicher Selbstuntersuchung der Haut führen
- Die Bedeutung medizinischer Kontrolluntersuchungen betonen

Pflegeziel/Pflegeevaluation

Patient kennt Definition und Risikofaktoren sowie Maßnahmen der Prävention und Früherkennung des Hautkarzinoms

1.3 Kopf- und Nackenkarzinom

Ermitteln von Risikofaktoren

- Starker Tabakgenuß
  - Zigaretten, Zigarren, Schnupftabak, Kautabak, Pfeife
- Chronischer, mäßiger bis häufiger Alkoholgenuß
- Sonneneinstrahlung
- Chronische Einnahme extrem heißer oder kalter Getränke

- In der Vergangenheit ausgesetzt sein von
  - Nickel, Wollstaub, Kohlenwasserstoffgase, Asbest, Senfgas, Strahlen, Uranium, Syphilis, Herpes simplex, Epstein-Barr-Virus
- In der Vergangenheit aufgetretene chronisch-entzündliche Erkrankungen, chronische Reizungen der Mundschleimhaut aufgrund einer schlecht sitzenden Zahnprothese oder defekte Zähne oder mangelnde Mundhygiene
- Prämaligne Läsionen
- Erythroplasie
- Leukoplasie

Kennzeichen und Symptome

- Leukoplakie
- Erythroplakie
- Chronische, schlecht heilende, oft schmerzlose Wunden
- Im Unterkiefer vorhandene Knötchen
- Nasale, blutige Absonderung
- Ohrenschmerzen
- Vergrößerte, zervikale Lymphknoten
- Veränderung der Stimme
  - Heiserkeit
  - Husten
- Hämoptö
- Glossitis
- Dysphagie
- Jede länger als 2 Wochen anhaltende Halsentzündung

Pflegediagnosen/Maßnahmen/Evaluation

PD: Wissensdefizit b/d einen Informationsmangel bezüglich Prävention und Früherkennung des Kopf- und Nackenkarzinoms

Prävention

- Sicherstellen, daß Patient und/oder nahestehende Person die Risikofaktoren kennt. Die Wahrscheinlichkeit des Patienten, an Kopf- und Nackenkarzinom zu erkranken, durch die Erstellung seiner Krankengeschichte auswerten, die folgendes einschließt
  - Ausgesetztsein von Risikofaktoren
  - Beruflicher Werdegang
  - Alkohol- und Tabakgenuß
  - Maßnahmen der Mundhygiene

- Die Bedeutung betonen, folgendes zu meiden
  - Tabak und häufiger Alkoholgenuß (synergistische Kausation)
  - Schlecht sitzende Zahnprothesen oder defekte Zähne
  - Chemische Karzinogene
  - Übermäßige Sonneneinstrahlung
- Die Bedeutung der Mundpflege durch routinemäßige zahnärztliche Kontrolluntersuchungen betonen
- Die Notwendigkeit ausreichender Nahrungs- und Flüssigkeitszufuhr hervorheben
- Ein Programm zu erstellen, um den Zigaretten- und Alkoholabusus einzustellen
- Dem Patienten für die weitere Beratung und Hilfe zur Bewältigung Selbsthilfegruppen empfehlen

Erkennung

- Vorgeschichte subjektiver Symptome erheben: Schmerz, Veränderung des Sehvermögens (Diplopie), Verlust der Hörfähigkeit, Geschmacks- oder Geruchsveränderungen, Veränderungen der Schluckfähigkeit
- Wunden und sichtbare Schwellungen oder Adenopathien an Haut, Augenlidern, äußerem Ohr und Gehörgang, Schädel und Lippen einschätzen
- Externen Bereich der Nase auf Struktur- und Stützverlust, durch Kompression je einer Nasenöffnung die Funktion der Nasenatmung hin untersuchen, während der Patient dabei mit geschlossenem Mund einatmet
- Mundhöhle auf Leukoplakie (weiße Flecken), Erytheme oder Wundgebiete hin untersuchen, die infiltrierend, ulzerierend oder warzenähnlich erscheinen
- Ohrspeicheldrüse und sublinguale Drüsen bezüglich Schwellung und Adenopathie einschätzen, Schilddrüse ist normalerweise kaum tastbar; für eine Schilddrüsenuntersuchung den Hals des Patienten leicht strekken; Schwellung und regionale Lymphknoten einschätzen – bei der Beobachtung tastbarer Lymphknoten Größe, Konsistenz, Beweglichkeit, Befestigung, Farbveränderung der darüberliegenden Haut und tiefes Anhaften an umgebende Strukturen mit einbeziehen

Erwartetes Ziel/Evaluation

- Patient kennt die Risikofaktoren sowie Maßnahmen der Prävention und Erkennung des Kopf- und Nackenkarzinoms

1.4 Bronchialkarzinom

Ermitteln von Risikofaktoren

- Vorgeschichte des Tabakkonsums
  - Anzahl der täglich konsumierten Zigaretten oder Zigarren
  - Anzahl der Jahre, die der Patient geraucht hat, Inhalationstiefe, Teergehalt der konsumierten Zigaretten
- Dem Tabakrauch ausgesetzt sein, passives Rauchen eingeschlossen
  - Anzahl der Stunden pro Tag
  - Anzahl der Jahre
- Ionisierenden Strahlen ausgesetzt sein
- Karzinogenen Stoffen ausgesetzt sein:
  - Asbeststoffe
  - Aromatische Kohlenwasserstoffe
  - Radioaktive Stoffe
  - Radium
  - Äther
  - Anorganisches Arsen
  - Nickel, Silber, Chrom, Cadmium, Beryllium, Kobalt, Selen, Stahl
- Atmosphärischen Giftstoffen ausgesetzt sein
- In der Vergangenheit aufgetretene, chronische Lungenerkrankung
- Ungenügende Vitamin-A-Zufuhr

Kennzeichen und Symptome

- Unspezifische Veränderung der „Lungengewohnheiten“
- Infektionen des Respirationstrakts
- Chronischer Husten
- Produktiver, vorwiegend nächtlicher Husten
- Rostig durchsetztes Sputum
- Hämoptö
- Schmerzen, Engegefühl in der Brust
- Einseitig auftretendes Atemgeräusch
- Dyspnö
- Pneumonie, die mit Behandlung länger als 2 Wochen andauert
- Schmerzen in Schulter- oder Armbereich; oberes Vena Cava Syndrom
- Gewichtsverlust
- Extrapulmonär
  - Hypercalciämie
  - Cushing Syndrom
  - Dermatomyositis
  - Trommelschlegelfinger

    - Wandernde Thrombophlebitis
    - Abakterielle Endocarditis
    - Anämie
    - Verbrauchskoagulopathie

Pflegediagnosen/Maßnahmen/Evaluation

PD: Wissensdefizit b/d Informationsmangel bezüglich Prävention und Erkennung des Bronchialkarzinoms

Prävention

- Jetzigen Wissensstand einschätzen
- Bereitschaft und Lernfähigkeit einschätzen
- Sicherstellen, daß der Patient und/oder nahestehende Person die Risikofaktoren kennt
- Persönliche und familiäre Situation bezüglich Rauchgewohnheiten erfassen
- In der Vergangenheit aufgetretenes Ausgesetztsein umweltbelastender karzinogener Stoffe erfassen
- In der Vergangenheit aufgetretene Lungenerkrankungen des Patienten einschätzen
- Sicherstellen, daß Patient und/oder nahestehende Person folgendes weiß
    - Patient soll vermeiden, sich Tabakrauch auszusetzen
    - Es gibt einen Zusammenhang zwischen Rauchen und Bronchialkarzinom
    - Es gibt Berufsgruppen mit stark erhöhtem Risiko
    - Es gibt Ressourcen, um mit dem Rauchen aufzuhören

Erkennung

- In der Vergangenheit aufgetretene, subjektive Symptome erheben: Veränderung beim Husten, Brustschmerzen, Dyspnö, Engegefühl der Brust
- Objektive Symptome einschätzen: erhöhte Sputummenge, Hämoptö, einseitig auftretendes Atemgeräusch
- Ergebnisse der Laborwerte kontrollieren: arterielle Blutgasanalyse, Lungenfunktionsuntersuchungen
- Außerhalb der Lunge bestehende Zeichen und Symptome des Bronchialkarzinoms erklären, die pulmonalen Zeichen vorausgehen können
    - Oberes Vena cava Syndrom
    - Lymphknotenvergrößerung

  - Vergrößerte Leber, Anorexie, Schmerzen im rechten oberen Quadranten
  - Knochenschmerzen
  - psychische Veränderungen, Anfälle, Kopfschmerzen
  - Bedingungen, die durch ektopische Hormonproduktionen auftreten
    - Inadäquates, antidiuretisches Hormon Syndrom
  - Hypercalciämie
    - Cushing Syndrom
  - Sicherstellen, daß Patient und/oder nahestehende Person folgendes bezüglich der Methoden der Erkennung des Bronchialkarzinoms weiß:
    - Vorgeschichte und körperliche Untersuchung
    - Röntgen-Thorax-Aufnahme
    - Sputum-Zytologie
    - Bronchoskopie und Bronchialbiopsie
    - Säuberungen und Spülungen
    - Mediastinoskopie, Lymphknotenbiopsie
    - Bei Bedarf Lungen,- Hirn- und Knochenszintigraphie

Erwartetes Ziel/Evaluation

- Patient kennt Risikofaktoren, die mit dem Bronchialkarzinom in Verbindung stehen, Maßnahmen, die das Risiko des Bronchialkarzinoms vermindern und Erkennungsmaßnahmen des Bronchialkarzinoms

1.5 Ösophagus- und Magenkarzinom

Ermitteln von Risikofaktoren

- Chronische Reizung durch
  - Starkes Rauchen
  - Übermäßigen Alkoholgenuß
  - Genuß sehr heißer Speisen und Getränke
  - Übermäßigen Genuß von scharfen, stark gewürzten Speisen und geräuchertem Fleisch
- Ausgesetztsein von Nahrungsmitteln, die Nitrite und Nitrate enthalten
- Mangelernährung
- Zugehörigkeit zur Blutgruppe A
- In der Vergangenheit aufgetretene Kopf- und Halstumore, Verengungen oder peptische Ulzera
- Familiäre Häufung von
  - Perniziöser Anämie

- Magenpolypen
- Gastritis
- Achlorhydrie (Magensaftmangel)
- Magenkarzinom

Kennzeichen und Symptome

- Ösophagus
  - Dysphagie
    - Frühzeitig auftretend beim Schlucken von harter, fester Nahrung
    - Immer auftretend beim Schlucken von Speichel
  - Heiserkeit
  - Husten
  - Glossopharyngeale Neuralgie
  - Fauliger Atemgeruch
  - Singultus
  - Verengung des Ösophagus
    - Sialorrhö (krankhaft gesteigerte Speichelabsonderung)
    - Nächtliche Aspiration
    - Wiederauswürgen von Speichel und Nahrung
- Magen
  - Leichtes Unwohlsein in der Magengegend Leichtes Völlegefühl nach dem Essen
  - Starke, ständig auftretende Schmerzen
- Anorexie
- Gewichtsverlust

Pflegediagnosen/Maßnahmen/Evaluation

PD: Wissensdefizit b/d einen Informationsmangel bezüglich Prävention und Erkennung des Ösophagus- und Magenkarzinoms

Prävention/Erkennung

- Sicherstellen, daß Patient und/oder nahestehende Person die Risikofaktoren kennt
- Vorgeschichte des Patienten erfassen bezüglich
  - Rauchgewohnheiten
  - Alkoholgenuß
  - Ernährungsweise
- Sicherstellen, daß Patient und/oder nahestehende Person folgendes weiß:
  - Kennzeichen und Symptome, die dem Arzt mitgeteilt werden sollen

- Die Bedeutung periodischer, regelmäßiger, körperlicher Untersuchungen
- Die Notwendigkeit, Nahrungsmittel zu meiden, die Konservierungsstoffe mit Nitrit und Nitrat enthalten (häufig in geräuchertem Fleisch enthalten)
- Die Notwendigkeit, chronische Reize durch Tabak, Alkohol, heiße und scharfe Nahrungsmittel und Tee zu meiden
- Bedeutung der erhöhten Zufuhr von Vitamin C

Erwartetes Ziel/Evaluation

- Der Patient kennt Definition und Risikofaktoren, die mit dem Ösophagus- und Magenkarzinom in Verbindung stehen, Maßnahmen, die das Risiko des Ösophagus- und Magenkarzinoms vermindern und Maßnahmen zur Erkennung des Ösophagus- und Magenkarzinoms

1.6 Kolonkarzinom

Ermitteln von Risikofaktoren

- Alter: über 40 Jahre
- Geographische Lage des Wohnorts
- Fetthaltige, ballaststoffarme Kost
- Familiäre Häufung von Polypen, Gardner Syndrom, Adeno-Polypen, tubulösem Adenom oder Kolon-Karzinom
- In der Vergangenheit aufgetretene Colitis ulcerosa, Morbus Crohn oder bereits früher aufgetretenes Kolon-Karzinom

Kennzeichen und Symptome

- In letzter Zeit aufgetretene Veränderung der Stuhlgewohnheiten
  - Diarrhö wechselt mit Obstipation
  - Auf Häufigkeit, Tageszeit, Menge achten
- Symptome hängen von der Lokalisation des Tumors ab
  - Rechtes Kolon
    - Anämie und gastrointestinale Blutung
    - Schmerzen im Abdomen
    - Gewichtsverlust, Schwäche, Übelkeit
  - Sigmoid
    - Verengung
    - Rektale Blutung
  - Linkes Kolon
    - Schleimhautbeimengungen im Stuhl
    - Obstipation

      - Wenig geformter Stuhl
      - Blut oder Blutbeimengung im Stuhl
      - Intermittierende Schmerzen im Abdomen
      - Übelkeit, Erbrechen
    - Rektum
      - Blutung aus dem Rektumbereich
      - Diarrhö mit Schleimhautbeimengungen
      - Gefühl unvollständiger Entleerung
      - Tenesmus (schmerzhafter Stuhl- oder Harndrang)
      - Schmerzen im Abdomen und Lendenbereich

Pflegediagnosen/Maßnahmen/Evaluation

PD: Wissensdefizit b/d einen Informationsmangel bezüglich Prävention und Früherkennung des Kolonkarzinoms

Prävention

- Jetzigen Wissensstand einschätzen
- Bereitschaft und Lernfähigkeit einschätzen
- Sicherstellen, daß Patient und/oder nahestehende Person folgendes weiß und versteht
  - Risikofaktoren
  - Notwendigkeit regelmäßiger, periodischer Untersuchungen, die eine Rektaluntersuchung und einen Hämoccult-Test einschließen, wenn der Patient 40 Jahre oder älter ist, bei über 50jährigen außerdem eine flexible Sigmoidoskopie
- Maßnahmen, die eine regelmäßige Darmfunktion fördern
  - Regelmäßige Beobachtung des Stuhls
  - Frisches Gemüse, Früchte und ballaststoffreiche Kost zu sich nehmen
  - Übermäßige Fettzufuhr meiden
  - Täglich mindestens 8 Gläser Wasser trinken
  - Regelmäßige Bewegung

Erkennung

- Sicherstellen, daß Patient und/oder nahestehende Person folgendes weiß
  - Kennzeichen und Symptome, die er dem Arzt mitteilen soll
  - Methoden der Selbstuntersuchung
    - Beobachtung der Stuhlabgänge (abnormale Stuhlabgänge beschreiben)
    - Guajak Stuhlprobe

- Sicherstellen, daß Patient und/oder nahestehende Person das Verfahren des Hämoccult-Tests kennt
- Betonen, wie wichtig eine sofortige Benachrichtigung des Arztes bei positivem Ergebnis ist
  - Jährliche digitale, rektale Untersuchung bei den über 40jährigen
  - Jährliche Guajak Stuhlprobe bei den über 50jährigen
  - Nach 2 negativen Testergebnissen, die 1 Jahr auseinander liegen, alle 2–5 Jahre eine Sigmoidoskopie
- Informationsmaterial und schriftliche Richtlinien über Erkennungsmaßnahmen bereitstellen
  - Sigmoidoskopie
  - Koloskopie
  - Rektale Untersuchung
  - Barium-Untersuchung
  - Carcino-embryonales Antigen (CEA)

Erwartetes Ziel/Evaluation

- Patient kennt die Risikofaktoren, die mit dem Kolonkarzinom in Verbindung stehen, Maßnahmen, die das Risiko des Kolonkarzinoms vermindern, Kennzeichen und Symptome, die einer gesundheitlichen Auswertung bedürfen und Methoden der Erkennung des Kolonkarzinoms

1.7 Nieren-, Becken- und Harnblasenkarzinom und Ureter- und Urethrakarzinom

Ermitteln von Risikofaktoren

- Altersgruppe: zwischen 50 und 70 Jahre
- Über die Haut oder durch Dämpfe karzinogenen Stoffen ausgesetzt zu sein, wie z. B.
  - Färbemittel Anilin
  - Beta-Naphthylamin
  - 4-Aminodiphenyl
  - Tabakinhaltsstoff Teer
  - Benzidin
- Im Beckenbereich Strahlen ausgesetzt zu sein

- Chronische, bakterielle Zystitis mit
  - Steinen
  - Urethraverengungen
  - Divertikulitis
  - Paralytischer Stase
- Wahrscheinlich in Zusammenhang stehend, aber nicht nachgewiesen
  - Kaffeegenuß
  - Häufiger Genuß von Natrium Saccharin
  - Urinstase
  - Hohe Inzidenzrate bei Rauchern

Kennzeichen und Symptome

- Starke, schmerzlose Hämaturie: oft intermittierend
- Mikrohämaturie
- Harnlassen:
  - Häufigkeit
  - Brennen
  - Dringlichkeit
  - Schmerz
- Dysurie
- Gewichtsverlust und Anämie
- Rückenschmerzen
- Paraneoplastische Syndrome bei Nierenkarzinom:
  - Hypercalciämie
  - Art. Hypertonie
  - Polyzytämie

Pflegediagnosen/Maßnahmen/Evaluation

PD: Wissensdefizit b/d einen Informationsmangel bezüglich der Prävention und Erkennung des Nieren,- Becken- und Harnblasenkarzinoms und des Ureter- und Urethrakarzinoms

Prävention

- Sicherstellen, daß Patient und/oder nahestehende Person folgendes weiß und versteht
  - Risikofaktoren
  - Bedeutung einer detaillierten Vorgeschichte bezüglich der Beschäftigung
    - Dauer und Zeit des Ausgesetztseins
    - Daten

- ◇ Anzahl der Stunden pro Woche
- ◇ Schutzkleidung
- ☐ Notwendigkeit der Anwendung von Schutzkleidung bei Ausgesetztsein mit karzinogenen Stoffe
- ☐ Notwendigkeit, dem Arzt Kennzeichen und Symptome mitzuteilen
- ☐ Notwendigkeit, regelmäßige körperliche Untersuchungen zu planen, bei Frauen zusätzlich eine gynäkologische Tastuntersuchung; bei Hoch-Risiko-Patienten in mindestens viermonatigem Abstand eine Untersuchung einschließlich einer Zystoskopie und Zytologie

Erkennung

- Sicherstellen, daß Patient und/oder nahestehende Person
  - ☐ Kennzeichen und Symptome erkennt, die einer gesundheitlichen Auswertung bedürfen
  - ☐ Methoden der Erkennung beschreibt, die auf ein Nieren-, Becken- und Harnblasenkarzinom und ein Ureter- und Urethrakarzinom hinweisen
  - ☐ Urinanalyse (auf Hämaturie)
  - ☐ I. v.-Pyelogramm (IVP), Zystoskopie
  - ☐ Retrograde Pyelographie
  - ☐ Nephrotomogramm
  - ☐ Sonographie
  - ☐ Computertomographie (CT), Scanner
  - ☐ Renale Arteriographie

Erwartetes Ziel/Evaluation

- Patient zeigt Verständnis für Risikofaktoren, die in Verbindung mit renalem, Becken- und Harnblasenkarzinom sowie Ureter- und Urethra-Karzinom stehen; Maßnahmen der Prävention; Kennzeichen und Symptome, die einer gesundheitlichen Auswertung bedürfen; außerdem Erkennungsmaßnahmen des Nieren-, Becken- und Harnblasenkarzinoms sowie des Ureter- und Urethrakarzinoms

1.8 Hodenkarzinom

Ermitteln von Risikofaktoren

- Altersgruppe: zwischen 20 und 40 Jahre
- Kryptorchismus (unvollständige Hodendeszension)
- In letzter Zeit aufgetretener atrophierender Hoden

- In der Kindheit durchgemachte Hernie und andere Anomalien im Uro-Genitalbereich
- Beitragende Faktoren
  - Gewalteinwirkung
  - Orchitis, besonders durch Mumps
- Familiäre Häufung von Hodenkarzinom: Vater, Bruder
- Klinefelter Syndrom
- Ausgesetztsein von Diethystilbestrol (DES) im Mutterleib

Kennzeichen und Symptome

- Unangenehmes Gefühl im Hodenbereich
- Schwellung
  - Schmerzlos
  - Intermittierend auftretend
  - Schweregefühl des Skrotums
- Tastbare Verhärtung des Hodens
- Gynäkomastie
- Brustwarzenpigmentierung
- Verhärtung des Skrotums, mit oder ohne Schmerzen
- Diffuse Abdominal- und Rückenschmerzen
- Endokrine Störungen: Virilisierung oder Verweiblichung
- Bei Auftreten von Metastasen
  - Verengung der Harnleiter
  - Abdominaltumor
  - Lungenbeteiligung

Pflegediagnosen/Maßnahmen/Evaluation

PD: Wissensdefizit b/d einen Informationsmangel bezüglich Früherkennung des Hodenkarzinoms

Erkennung

- Sicherstellen, daß Patient und/oder nahestehende Person folgendes weiß und versteht
  - Notwendigkeit regelmäßiger, periodischer körperlicher Untersuchungen, die eine Palpation im Hoden- und Abdominalbereich einschließen
  - Die wichtigsten Risikofaktoren
  - Kennzeichen und Symptome, die sofort dem Arzt mitgeteilt werden sollen
  - Die Bedeutung, nach Erreichung des 15. Lebensjahres oder früher, bei Anomalien im Uro-Genitalbereich, einmal im Monat eine Selbstuntersuchung des Hodens durchzuführen (Abb. 1)

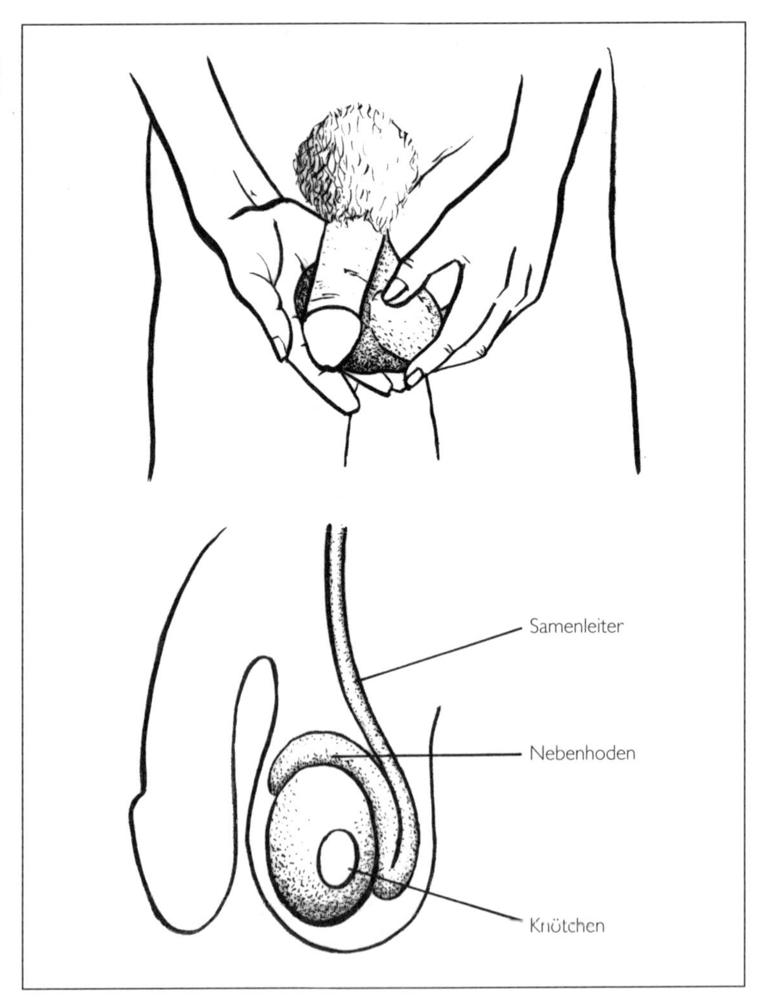

Abb. 1
Selbstuntersuchung des Hodens

- Sicherstellen, daß der Patient und/oder die nahestehende Person die Selbstuntersuchung des Hodens kennt
  - Durchführung nach einer warmen Dusche oder Bad, um eine entspannte Skrotumhaut zu gewährleisten
  - Durchführung im Stehen
  - Den Mittel- und Zeigefinger unterhalb einer Testis legen, mit darüberliegendem Daumen
  - Den Hoden vorsichtig zwischen Daumen und Fingern rollen
  - Palpieren auf

    - Normale Befunde
      - Gummiartige, schaumstoffartige Beschaffenheit
      - Glatte Oberfläche, keine Schwellungen
    - Anormale Befunde: derber, schmerzloser Tumor, normalerweise lateral oder anterior gelegen
  - Hoden einzeln in jeder Hand halten; dem Arzt Gewichtsunterschiede mitteilen

Erwartetes Ziel/Evaluation

- Patient demonstriert die Selbstuntersuchung des Hodens und kennt Kennzeichen und Symptome, die einer gesundheitlichen Auswertung bedürfen

1.9 Prostata-Karzinom

Ermitteln von Risikofaktoren

- Fortgeschrittenes Alter: meist über 50 Jahre
- Schwarze Bevölkerung: Häufigeres Vorkommen
- Ländliche Umgebung
- Familiäre Häufung von Prostata-Karzinom
- In Verbindung stehend mit, aber nicht nachgewiesen
  - Sehr jung beim ersten Geschlechtsverkehr
  - Häufig wechselnde Geschlechtspartner
  - In der Vergangenheit aufgetretene Geschlechtskrankheiten

Kennzeichen und Symptome

- Frühe Kennzeichen
  - Harnverhalten
  - Dysurie
  - Harndrang
  - Anstrengung bei Beginn des Harnlassens
- Später auftretende Kennzeichen
  - Hämaturie
  - Chronisches Harnverhalten mit Überlaufblase
  - „Rheumatische“ Schmerzen
  - Gewichtsverlust, Lethargie
  - Schmerzen im Lendenbereich

Pflegediagnosen/Maßnahmen/Evaluation

PD: Wissensdefizit b/d einen Informationsmangel bezüglich der Erkennung des Prostata-Karzinoms

Erkennung

- Sicherstellen, daß Patient und/oder nahestehende Person folgendes weiß und versteht
  - Risikofaktoren
  - Notwendigkeit, jährlich eine körperliche Untersuchung zu planen, die eine digitale, rektale Untersuchung einschließt
    - Einmal im Jahr für Männer unter 50 Jahre
    - Halbjährlich für Männer über 50 Jahre
  - Bedeutung, dem Arzt Kennzeichen und Symptome mitzuteilen
  - Maßnahmen der Erkennung
    - Ultraschalluntersuchung der Prostata
    - Rektale Untersuchung
    - Biopsie (Nadelbiopsie oder offene)
    - Laboruntersuchungen
      - Saure Phosphatase
      - Alkalische Phosphatase
      - Prostataspezifisches Antigen

Erwartetes Ziel/Evaluation

- Patient kennt Kennzeichen und Symptome, die einer gesundheitlichen Auswertung bedürfen und Erkennungsmaßnahmen des Prostata-Karzinoms

1.10 Mammakarzinom

Ermitteln von Risikofakatoren

- Vorkommen zu 99 % bei Frauen
- Häufiger nach Erreichung des 40. Lebensjahres
- Häufigeres Vorkommen in gehobener Gesellschaftsschicht
- Kinderlosigkeit oder hohes Alter (30–35 Jahre) bei der ersten Geburt
- Familiäre Häufung von Mammakarzinom: Schwester, Mutter
- In der Vergangenheit aufgetretene Brusterkrankung
- Ungünstige hormonelle Situation
  - Frühe Menarche
  - Späte Menopause
  - Erkrankungen der Schilddrüse
  - Diabetes mellitus
  - Hormontherapie in der Postmenopause
- Verminderte Immunabwehr
  - Thymusatrophie

    - Verminderung der T-Lymphozyten
    - Übermäßig Strahlen ausgesetzt zu sein
    - Chemotherapeutische Behandlung
    - Behandlung mit Immunsuppressiva
- Adipositas
- Fettreiche Ernährung
- Erkrankung der Fibrozyten
- Andere Karzinome
- Durch die Psyche bedingter chronischer Streß

Kennzeichen und Symptome

- Tastbarer Knoten
    - Normalerweise schmerzlos
    - Häufigstes Vorkommen: oberer, äußerer Quadrant
- Sekretion aus den Mamillen
- Einziehung der Mamillen
- Vorwölbung der Haut
- Ödem (Apfelsinenhaut), Rötung
- Größen- oder Formdifferenz der Brust
- Adenopathie der Axilla
- Symptome bei Metastasen
    - Knochenschmerzen
    - Pleuraergüsse

Pflegediagnosen/Maßnahmen/Evaluation

PD: Wissensdefizit b/d einen Informationsmangel bezüglich Prävention und Früherkennung des Mammakarzinoms

Prävention

- Grad der Angst einschätzen
    - Verbale und nonverbale Verhaltensweisen beobachten
    - Betroffenheit bezüglich Brusterkrankung erkunden
- Bereitschaft und Lernfähigkeit einschätzen
- Sicherstellen, daß der Patient und/oder nahestehende Person folgendes weiß und versteht
    - Risikofaktoren
    - Risiken im persönlichen Bereich
    - Bedeutung der Selbstuntersuchung der Brust (meist sind es die Frauen selber, die ihre Brusterkrankung entdecken)
    - Die meisten Knoten in der Brust stellen sich nach der Biopsie als gutartig dar

- Die Prognose des Mammakarzinoms ist bei Früherkennung günstiger
- Bedeutung der Einhaltung einer fettarmen und ballaststoffreichen Diät zur Reduktion endogener Östrogene
- Bedeutung der Gewichtskontrolle bzw. -reduktion

Erkennung

- Sicherstellen, daß Patient und/oder nahestehende Person folgendes weiß und versteht
  - Methoden der Früherkennung des Mammakarzinoms
  - Selbstuntersuchung der Brust (einmal im Monat für alle Frauen über 20 Jahre)
    - alle drei Jahre für Frauen zwischen 20 und 40 Jahre
    - jährlich für Frauen über 40 Jahre
  - Empfehlungen bezüglich einer Mammographie
    - Beginn: Frauen zwischen 35 bis 40 Jahre
    - Alle ein bis zwei Jahre für Frauen im Alter von 40 bis 49 Jahre
    - Jährlich für Frauen über 50 Jahre
  - Notwendigkeit häufigerer Untersuchungen und früherer Mammographien bei Frauen mit persönlicher Vorgeschichte oder familiärer Häufung von Mammakarzinom oder Frauen mit hohem Risiko
- Sicherstellen, daß Patient und/oder nahestehende Person die Selbstuntersuchung der Brust demonstriert
  - Vor einen Spiegel stellen
    - Die Brust in vier Positionen betrachten:
      - Aufrecht stehend, die Arme an der Seite herunterhängend (Abb. 2)
      - Mit erhobenen Armen (Abb. 3)
      - Hände im Hüftbereich, abstützend (Abb. 4)
      - Mit nach vorne hängenden Schultern (Abb. 5)
    - Auf Größe, Veränderungen von Venen und Haut hin beobachten, Unregelmäßigkeiten der Mamillen und Umriß
  - Brüste abtasten
    - Eine Hand über den Kopf legen und die Brust mit der anderen Hand abtasten (Abb. 6)
    - Mit der flachen Hand abtasten, im oberen, äußeren Bereich beginnen und weiter in kreisender Bewegung bis zur Mamille fortfahren
    - Mamille vorsichtig zusammendrücken und auf Sekretion achten (Abb. 7)
    - Die Seiten wechseln und die andere Brust abtasten

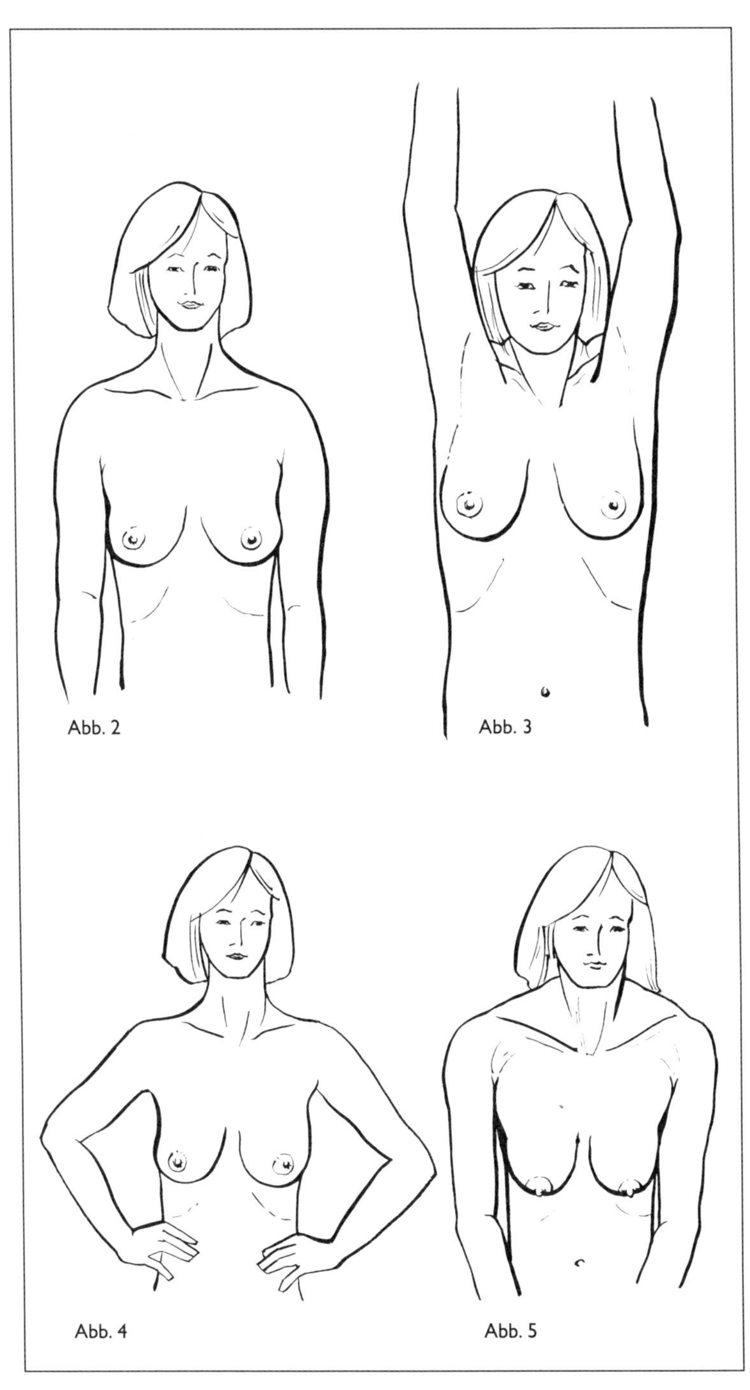

Abb. 2–5 Selbstuntersuchung der Brust. Visuelle Inspektion

Abb. 6–8 Selbstuntersuchung der Brust. Palpation

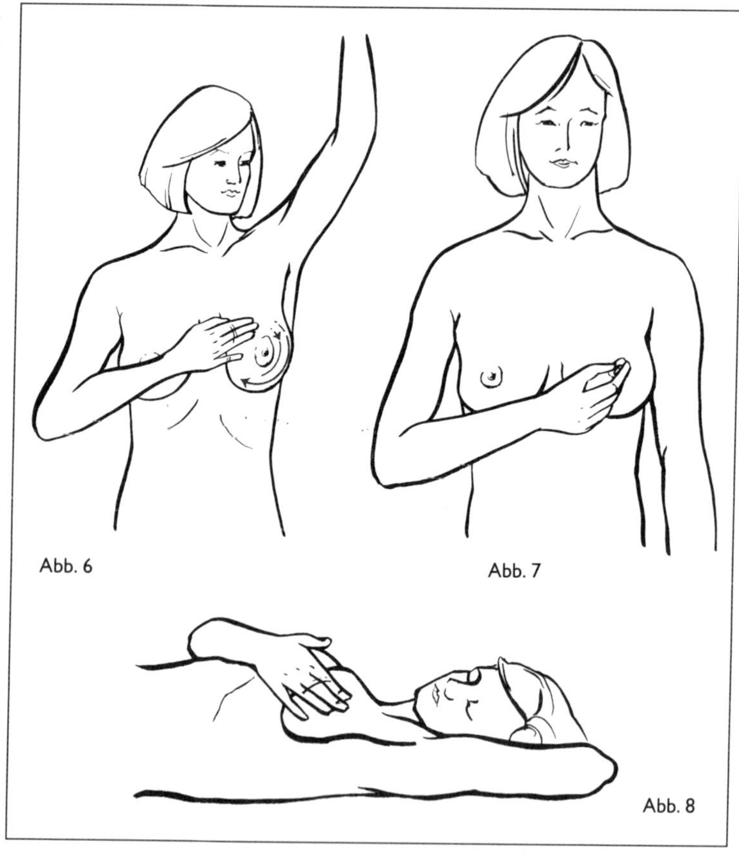

◇ Die Schritte des Abtastens im Liegen (Rückenlage) wiederholen (Abb. 8)

◇ Bei Frauen in der Prämenopause: die Selbstuntersuchung der Brust eine Woche nach Menstruationsbeginn durchführen

□ Bei Frauen in der Postmenopause: die Selbstuntersuchung der Brust einmal im Monat durchführen; am einfachsten den ersten oder letzten Tag des Monats wählen

Erwartetes Ziel/Evaluation

■ Patientin äußert in Zusammenhang mit dem Mammakarzinom Befürchtungen und Risikofaktoren, demonstriert Selbstuntersuchung der Brust und äußert Kennzeichen und Symptome, die einer gesundheitlichen Kontrolluntersuchung bedürfen

1.11 Vaginalkarzinom

Ermitteln von Risikofaktoren

- Ausgesetztsein von DES im Mutterleib
- Kinder von Eltern, die DES ausgesetzt waren/sind

Kennzeichen und Symptome

- Abnormale Blutung
- Stark gerötete Stellen in der Vagina
- Derbe, verhärtete, zystische Stellen in Vagina oder Zervixbereich
- Pruritus der Vulva

Pflegediagnosen/Maßnahmen/Evaluation

PD: Wissensdefizit b/d einen Informationsmangel bezüglich Prävention und Früherkennung des Vaginalkarzinoms

Prävention/Erkennung

- Sicherstellen, daß Patient und/oder nahestehende Person folgendes weiß und versteht
  - Bedeutung des Führens eines genauen Menstruationskalenders
    - Zyklusbeginn
    - Dauer der Menstruation
    - Menge
    - Farbe
  - Notwendigkeit der Einhaltung einer sorgfältigen Intimhygiene
  - Notwendigkeit, häufige Intimduschen zu vermeiden, vor allem in der Adoleszenz und während der Schwangerschaft
  - Bedeutung des Hinausschiebens der Sexualfunktion bis ins frühe Jugendalter
  - Notwendigkeit von regelmäßigen, periodischen, gynäkologischen Untersuchungen
  - Bedeutung von zytologischen Papanicolaou (Pap) Untersuchungen
    - Erster Abstrich bei Beginn sexueller Aktivität oder mit 18 Jahren
    - Zweiter Abstrich ein Jahr später, dann alle drei Jahre bis zum Erreichen des 35. Lebensjahres, dann alle 5 Jahre bis zum 60 Lebensjahr
    - Bei hohem Risiko jährliche Abstriche
  - Dem Arzt Kennzeichen und Symptome mitteilen
  - Methode der Selbstuntersuchung mittels Spiegel auf
    - Wunde Hautstellen

- Ulzerationen
- Schwellungen
- Leukoplakie
- Verengung des Scheideneingangs
- Atrophie

Erwartetes Ziel/Evaluation

- Patient kennt Risikofaktoren, die mit dem Vaginalkarzinom in Verbindung stehen, Kennzeichen und Symptome, die einer gesundheitlichen Auswertung bedürfen und Erkennungsmaßnahmen, um ein Vaginalkarzinom zu ermitteln

1.12 Ovarialkarzinom

Ermitteln von Risikofaktoren

- Hohe, soziale Schichtzugehörigkeit
- Hormonelle Faktoren
  - Kinderlosigkeit
  - Hohes Alter bei der ersten Geburt
  - Verminderte Fertilität
  - Infertilität
  - Exogene Hormonbehandlung
- Karzinogenen Stoffen ausgesetzt zu sein
  - Strahlen
  - Asbest
- In der Vergangenheit aufgetretenes Mammakarzinom
- Familiäre Häufung von Mamma-, Kolon- oder Ovarialkarzinom
- In der Vergangenheit aufgetretene/s
  - Pentz-Jeghers-Syndrom
  - Schleimhautpigmentierung
  - Intestinale Polypen

Kennzeichen und Symptome

- Dyspepsie
- Leichtes abdominelles Unwohlsein
- Druckgefühl im Beckenbereich
- Häufiges Harnlassen
- Veränderung des Bauchumfangs
- Beidseitig oder einseitig auftretender, unregelmäßig geformter, nicht verschiebbarer Tumor

- Tastbare Ovarien, nach der Menopause
- Verdickung der Adnexen; nach der Menopause oder bei Kinderlosigkeit
- Bei fortgeschrittenem Stadium
  - Gewichtsverlust
  - Pleuraergüsse/Erguß im Abdomen
  - Obstipation
  - Anämie
  - Unterernährung

Pflegediagnosen/Maßnahmen/Evaluation

PD: Wissensdefizit b/d einen Informationsmangel bezüglich der Erkennung eines Ovarialkarzinoms

Prävention/Erkennung

- Sicherstellen, daß Patient und/oder nahestehende Person folgendes weiß und versteht
  - Risikofaktoren
  - Bedeutung des Führens eines genauen Menstruationskalenders
    - Zyklusbeginn
    - Dauer der Menstruation
    - Menge
    - Farbe
  - Notwendigkeit der Einhaltung einer sorgfältigen Intimhygiene
  - Notwendigkeit von regelmäßigen, periodischen, gynäkologischen Untersuchungen
  - Bedeutung von zytologischen Papanicolaou (Pap) Untersuchungen
    - Erster Abstrich: bei Beginn sexueller Aktivität oder mit 18 Jahren
    - Zweiter Abstrich: ein Jahr später, dann alle drei Jahre bis zum Erreichen des 35. Lebensjahres, dann alle 5 Jahre bis zum 60. Lebensjahr
    - Bei hohem Risiko jährliche Abstriche
  - Dem Arzt Kennzeichen und Symptome mitteilen
  - Früherkennung ist selten möglich (keine Frühsymptome).

Erwartetes Ziel/Evaluation

- Patient kennt Risikofaktoren, die in Verbindung mit dem Ovarialkarzinom auftreten, Kennzeichen und Symptome, die einer gesundheitlichen Auswertung bedürfen und Erkennungsmaßnahmen, um ein Ovarialkarzinom zu ermitteln

1.13 Zervixkarzinom

Ermitteln von Risikofaktoren

- Erhöhte Inzidenzrate bei niedriger sozialer Schichtzugehörigkeit
- Erster Koitus in jungem Alter
- Häufig wechselnde Sexualpartner
- Häufige Infektionen im Genitalbereich, besonders durch Viren (Herpes simplex, humaner Papillomvirus)
- Fehlgeburt
- Kontrazeptiva des Typs: Non-Barrier
- Chronische Vaginalduschen

Kennzeichen und Symptome

- Frühe Kennzeichen
  - Atypische Vaginalblutung oder pünktchenförmiger Ausfluß
  - Postkoitale Blutung oder Blutung nach Vaginaldusche
  - Vaginaler Ausfluß: wäßrig, eitrig oder mukös
- Späte Kennzeichen
  - Schmerzen im Unterleib
  - Reizung, Vulvitis
  - Gelblicher, häufig faulig riechender, vaginaler Ausfluß
  - Miktionsstörungen, Urin- oder Stuhlausscheidung über die Vagina
  - Anorexie, Gewichtsverlust

Pflegediagnosen/Maßnahmen/Evaluation

PD: Wissensdefizit b/d einen Informationsmangel bezüglich Prävention und Früherkennung des Zervixkarzinoms

Prävention/Erkennung

- Sicherstellen, daß Patient und/oder nahestehende Person folgendes weiß und ersteht
  - Bedeutung des Führens eines genauen Menstruationskalenders
    - Zyklusbeginn
    - Dauer der Menstruation
    - Menge
    - Farbe
  - Risikofaktoren und Notwendigkeit realistisch möglicher Veränderungen
  - Notwendigkeit, eine gute persönliche Hygiene und Intimhygiene einzuhalten

- Notwendigkeit der Vermeidung häufigen Duschens, besonders in der Adoleszenz und während der Schwangerschaft
- Bedeutung, die Sexualfunktion ins frühe Jugendalter hinauszuschieben
- Notwendigkeit von regelmäßigen, periodischen, gynäkologischen Untersuchungen
- Bedeutung zytologischer Pap-Untersuchungen
  - Erster Abstrich bei Beginn der sexuellen Aktivität oder mit 18 Jahren
  - Laut der Amerikanischen Krebsgesellschaft (ACS = American Cancer Society) reicht es aus, wenn Frauen, die für zwei aufeinanderfolgende Jahre einen normalen Pap-Befund nachweisen, sich nur alle drei Jahre untersuchen lassen. Die amerkanische Gesellschaft für Wochenbett und Gynäkologie (ACOG = American College of Obstretics and Gynecology) empfiehlt sexuell aktiven Frauen einmal jährlich einen Pap-Abstrich
- Pap-Untersuchungen und körperliche Untersuchungen sind die effektivste Maßnahme zur Früherkennung und stellen eine ausreichende Kontrolluntersuchung dar, um einem Zervixkarzinom vorzubeugen
- Dem Arzt Kennzeichen und Symptome mitteilen
- Methode der Selbstuntersuchung mittels Spiegel auf
  - Wunde Hautstellen
  - Ulzerationen
  - Schwellungen
  - Leukoplakie
  - Verengung des Scheideneingangs
  - Atrophie

Erwartetes Ziel/Evaluation

- Patient kennt Risikofaktoren, die in Verbindung mit dem Zervixkarzinom stehen, Kennzeichen und Symptome, die einer gesundheitlichen Auswertung bedürfen und Erkennungsmaßnahmen, um ein Zervixkarzinom zu ermitteln

1.14 Korpuskarzinom (Endometriumkarzinom)

Ermitteln von Risikofaktoren

- Unregelmäßige Menstruationsblutung
- Anovulatorische Infertilität
- Kinderlosigkeit
- Späte Menopause
- Langandauernde Östrogenzufuhr in der Postmenopause
- In der Vergangenheit aufgetretene/r
  - Adipositas
  - Diabetes mellitus
  - Art. Hypertonie
  - Adenomatöse Hyperplasie

Kennzeichen und Symptome

- Jede atypische vaginale Blutung
- Blutung in der Postmenopause
- Eitriger Ausfluß
- Endometrialpolypen
- Bei der Untersuchung kann evtl. ein vergrößerter, weicher, graviditätsähnlicher Uterus tastbar sein
- Im Spätstadium Unterleibschmerzen und Schmerzen im Lendenbereich

Pflegediagnosen/Maßnahmen/Auswertung

PD: Wissensdefizit b/d einen Informationsmangel bezüglich Prävention und Früherkennung des Korpus(Endometrium)karzinoms

Prävention/Erkennung

- Sicherstellen, daß Patient und/oder nahestehende Person folgendes weiß und versteht
  - Bedeutung des Führens eines genauen Menstruationskalenders
    - Zyklusbeginn
    - Dauer der Menstruation
    - Menge
    - Farbe
  - Erkennung durch Pap-Abstrich ist sehr unwahrscheinlich
  - Wichtigste Risikogruppe
    - Über 50 Jahre alt

      - Keine Schwangerschaften, Adipositas, Diabetes, Hypertonie mit erhöhter Östrogenzufuhr
  - Früherkennung möglich durch routinemäßig durchgeführte gynäkologische Untersuchungen
  - Dem Arzt Kennzeichen und Symptome mitteilen

Erwartetes Ziel/Evaluation

- Patient kennt Risikofaktoren, die in Verbindung mit dem Korpuskarzinom stehen, Kennzeichen und Symptome, die einer gesundheitlichen Auswertung bedürfen und Erkennungsmaßnahmen, um das Korpuskarzinom zu ermitteln

1.15 Leukämie

Ermitteln von Risikofaktoren

- Ionisierenden Strahlen ausgesetzt sein
  - Arbeitsbedingte Umgebung
  - Im Mutterleib
  - Behandlung eines in der Vergangenheit aufgetretenen Karzinoms
- Genetische Faktoren
  - Bloom-Syndrom
  - Trisomie 21 (Down Syndrom: 15–20fach erhöhtes Risiko)
  - Trisomie G (Klinefelter Syndrom)
  - Fanconi-Syndrom
  - Positives Philadelphia Syndrom (verändertes Chromosom Nr. 22)
  - Ataxie durch Teleangiektasen (bleibende Erweiterung kleiner, oberflächlicher Hautgefäße)
  - Familiäre Häufung hämatologischer Erkrankungen
- Chemikalien ausgesetzt sein
  - Benzol
  - Phenylbutazon
  - Arsen
  - Medikamente
    - Chloramphenicol
    - Zytostatika, vor allem alkylierende Substanzen
- Immunabwehrschwäche
- Viren ausgesetzt sein

Kennzeichen und Symptome

- Anämie: Blässe, Müdigkeit, Dyspnö, Palpation, Kopfschmerzen, Synkopen, Anorexie
- Thrombozytopenie: Petechien, Epistaxis (Nasenbluten), blutige Ausscheidungen, blutender Gaumen, Ecchymosis, Hämatombildung, Purpura
- Leukopenie
  - Infektionen der Haut erscheinen rot oder dunkel, nicht eitrig
  - Fieber, Stomatitis, Symptome wie bei Infektionen der oberen Atemwege (IOA), Harninfektionen
- Knochen- und Gelenkschmerzen
- Zervikale Lymphadenopathie
- Läsionen im Mund-Rachenraum
- Zahnfleischinfektionen
- Läsionen und Blutungen im Augenbereich
- Gingivale Hypertrophie
- Manifestationen im Gastrointestinaltrakt:
  - Dysphagie
  - Ösophagitis
  - Perirektal-Abszeß
- Manifestationen im Uro-Genitaltrakt: urämische Nephropathie
- Kardiopulmonale Manifestationen
  - Beeinträchtigung der Atmung
  - Pneumonie
- Manifestationen im Nervensystem:
  - Lymphadenopathie
  - Hepatomegalie
  - Splenomegalie

Pflegediagnosen/Maßnahmen/Evaluation

PD: Wissensdefizit b/d einen Informationsmangel bezüglich Prävention und Erkennung der Leukämie

Prävention

- Sicherstellen, daß Patient und/oder nahestehende Person folgendes weiß und versteht
  - Bedeutung, die Durchführung von Röntgenuntersuchungen besonders bei Kleinkindern aufgrund der Strahlenbelastung zu senken
    - Sicherheit bezüglich der Notwendigkeit diagnostischer Maßnahmen vermitteln

    - ◇ Sorgfältige Vorbereitung und Lagerung, um Wiederholungen zu vermeiden
    - ◇ Während der Röntgen-Untersuchung, Schutz der Gonaden und anderer Körperteile
    - ◇ Vorschriftsmäßige Schutzmaßnahmen des Medizinalfachpersonals bei der Assistenz von Röntgenuntersuchungen
  - Bedeutung, das Ausgesetztsein toxischer Chemikalien zu vermindern

Erkennung

- Sicherstellen, daß Patient und/oder nahestehende Person folgendes weiß und versteht
  - Bedeutung regelmäßiger, periodischer, körperlicher Untersuchungen, die
    - ◇ Eine Palpation der Lymphknoten, Leber und Milz
    - ◇ Eine Inspektion der Haut und der Schleimhäute
    - ◇ Ein Abtasten des Sternums, der Knochen und Gelenke einschließen
  - Bedeutung, dem Arzt Kennzeichen und Symptome mitzuteilen
- Sicherstellen, daß Patient und/oder nahestehende Person folgendes über Methoden der Erkennung von Leukämie weiß
  - Laboruntersuchungen
  - Kardiologische Untersuchungen
  - Knochenmarkpunktion

Erwartetes Ziel/Evaluation

- Patient kennt Risikofaktoren, die in Verbindung mit einer Leukämie stehen, Kennzeichen und Symptome, die einer gesundheitlichen Auswertung bedürfen und Methoden der Erkennung der Leukämie

1.16 Morbus Hodgkin

Ermitteln von Risikofaktoren

- Männer häufiger betroffen als Frauen
- Weiße Hautfarbe
- Junge Erwachsene oder jenseits des 70. Lebensjahres
- Hohe soziale Schichtzugehörigkeit
- Keine oder wenig Geschwister
- In der Vergangenheit aufgetretene/s
  - Infektiöse Mononukleose

    - Immunmangelsyndrom
- Einnahme von Amphetaminen ist fraglich, nicht nachgewiesen

Kennzeichen und Symptome

- Schmerzlose Lymphadenopathie (meist superklavikulär oder im Zervikalbereich)
    - Weniger häufig im Mediastinum, axillär und inguinal
    - Fieber, Nachtschweiß, Gewichtsverlust, Lethargie, allgemeines Unwohlsein
- Die Lymphadenopathie kann Verengungen verursachen, dann treten Ödeme und Schmerzen auf
- Bei Vergrößerung zervikaler Knoten: venöse Okklusion, Halsödem, Luftröhrenverengung
- Bei Vergrößerung im Mediastinum: Dyspnö, Husten
- Bei inguinaler Beteiligung: Dysurie, häufiges, schmerzhaftes Harnlassen, Unwohlsein im Lumbalbereich

Pflegediagnosen/Maßnahmen/Evaluation

PD: Wissensdefizit b/d einen Informationsmangel bezüglich der Erkennung des Morbus Hodgkin

Erkennung

- Sicherstellen, daß Patient und/oder nahestehende Person folgendes weiß und versteht
    - Bedeutung, dem Arzt Symptome mitzuteilen
    - Bedeutung, periodische, körperliche Untersuchungen zu planen
    - Methoden der Erkennung
        - Laboruntersuchungen
        - Diagnostische Laparoskopie

Erwartetes Ergebnis/Evaluation

Patient kennt Risikofaktoren, die in Verbindung mit dem Morbus Hodgkin stehen, Kennzeichen und Symptome, die einer gesundheitlichen Kontrolluntersuchung bedürfen und Methoden der Erkennung des Morbus Hodgkin

Tab. 1 TNM Klassifikationen*

T-Primärtumor – TX: Minimalerfordernisse, um den Primärtumor einzuschätzen, sind nicht gegeben – T0: Kein nachweisbarer Primärtumor – TIS: Karzinom in situ
T-Größe des Primärtumors (T1-T4) Progressives Fortschreiten der Tumorgröße oder der Ausbreitung
N-Lymphknotenbefall – NX: Regionäre Lymphknoten können nicht beurteilt werden – N_0: keine regionären Lymphknoten sind befallen – N_1: Befall regionärer Lymphknoten – N_2: Befall weiterer regionärer Lymphknoten
M-Metastasen – MX: das Vorliegen von Fernmetastasen kann nicht beurteilt werden – M0: Fehlen von Fernmetastasen – M1: Nachweis von Fernmetastasen
Residualtumor – R0: kein Residualtumor – R1: mikroskopisch nachweisbarer Residualtumor – R2: makroskopisch nachweisbarer Residualtumor
G-Histopathologischer Diffferenzierungsgrad („Grading“) – GX: Differenzierung kann nicht bestimmt werden – G1: gut differenziertes Gewebe – G2: mäßig gut differenziertes Gewebe – G3: schlecht differenziertes Gewebe – G4: undifferenziertes Gewebe
Einteilung nach Stadium – cTNM: Stadium wird auf der Grundlage von klinischer, nicht-invasiver, körperlicher Untersuchung sowie von Labor- und Röntgenuntersuchungen ermittelt – sTNM: Ergebnis der Einteilung beruht auf chirurgischen Interventionen, Biopsien und histopathologischen Analysen – pTNM: Stadium wird auf der Grundlage der Korrelation von klinischem und pathologischem sowie Vorhandensein eines Residualtumors ermittelt

* T = Primärtumor, N = regionäre Lymphknoten, M = Metastasierung durch Ausbreitung über die Blutbahn

2 Onkologische Einschätzung

Die Diagnose des Karzinoms beruht auf einer körperlichen und psychosozialen Einschätzung, Labor- und Röntgenuntersuchungen, Biopsien und operative Maßnahmen mit einschließt. Das Stadium der Bösartigkeit wird in Abhängigkeit der Klassifikationen des Tumors, der Lymphknotenbeteiligung und der Metastasierung ermittelt (Tab. 2 und 4). Die Befindlichkeit des Patienten wird ausgewertet und evtl. herangezogen, um die Art und Länge der Behandlung zu ermitteln (Tab. 3)

Tab. 2 Stadieneinteilung bösartiger Tumoren mittels Anwendung der TNM-Klassifikation*

Stadium	T	N	M	Überlebensrate	Anmerkungen
I	1	0	0	70–90 %	keine Überschreitung der Organgrenze; Lymphknoten nicht befallen; operabel und Resektion möglich
II	2	1	0	± 50 %	lokale Infiltration des umliegenden Gewebes; Lymphknotenbefall wahrscheinlich oder nachweisbar; operabel, jedoch ohne die Sicherheit einer totalen Resektion
III	3	2	0	± 20 %	Ausgedehnter Primärtumor mit Anhaftung an tiefer gelegene Gewebsschichten; Lymphknotenbeteiligung; operabel, totale Resektion jedoch nicht möglich
IV	4	3	+	< 5 %	Fernmetastasen vorhanden, inoperabel

* T = Primärtumor, N = regionale Lymphknoten, M = Metastasierung durch Ausbreitung über die Blutbahn

Tab. 3 Befindlichkeitsstatus des Patienten*

Status	ECOG**/Zubrod	Karnofsky (%)
H0: normale Aktivität	0	90–100
H1: bestehende Symptome, gehfähig, selbständig	1	70–80
H2: für mehr als 50 % der Zeit gehfähig, teilweise hilfsbedürftig	2	50–60
H3: Für weniger als 50 % der Zeit gehfähig; bedarf spezieller Pflege und/der medizinischer Bestreuung	3	30–40
H4: bettlägerig; evtl. notwendiger Krankenhausaufenthalt	4	10–

Aus: American Joint Committee for Cancer Staging

* Der Befindlichkeitsstatus des Patienten wird zusammen mit der Klassifikation ermittelt; der Zustand des Patienten fließt nicht in die Ermittlung des Stadiums ein, kann aber evtl. einen Einfluß auf Art und Zeitpunkt der Behandlung haben.

** ECOG = Eastern Cooperative Oncology Group (Östliche kooperative Onkologiegruppe)

Tab. 4 Klassifikation von Tumoren

Ursprung des Gewebes	Gutartig	Bösartig
Epithelium: Oberfläche der Haut und der Schleimhäute	Pipillom Polyp	Epidermoid-Karzinom Basalzellkarzinom
Drüsen	Adenom Kystadenom	Adenokarzinom
Binde- und Stützgewebe		
■ Embryonales, mesenchymes Bindegewebe	Myxom	Myxosarkom
■ Bindegewebe	Fibrom	Fibrosarkom
■ Knorpel	Chondrom	Chondrosarkom
■ Knochen	Osteom	Osteosarkom
■ Fett	Lipom	Liposarkom
■ Synovial(Gelenkflüssigkeits-)membran	Synoviom	Synovialsarkom
■ Blutgefäße	Hämangiom	Hämangiosarkom
■ Lymphgefäße	Lymphangiom	Lymphangiosarkom
Muskelgewebe		
■ Längsgestreifte Muskulatur	Leiomyon	Leiomyosarkom
■ Quergestreifte Muskulatur	Rhabdomyom	Rhabdomyosarkom
Blutbildendes Gewebe		Malignes Lymphom
■ Lymphatisches Gewebe		Non-Hodgkin-Lymphom
■ Granulozyten		Lymphatische Leukämie
■ Erythrozyten		Myeloische Leukämie
■ Plasmazellen		Erythroleukämie
		Multiples Myelom

Tab. 4 (Fortsetzung)

Ursprung des Gewebes	Gutartig	Bösartig
Nervengewebe		
■ Gilia-Zellen	Gliom	Glioblastom (Astrozytom) Spongioblastom
■ Meningen	Meningiom	Meningosarkom
■ Nervenzellen	Neurinom; Ganglioneurinom	Neurosarkom
■ Neuroektoderm	Naevus	Neuroblastom
■ Nervenbahnen	Neurofibrom	Neurofibrosarkom
■ Retine		Retinoblastom
■ Medulla adrenalis	Phäochromozytom	Phäochromozytom
■ Nervenscheide	Neurilemmon	Neurilemmales Sarkom
Tumore mit Ursprung aus mehr als einem Gewebe		
■ Thorax	Fibroadenom	Zystosarkom phillodes
■ Embryonale Niere		Nephroblastom (Wilms)
■ Multipotente Zellen	Teratom	
■ Uterus		Mesodermale Mischform
Verschiedenes		
■ Melanoblasten	Pigmentierter Naevus	Malignes Melanom Melanokarzinom
■ Plazenta	Blasenmole	Chorionkarzinom (Chorionepitheliom)
■ Ovar	Granulöser Zelltumor	Karzinom
■ Hoden	Interstitieller Zelltumor	Seminom (spermatozytisch) Karzinom (embryonal)
Thymus	Thymom	Thymuskarzinom

2.1 Tracheostomie: Radikale Halsresektion

- Einfacher Lungenfunktionstest
- EKG
- Elektrolyte
- Fiberglas-Endoskopie
- Biopsie verdächtiger Stellen
- Röntgenuntersuchungen im Schädel- und Halsbereich
- Tomographie der Knochen
- Anti-Epstein-Barr-Virus-Antikörper-Titer

Potentielle Komplikationen (PK)

PK: Pneumonie
PK: Atemstillstand
PK: Metastasierung
PK: Carotiserosion
PK: Pneumothorax
PK: Hypovolämischer Schock
PK: Tracheo-Ösophageal-Fistel

Medizinische Behandlung

- Strahlentherapie
- Tracheostoma und mechanische Ventilation
- Magensonde
- Sauerstofftherapie mit Befeuchtung
- Parenterale Therapie
- Teilweise parenterale Ernährung

Pflegediagnosen/Maßnahmen/Evaluation

PD: Ungenügender Atemvorgang b/d eine Laryngektomie (partiell oder total) mit verändertem Abhusten und einer Schluckstörung

- Wundgebiet der Laryngektomie/Tracheotomiekanüle einschätzen, auf Blutungen achten
- Atemfrequenz und -qualität einschätzen
- Atemgeräusche zwei- bis vierstündlich auskultieren
- Menge und Qualität der oropharyngealen Absonderungen überwachen
- Freie Atemwege gewährleisten
  - Sitzende Stellung einhalten
  - Raumbefeuchter bereitstellen
  - Bei Bedarf über Laryngektomie/Tracheotomiekanüle absaugen; Notwendigkeit des Absaugens durch Auskultation der Lunge auf Atemgeräusche in stündlichen Abständen ermitteln
  - Absaugen, wenn Rasselgeräusche oder schnarchende Geräusche oberhalb der großen Luftwege hörbar sind
  - Beim Absaugen des Patienten aseptische Technik anwenden
  - Wenn eine Teilbeatmung notwendig ist, die Lungen des Patienten kurz vor dem Absaugen für 4 oder 5 Atemzüge lang vermehrt mit Sauerstoff versorgen bzw. hyperventilieren
  - Die Innenkanüle alle 2–4 Stunden und bei Bedarf reinigen
  - Verlegung der Atemwege durch Bettwäsche oder beim Umlagern des Patienten vermeiden
  - Ambu-Beutel mit Adapter in Bettnähe bereithalten

- Den Patienten über das Absaugen unterrichten, sowie Vorgehensweise bei der Reinigung
- Trachealkanüle in gleicher Größe und Art bereithalten (stand-by)
- Den Patienten über zweistündlichen Lagewechsel, Abhusten und tiefes Durchatmen informieren und dabei behilflich sein

Erwartetes Ziel/Evaluation

- Atemwege sind frei, nachweisbar durch
  - Normale Atemgeräusche
  - Fähigkeit, Sekrete abzuhusten
  - Demonstration von Fertigkeiten, die die Atemwege freihalten

PD: Hautschädigung b/d eine operative Inzision, ein Tracheostoma und eine verzögerte sekundäre Wundheilung b/d die präoperative Bestrahlung

- Auf Infektionszeichen einschätzen: entzündliches Exsudat im Wundgebiet, erhöhte Temperatur
- Wundgebiet vierstündlich und bei Bedarf reinigen
  - Mit Wasserstoffsuperoxyd reinigen
  - Mit Kochsalzlösung nachspülen
- Mundpflege zwei- bis vierstündlich durchführen
- Das Kopfteil des Bettes auf 45–60 Grad erhöhen; einer Vorwärtsflexion des Halses vorbeugen
- Kissen, wenn nötig, entfernen
- Kleines Handtuch um die Schultern legen
- In achtstündlichem Abstand korrekte Lage der Haemovac- oder Saugdrainage schriftlich dokumentieren, um regelmäßiges Absaugen zu gewährleisten
- Trocken verbinden
- Laryngektomie-Band bei Bedarf wechseln; korrekte Lage des Bandes (ausreichender Spielraum) sicherstellen, um keinen Druck auf den Halsbereich auszuüben
- Eine 4 x 4 cm Kompresse unterhalb der Trachealkanüle befestigen
- Verband nach Verordnung erneuern
  - Dem Arzt eine vermehrte Absonderung mitteilen
  - Wundgebiet mit Wasserstoffsuperoxyd reinigen

Erwartetes Ziel/Evaluation

- Die Hautintegrität aufrechterhalten, erkennbar durch
  - Langsame Abnahme der Rötung und Schwellung
  - Vorhandensein von Granulationsgewebe
  - Keine Anzeichen erhöhter Temperatur

PD: Beeinträchtigte verbale Kommunikation b/d die operative Entfernung des Kehlkopfs

- Einschätzen und sich versichern, daß der Patient die Methoden der Kommunikation versteht
- Ruhe und Sicherheit ausstrahlen
- Sofort Kommunikationsmittel bereitstellen
  - Klingel am Nachtschränkchen anbringen
  - Kennzeichen oder Signale vereinbaren, die eine sofortige Hilfe in Gang setzen
- Papier und Stift oder Sprechtafel bereithalten
- Fragestellungen vermeiden, die eine „JA" oder „NEIN" Antwort implizieren
- Das Aufschreiben der Antwort abwarten
- Das Ende eines Satzes nicht vorwegnehmen
- Aussagen laut lesen; den Patienten dazu ermutigen, Gefühle mitzuteilen
- Emotionale Unterstützung geben
  - Zur Kommunikation mit nahestehender Person ermutigen
  - Furcht vor dem Ersticken, Hilflosigkeit, Wut thematisieren
  - Körperliche und emotionale Bedürfnisse voraussehen
  - Besucher auf das Aussehen des Patienten vorbereiten
  - Besuchern und Personal Hilfestellungen geben, um den Patienten bei Gesprächen nicht auszuschließen oder nicht nur untereinander Gespräche zu führen
  - Den Patienten bei der Handhabung des künstlichen Kehlkopfs behilflich sein, wenn vorhanden
  - Nach Anordnung an eine Stimmtherapeutin weiterleiten

Erwartetes Ziel/Evaluation

- Entwickelt und verwendet ein wirksames Kommunikationssystem, erkennbar durch
  - Die Demonstration der Fähigkeit, dem medizinischen und pflegerischen Personal Bedürfnisse mitzuteilen
  - Vermehrte Anwendung der Sprechtafel oder Sprachbox

PD: Wissensdefizit b/d einen Informationsmangel bezüglich des Fortschreiten der Krankheit und der Selbstversorgungsfähigkeit

- Grad des Verstehens über das Fortschreiten der Krankheit und den Aufwand für die häusliche Pflege einschätzen

- Den emotionalen Zustand des Patienten einschätzen, um gegebenenfalls Lernbarrieren zu identifizieren
- Bedeutung hervorheben, wie notwendig die Einhaltung der verordneten Diät ist, auch wenn das Essen aufgrund des Verlustes des Geruchs- und Geschmackssinns fade schmeckt
- Körperpflege überprüfen
  - Zu Beginn Waschschüssel reichen
  - Beim Duschen
    - Schutz oberhalb des Stomas tragen
    - Duschbrause verwenden, um den Strahl unterhalb des Halsbereichs zu richten
    - Ein Eindringen von Seife ins Stoma vermeiden
  - Männliche Patienten informieren, einen elektrischen Rasierer oder Sicherheitsrasierer zu verwenden, dabei ein Eindringen der Klinge ins Stoma vermeiden
- Notwendigkeit erklären, das Stoma immer bedeckt zu halten und hochgeschlossene Kleidung zu tragen, Schals aus Naturfasern und keinen Schmuck
- Notwendigkeit erklären, das Stoma beim Husten zu bedecken und dem Arzt einen länger andauernden Husten mitzuteilen
- Notwendigkeit erklären, folgendes zu meiden
  - Rauch und rauchende Menschen
  - Menschen mit Infektionen der oberen Atemwege
- Notwendigkeit erklären, ein medizinisches Band zu tragen, daß ihn als einen Tracheostoma-Träger kennzeichnet
- Bedeutung einer weiterführenden ambulanten Pflege und die Vermeidung von Aerosol-Sprays in der Umgebung des Stoma erklären
- Bei folgenden, mit Atembeschwerden einhergehenden Symptomen den Arzt benachrichtigen
  - Atembeschwerden
  - Erhöhte Temperatur
- Medikamente besprechen: Name, Dosierung, Zeitpunkt der Verabreichung, Wirkung, Nebenwirkungen
- Sicherstellen, daß der Patient und/oder nahestehende Person folgendes demonstriert
  - Wenn eine Magensonde liegt, Sondenkost verabreichen
  - Versorgung der Inzisionsstelle
  - Symptome, die dem Arzt mitgeteilt werden sollen
    - Schwellung
    - Schmerz
    - Absonderungen

- Sicherstellen, daß der Patient und/oder nahestehende Person die Laryngektomie- und Stomapflege demonstriert; Spiegel bereitstellen
  - Vorgehensweise beim Händewaschen
  - Vor dem Absaugen vier oder fünfmal tief durchatmen
  - Beim Absaugen: aseptisch, nicht steril vorgehen
  - Reinigung der Innenkanüle: aseptisch, nicht steril vorgehen
  - Entfernen und neue Plazierung der Außenkanüle
  - Laryngektomiebänder erneuern
  - Haut in der Umgebung des Stomas zweimal täglich reinigen
    - Wasserstoffsuperoxyd verwenden
    - Mit Wasser nachspülen
    - Trocken verbinden
  - An gemeindenahe Selbsthilfegruppen weiterleiten

Erwartetes Ziel/Evaluation

- Patient demonstriert Wissen über das Fortschreiten der Krankheit und Pflege zu Hause, deutlich werdend durch Verbalisation und wiederholter Demonstration der Prinzipien für die häusliche Pflege

Zusätzliche Pflegediagnosen

PD: Körperbildstörung b/d eine Veränderung auf kognitiver Ebene und veränderter Wahrnehmung

PD: Veränderte Nahrungsaufnahme: geringer als der Nährstoffbedarf, b/d Geschmacksveränderungen, Appetitlosigkeit und sekundäre Schluckstörungen, b/d eine Operation, Strahlen- oder Chemotherapie

2.2 Ösophaguskarzinom

Das Karzinom entwickelt sich im thorakalen Ösophagus; normalerweise mit fatalen Folgen, weil Symptome erst in fortgeschrittenem Stadium in Erscheinung treten

Einschätzung/Assessment

Beobachtungen/Befunde

- Zunehmende Dysphagie
- Schluckbeschwerden
- Substernaler Schmerz
- Völlegefühl
- Pyrosis (Sodbrennen)
- Furcht und Angst

- Gewichtsverlust
- Allgemeines Unwohlsein
- Dehydration
- Refluxbeschwerden nach dem Essen
- Vermehrter Speichelfluß und Schleimbildung
- Fauliger Atemgeruch
- Singultus (Schluckauf)
- Aufstoßen
- Heiserkeit und Husten
- Hepatomegalie
- Zwerchfell-Lähmung (Phrenikusnervbeteiligung)

Laborwerte/Diagnostische Untersuchungen

- Endoskopie mit Biopsie und Zytologie
- Differentialblutbild und Elektrolyte
- Röntgen: Thorax
- Barium Untersuchung
- Bronchoskopie
- Ultraschall Computertomogramm: Leber und Thorax
- Leberfunktionstest

Potentielle Komplikationen (PK)

PK: Unterernährung, Anämie
PK: Elektrolytstörung
PK: Volumenmangel
PK: Aspirationspneumonie
PK: Infektion
PK: Metastasierung anderer Organe
PK: Blutung

Medizinische Behandlung

- Analgetika
- Chemotherapeutika
- Strahlentherapie
- Applikation von Sonden (z. B. Celestin-Tubus), um eine ausreichende Nahrungsaufnahme zu gewährleisten
- Chirurgische Intervention am Ösopohagus (Ösophago-Gastrektomie)
- Applikation von nasogastralen Sonden

Pflegediagnosen/Maßnahmen*/Evaluation

* Art und Aufwand der notwendigen Pflege sind vom Zustand des Patienten abhängig; entsprechend abändern

PD: Ungenügender Atemvorgang b/d eine ösophageale Obstruktion

- Bettruhe einhalten, wenn der Zustand es erforderlich macht
  - Kopfteil des Bettes auf etwa 30–45 Grad Höhe einstellen
  - Supinationsstellung vermeiden
  - Knie nicht beugen
- Schluckfähigkeit des Patienten einschätzen und über Techniken des Abhustens informieren
- Orotracheales Absaugen nach Bedarf durchführen
- Zum Abhusten Nierenschale und Zellstoff bereitlegen
- Patient bei Lageveränderung und zwei- bis vierstündlichem tiefen Durchatmen behilflich sein sowie darüber informieren
- Zwei- bis vierstündlich und bei Bedarf Mundpflege durchführen
- Vierstündlich Vitalzeichenkontrolle

Erwartetes Ziel/Evaluation

- Patient demonstriert die Fähigkeit, seine Atemwege freizuhalten

PD: Veränderte Nahrungsaufnahme: geringer als der Nährstoffbedarf b/d eine Anorexie und Dysphagie

- Schluckfähigkeit des Patienten bei Getränken und fester Nahrung einschätzen
- Nach Verordnung hochkalorische und proteinhaltige Diät bereitstellen
- Patient ermutigen, die Nahrung gut zu kauen, kleine Bissen zu nehmen und langsam zu essen
- Bei Bedarf bei der Nahrungsdarreichung behilflich sein
- Eine Flüssigkeitszufuhr von bis zu 3000 ml/24 Stunden forcieren, wenn nicht kontraindiziert
- Ein- und Ausfuhr messen
- Patienten täglich zu gleicher Zeit und mit gleicher Bekleidung und Waage wiegen
- Parenterale Behandlung mit Vitaminen und Elektrolyten nach Verordnung initiieren
- Evtl. ist eine totale parenterale Ernährung erforderlich
- Wenn verordnet, beim Legen einer Magensonde behilflich sein; nach Verordnung ein niedriges, intermittierendes Absauggerät oder eine geschlossene Schwerkraftinfusion anschließen
- Wenn notwendig, Magensondenkost bereitstellen

Erwartetes Ziel/Evaluation

- Patient kann eine ausreichende Kalorienzufuhr aufrechterhalten

PD: Schmerzen b/d das Fortschreiten der Erkrankung

- Lokalisation, Merkmale, Beginn, Häufigkeit und Intensität der Schmerzen einschätzen
- Schmerzskala anwenden
- Nach Verordnung Analgetika verabreichen
- Wirksamkeit der Medikamente einschätzen
- Dem Patienten bei alternativen Schmerzlinderungstechniken behilflich sein und ihn darüber informieren (z. B. Imagination, Musik, Entspannung)
- Zwei- bis vierstündlich umlagern
- Geplante Ruhezeiten zur Verfügung stellen
- Vierstündlich passive Bewegungsübungen durchführen bzw. dabei behilflich sein und darüber informieren

Erwartetes Ziel/Evaluation

- Patient stellt fest, daß der Schmerz minimal oder nicht vorhanden ist; er wirkt entspannt

PD: Angst/Furcht b/d eine schlechte Krankheitsprognose

- Fähigkeit des Patienten und/oder nahestehender Person einschätzen, Gefühle mitzuteilen
- Beim Umgang mit emotionalen Reaktionen bezüglich des Krankheitsprozesses Unterstützung geben
- Unterstützergruppen außerhalb des Krankenhauses empfehlen zur Unterstützung bei der häuslichen Pflege
- Zum Verbalisieren von Betroffenheit ermutigen und Zeit geben
- Zur Unterstützung bei der Planung spezieller Mahlzeiten Ernährungsberaterin mit einbeziehen
- Kommunikationsmöglichkeiten entwickeln, wenn der Patient Sprachschwierigkeiten hat

Erwartetes Ziel/Evaluation

- Patient und/oder nahestehende Person und/oder pflegende Angehörige äußert Befürchtungen und Ängste und wendet wirksame Bewältigungsstrategien an

PD: Wissensdefizit b/d einen Informationsmangel bezüglich der ambulanten Pflege

- Patient und/oder nahestehende Person über einzuhaltende Diät und Sondenpflege informieren
  - Bei liegender nasogastraler Sonde
    - Vorgehensweise, um die korrekte Lage zu kontrollieren und die Restmenge zu bestimmen
  - Bei liegendem Celestin-Tubus
    - Kopf zu allen Zeiten hochlagern
    - Nur kleine Mengen schlucken
    - Vorgehensweise, um Stenosen zu lösen
- Gespräche führen und wenn verordnet bezüglich Schmerzbehandlung und Verabreichung von Injektionen beraten
- Eine Liste über Ernährungsberater, ambulante Dienste usw. erstellen
- Nach Verordnung Gespräche über eine geplante Strahlentherapie oder eine Chemotherapie führen
- Die Notwendigkeit der Einhaltung regelmäßiger Kontrolluntersuchungen erklären

Erwartetes Ziel/Evaluation

- Patient und/oder nahestehende Person demonstriert Verständnis für ambulante Pflege und Kontrollinstruktionen

2.3 Magenkarzinom

Das Magenkarzinom tritt überwiegend im Pylorusbereich und entlang der kleinen Kurvatur des Magens auf; es gibt keine frühen definitiven Zeichen im Krankheitsverlauf.

Einschätzung/Assessment

Beobachtungen/Befunde

- Völlegefühl nach dem Essen
- Verdauungsbeschwerden
- Singultus
- Epigastrische Schmerzen oder Unwohlsein nach dem Essen
- Dysphagie
- Anorexie
- Allgemeines Unwohlsein, Erschöpfung

- Allgemeine Schwäche
- Gewichtsverlust
- Blässe
- Vertigo/Synkopen
- Übelkeit, Erbrechen
- Okkultes Blut im Stuhl

Laborwerte/Diagnostische Untersuchungen

- Endoskopie mit Biopsie und Zytologie
- Obere Gastro-Intestinaltrakt Serien
- Differentialblutbild, Hämatokrit (Hkt: < normal), Albumin (vermindert)
- Magensaftanalyse
- Tomographie
- Stuhl auf okkultes Blut (positiv)
- Röntgen: Thorax

Potentielle Komplikationen (PK)

PK: Unterernährung
PK: Dehydratation
PK: Elektrolytstörungen
PK: Hämatemesis
PK: Pylorusverengung
PK: Epigastrischer Tumor
PK: Vergrößerte axillare und/oder supraklavikuläre Lymphknoten
PK: Rezidivierende Phlebitis
PK: Lebermetastasen

Medizinische Behandlung

- Analgetika
- Parenterale Flüssigkeitszufuhr, Diät, orale Flüssigkeitszufuhr
- Chemotherapeutika
- Strahlentherapie
- Chirurgische Intervention (Magenresektion, Gastrektomie)

Pflegediagnosen/Maßnahmen*/Evaluation

* Art und Aufwand des Pflegebedarfs hängen vom Zustand des Patienten ab; entsprechend abändern

PD: Mangelernährung b/d eine Dysphagie und/oder Übelkeit und Erbrechen

- Leichte, ausgewogene, hochkalorische, proteinreiche Diät zur Verfügung stellen oder nach Verordnung parenterale Therapie mit Elektrolyten und Vitaminen
- Nahrungsmittel, die Unwohlsein auslösen, einschätzen und identifizieren
- Ein- und Ausfuhr messen
- Patienten täglich zu gleicher Zeit und mit gleicher Bekleidung und Waage wiegen
- Stuhl auf okkultes Blut hin überwachen
- Angemessene Flüssigkeitsaufnahme ermöglichen, 2500 ml/24 Std., wenn nicht kontraindiziert

Erwartetes Ziel/Evaluation

- Patient hält die Nahrungsaufnahme aufrecht, um dem Nährstoffbedarf zu entsprechen

PD: Schmerzen b/d das Fortschreitens der Erkrankung

- Lokalisation, Merkmale, Beginn, Häufigkeit und Intensität der Schmerzen einschätzen; Schmerzskala anwenden
- Analgetika nach Verordnung verabreichen; Wirksamkeit der schmerzlindernden Maßnahmen einschätzen
- Pflege koordinieren, um geplante Ruhephasen zwischen den Maßnahmen zu ermöglichen
- Dem Patienten bei alternativen Schmerzlinderungstechniken behilflich sein und ihn darüber informieren (z. B. Imagination, Musik, Entspannung)
- Patient bei vierstündlichem Lagewechsel und tiefem Durchatmen behilflich sein und ihn darüber informieren
- Lage häufig verändern, um Druck zu mindern
- Zerstreuende Aktivitäten zur Verfügung stellen

Erwartetes Ziel/Evaluation

- Patient äußert minimales Unwohlsein oder Abwesenheit von Schmerzen; Gesicht und Körper sind entspannt.

PD: Unwirksames Coping b/d den Krankheitsverlauf und die Prognose

- Ruhige Umgebung gewährleisten
- Zum Verbalisieren von Gefühlen ermutigen und Zeit geben

- positive Bewältigungsstrategien unterstützen und dem Patienten dabei behilflich sein, den Streß zu bewältigen
- Zur Kommunikation mit nahestehender Person ermutigen
- Die Erklärung des Arztes bezüglich Krankheitsverlauf und Behandlungsplan vertiefen
- Patienten und/oder nahestehende Person in die Pflege einbeziehen, Vorgehensweisen und Behandlung erklären

Erwartetes Ziel/Evaluation

- Patient äußert Betroffenheit und kann durch positive Bewältigungsstrategien mit Streß umgehen lernen

PD: Vorwegnehmendes Trauern b/d eine schlechte Prognose

- Jetzige Bewältigungsarten und Unabhängigkeit in Beziehung zu anderen einschätzen
- Fürsorgende und annehmende Umgebung gewährleisten
  - Sorgfältig zuhören
- Zur Kommunikation mit nahestehender Person ermutigen und Zeit geben
- Zur Verbalisation von Gefühlen ermutigen
- Bei Bedarf Zuspruch geben
- Realistische Hoffnung vermitteln

Erwartetes Ziel/Evaluation

- Patient und/oder nahestehende Person verbalisieren Trauergefühle und haben die Möglichkeit, diese Gefühle in einer unterstützenden Atmosphäre auszusprechen

PD: Wissensdefizit b/d einen Informationsmangel bezüglich der ambulanten Versorgung

- Diät und Ernährungsplan entsprechend des Patientenbefindens erklären; bei Bedarf schriftliche Informationen geben
- Bei Bedarf erklären, daß das Ausführen der ATL mit Unterstützung von ambulanten Diensten möglich ist
- Adäquate Unterstützergruppen identifizieren, die Hilfestellungen geben können
- Sterbephasen erklären und Wege, damit umzugehen: Nicht-wahrhaben-wollen, Zorn, Verhandeln und Zustimmung
- Methoden der Schmerzbewältigung aufzeigen
- Zu regelmäßiger ärztlicher Kontrolluntersuchung ermutigen

Erwartetes Ziel/Evaluation

- Patient und/oder nahestehende Person zeigt Verständnis für die häusliche Pflege und Kontrolluntersuchungen

2.4 Kolonkarzinome

Dünndarmkarzinom: Malignität vorwiegend im Bereich des Duodenums und unteren Ileums auftretend; hohe Sterblichkeitsrate; Frühzeichen und Symptome normalerweise nicht vorhanden.
Dickdarmkarzinom: Langsam fortschreitende Malignität, vorwiegend im Bereich des Coecums, im aufsteigenden Teil des Colons und im Sigmoid auftretend; gute Prognose; Frühzeichen und Symptome normalerweise nicht vorhanden.

Einschätzung/Assessment

Beobachtungen/Befunde

Spezifisch

- Dünndarm
  - Übelkeit, Erbrechen
  - Anorexie
  - Oberbauchbeschwerden
- Dickdarm
  - Veränderung der Stuhlgewohnheiten und -funktion
  - Rektale Blutung, Teerstuhl
  - Bauchkrämpfe, Schmerzen, Blähungen

Allgemein

- Allgemeine Schwäche
- Gewichtsverlust

Laborwerte/Diagnostische Untersuchungen

- Röntgenaufnahmen des oberen Gastro-Intestinaltraktes
- Duodenoskopie mit Biopsie
- Röntgen: Abdomen
- Barium-Einlauf
- Sigmoidoskopie und Koloskopie mit Biopsie
- Differentialblutbild, Elektrolyte

Potentielle Komplikationen (PK)

PK: Elektrolytstörungen
PK: Dehydratation
PK: Anämie
PK: Kolonstenose
PK: Kolonabszeß: Fistelbildung
PK: Fernmetastasen: Lunge, Nieren, Knochen

Medizinische Behandlung

- Diät oder parenterale Flüssigkeitszufuhr mit Elektrolyten und Vitaminen
- Absaugen von Magen-/Darminhalt
- Bettruhe, Mobilisation
- Analgetika
- Chemotherapeutika
- Strahlentherapie, Autoimmuntherapie
- Chirurgische Intervention (Resektion, Ostomie, Abdomino-perineale Resektion)

Pflegediagnosen/Maßnahmen*/Evaluation

* Art und Aufwand des Pflegebedarfs hängen vom Zustand des Patienten ab; entsprechend abändern

PD: Mangelernährung b/d Erbrechen und/oder Anorexie

- Nüchternstatus aufrechterhalten
- Nach Verordnung parenterale Flüssigkeit mit Elektrolyten, Vitamin C und K verabreichen
- Nach Verordnung nasogastrale Sonde oder Dünndarmsonde applizieren; an ein niedriges, intermittierendes Absaugsystem anschließen; auf Farbe und Menge der Absonderung achten
- Ein- und Ausfuhr messen
- Serumelektrolyte, Hb- und Hkt-Werte überwachen
- Vitalzeichen kontrollieren
- Wenn eine Diät erlaubt ist, proteinhaltige, kohlenhydratreiche, hochkalorische, ballaststoffarme Kost verabreichen; auf Nahrungsmittel achten, die Allergien und Anorexie verursachen

Erwartetes Ziel/Evaluation

- Der Ernährungszustand des Patienten wird aufrechterhalten, um dem Nährstoffbedarf zu entsprechen

PD: Schmerzen b/d das Fortschreiten der Erkrankung

- Schmerzen einschätzen: Lokalisation, Merkmale, Beginn, Häufigkeit und Intensität; Schmerzskala anwenden
- In bequemer Stellung Bettruhe einhalten; die Knie nicht zusätzlich in Beugestellung bringen
- Jede pflegerische Maßnahme planen, um Ruhephasen zu gewährleisten
- Nach Verordnung Analgetika verabreichen: bei Patienten im Terminalstadium bedarf es manchmal hoher Dosierung
- Wirksamkeit schmerzlindernder Maßnahmen einschätzen
- Bei alternativen, schmerzlindernden Techniken behilflich sein und darüber informieren (z. B. Musiktherapie, Entspannung, Imagination)
- Zwei- bis vierstündlich passive oder assistive Bewegungsübungen durchführen und darüber informieren
- Patient bei vierstündlichem Abhusten und tiefem Durchatmen behilflich sein und darüber informieren
- Lage häufig verändern; bei Bedarf Rücken einreiben
- Nach Verordnung und wenn tolerierbar mit Hilfe mobilisieren

Erwartetes Ziel/Evaluation

- Patient äußert minimales Unwohlsein oder Abwesenheit von Schmerzen

PD: Diarrhö oder Obstipation b/d eine Malabsorption, Strahlentherapie und/oder mangelnde Nahrungs- und Flüssigkeitsaufnahme

- Normale Stuhlgewohnheiten einschätzen
- Abdomen auf Darmgeräusche hin auskultieren und vierstündlich Bauchumfang messen
- Stuhl auf Farbe, Konsistenz, Häufigkeit der Entleerung und Menge hin überwachen
- Bei einer Diarrhö ballaststoffarme Kost, bei einer Obstipation ballaststoffreiche Kost bereitstellen
- Zu einer Flüssigkeitsaufnahme von 2000 ml/24 Std. ermutigen
- Bei Bedarf auf Ileus überwachen
- Zur Aktivität, soweit tolerierbar, ermutigen
- Nach Verordnung Abführmittel/Antidiarrhoika verabreichen

Erwartetes Ziel/Evaluation

- Die Ausscheidungsgewohnheit des Patienten wird innerhalb der Parameter des Krankheitsverlaufs aufrechterhalten

PD: Unwirksames Coping b/d Erkrankung und Prognose

- Zum Verbalisieren von Betroffenheit und Gefühlen ermutigen und Zeit geben; sorgfältig zuhören
- Nahestehende Person einbeziehen und zur Kommunikation mit dem Patienten ermutigen
- Die Erklärung des Arztes bezüglich Krankheitsverlauf und Prognose verstärken
- Jede Vorgehensweise und Behandlungsart erklären und Patienten in die Pflegeplanung einbeziehen
- Jetzt vorhandene Bewältigungsstrategien einschätzen, Stärken identifizieren und eine unterstützende Umgebung gewährleisten

Erwartetes Ziel/Evaluation

- Patient äußert Betroffenheit und Gefühle und entwickelt angepaßte Verhaltensweisen in einer unterstützenden Umgebung

PD: Vorwegnehmendes Trauern b/d eine schlechte Prognose

- Zum Verbalisieren von Gefühlen ermutigen und Zeit geben; Patienten dabei unterstützen, Stadien der Sterbephasen zu identifizieren
- Jetzige Bewältigungsstrategien einschätzen; Stärken identifizieren
- Familienzusammenhalt und Kommunikation fördern
- Eine unterstützende Umgebung bereitstellen, in der Hoffnung realistisch dargestellt wird
- Informationen über Selbsthilfegruppen und Beratungsstellen bereitstellen

Erwartetes Ziel/Evaluation

- Patient und/oder nahestehende Person äußert Trauer und nimmt an den Entscheidungsprozessen, die die Zukunft betreffen, teil

PD: Wissensdefizit b/d einen Informationsmangel bezüglich ambulanter Versorgung und Chemotherapie und/oder Strahlentherapie

- Dem Patienten und/oder nahestehender Person Informationen bezüglich Diätplan, aktiven und Ruhephasen mitteilen; an Ernährungsberaterin weiterleiten
- Medikamente besprechen: Name, Dosierung, Wirkung, Zeitpunkt der Einnahme und Nebenwirkungen

- Nebenwirkungen der Chemotherapie und/oder Strahlentherapie erklären und Möglichkeiten, sie zu bewältigen
- An außenstehende ambulante Dienste weiterleiten, die bei der Versorgung zuhause behilflich sind
- Zu Kontrolluntersuchungen beim Arzt ermutigen

Erwartetes Ziel/Evaluation

- Patient und/oder nahestehende Person zeigt Verständnis für ambulante Versorgung und Kontrollinstruktionen

2.5 Hepatisches Karzinom

Maligner Tumor, Ursache ist häufig eine Metastasierung durch andere Organe; Primärtumoren sind selten und normalerweise asymptomatisch.

Einschätzung/Assessment

Beobachtungen/Befunde

- Schleichender Symptomenbeginn
- Anorexie
- Schwäche, allgemeine Erschöpfung
- Fortschreitender Gewichtsverlust
- Übelkeit, Erbrechen
- Zunehmende Blähungen
- Heller, geformter, fetthaltiger Stuhl
- Diarrhö
- Völlegefühl oder Unwohlsein
- Abdominalschmerz bei Husten oder tiefem Durchatmen
- Entsprechender Schmerz im subskapularen Bereich
- Subfebrile Temperatur
- Dehydration
- Meläna
- Anämie
- Elektrolytstörungen
- Abweichende Leberfunktionstests
- Leukozytose

Aborwerte/Diagnostische Untersuchungen

- Erhöhte Prothrombinzeit (PTZ), Blutsenkungsgeschwindigkeit (BSG), Blutungs-/Gerinnungszeit

Hepatis Metast

- Differentialblutbild, Urinanalyse, Nüchternblutzucker (NüBZ)
- Leberfunktionstests
- Erhöhte alkalische Phosphatase
- Vermindertes Albumin im Serum
- Immunoserologische Untersuchung
- Stuhl auf Steatorrhö (vermehrte Fettausscheidung)
- Röntgen: Thorax
- Leberszintigraphie/Scan, Arteriographie
- Leberbiopsie
- Paracentesis Zytologie

Potentielle Komplikationen (PK)

PK: Hypoglykämie
PK: Hepatomegalie
PK: Splenomegalie
PK: Hämatemesis, gastro-intestinale Blutung
PK: Pfortaderhochdruck
PK: Atembeschwerden
PK: Psychische Veränderung
PK: Gelbfärbung
PK: Aszites
PK: Periphere Ödeme
PK: Hepatisches Koma

Medizinische Behandlung

- Analgetika, Antiemetika, Diuretika, Antazida, Kortikosteroide
- Diät, Aktivität
- Parenterale Flüssigkeitszufuhr mit Elektrolyten, Vitaminen, und/oder salzarmem Albumin
- Parenterale Ernährung
- Absaugen von Mageninhalt
- Transurethralkatheter
- Perkutaner, transhepatischer Katheter, Chemotherapeutika
- Hepatische Lobektomie

Pflegediagnosen/Maßnahmen*/Evaluation

* Art und Aufwand der notwendigen Pflege hängen vom Zustand des Patienten ab; entsprechend abändern

PD: Gefahr eines Flüssigkeitsmangels, b/d Dehydratation, Elektrolytstörungen, Nüchternstatus und/oder Absaugen von Mageninhalt

- Nach Verordnung Nüchternstatus aufrechterhalten; sparsame Gabe von Eiswürfeln sind manchmal wohltuend
- Nach Verordnung parenteral Flüssigkeit mit Elektrolyten, Vitaminen und salzarmem Albumin zuführen
- Nach Verordnung nasogastrale Sonde applizieren und an niedriges, intermittierendes Absaugsystem anschließen; vorsichtig mit abgemessenen Mengen von NaCl 0,9 % spülen; Farbe und Menge der abgesaugten Flüssigkeit überwachen
- Nach Verordnung transurethralen Blasenverweilkatheter legen; an ein geschlossenes Schwerkraftsystem anschließen; Farbe und Urinmenge überwachen
- Achtstündlich Ein- und Ausfuhr messen
- Fußgelenke auf Ödeme überwachen und achtstündlich Bauchumfang messen
- Vierstündlich Vitalzeichen überwachen; wenn die Temperatur auf über 38,9 °C ansteigt; nach Verordnung Kälteanwendungen bereitstellen, bei liegender Magensonde rektal messen; auf Venenstauung im Rektumbereich achten
- Elektrolyte, NüBZ und Leberfunktionstests überwachen
- Nach Verordnung Medikamente verabreichen: Diuretika, Antazida, Kortikosteroide, Chemotherapeutika

Erwartetes Ziel/Evaluation

- Patient hält eine ausreichende Flüssigkeitsaufnahme aufrecht, Elektrolyte
  befinden sich im Normbereich

PD: Veränderter Selbstschutz: Blutung und/oder Gelbsucht b/d eine Leberfunktionsstörung und/oder verlängerte Blutungs-/Gerinnungszeit

- Magensaft und Stuhl auf Blutung überwachen; jeden Stuhl mit z. B. Hämoccult-Test auf okkultes Blut untersuchen
- Auf Kennzeichen von Vitamin K Mangel achten
- Blutender Gaumen, Rötung
- Blutung nach Injektionen; dünnlumige Kanülen verwenden und Druck ausüben
- Blutungs-/ und Gerinnungszeit überwachen
- Haut, Skleren und Urin auf Gelbfärbung überwachen
- Nach Verordnung Vitamin K verabreichen

Erwartetes Ziel/Evaluation

- Patient zeigt weder Kennzeichen einer gastrointestinalen Blutung noch Schleimhautblutungen oder Gelbsucht

PD: Beeinträchtigte Denkprozesse, b/d eine Leberfunktionsstörung und/ oder eine ungenügende Eiweißsynthese

- Den psychischen Zustand häufig überwachen; auf Kennzeichen wie Desorientierung, Lethargie, Veränderung der Persönlichkeitsstruktur, verlangsamte Bewegungsabläufe achten
- Bei Bedarf Orientierungshilfen geben
- Sichere Umgebung gewährleisten: Bettgitter anbringen und den Gehbereich frei von Hindernissen halten; Nachtbeleuchtung einschalten; notwendige Gegenstände in der Nähe bereithalten
- Klare Anweisungen geben; Aufgaben in kleine Schritte gliedern; für die Durchführung Zeit geben
- In der Pflegeplanung auf Regelmäßigkeit achten
- Beim Treffen von Entscheidungen behilflich sein
- Zum Verbalisieren von Gefühlen ermutigen
- Positive Schritte des Patienten anerkennen
- Albumin im Serum und Harnstoffspiegel überwachen

Erwartetes Ziel/Evaluation

- Patient ist zur Person, zeitlich und örtlich orientiert, folgt den Anordnungen und beginnt, bezüglich der Pflege Entscheidungen zu treffen; Ammoniakspiegel befindet sich im Normbereich

PD: Schmerzen b/d den Krankheitsverlauf

- Lokalisation, Merkmale, Beginn, Häufigkeit und Intensität der Schmerzen einschätzen, Schmerzskala anwenden
- Nach Verordnung Analgetika verabreichen; Morphin und Sedativa vermeiden; Wirksamkeit der schmerzlindernden Maßnahmen einschätzen
- Bei alternativen, schmerzlindernden Maßnahmen behilflich sein und beraten (z. B. Entspannung, Imagination, Musiktherapie)
- In ruhiger Umgebung und bequemer Lage ohne zusätzliche Beugung der Knie; Bettruhe einhalten
- Bei zweistündlichem Lagewechsel und stündlichem, tiefen Durchatmen behilflich sein und beraten
- Lage häufig verändern und Rückeneinreibungen durchführen

- Hautpflege und bei Bedarf Nasen- und Mundpflege durchführen
- Vierstündlich passive oder assistive Bewegungsübungen durchführen und beraten
- Nach Verordnung mit Hilfe mobilisieren

Erwartetes Ziel/Evaluation

- Patient äußert minimales Unwohlsein oder Abwesenheit von Schmerzen; wendet alternative Techniken an

PD: Mangelernährung b/d eine Anorexie, Unterernährung und/oder Erschöpfung

- Nach Verordnung totale parenterale Ernährung verabreichen; Urin vierstündlich auf Zucker und Aceton überwachen
- Wenn erlaubt, Diät mit ausreichendem Protein-, Fett- und Kohlenhydratgehalt bereitstellen
  - Während der Einnahme der Mahlzeiten Streß vermeiden
  - Essentabletts appetitlich anrichten
  - Zu kleinen, häufigen Mahlzeiten ermutigen
  - Bei Bedarf bei der Einnahme der Mahlzeiten behilflich sein
  - Bei vorhandenen Fußgelenködemen oder Aszites evtl. Natrium-Gabe einschränken
- Patienten täglich zu gleicher Zeit mit gleicher Kleidung und Waage wiegen
- Ein- und Ausfuhr überwachen; bei Bedarf nach Entfernung des Blasenverweilkatheters in regelmäßigen Abständen Miktionsmaßnahmen durchführen

Erwartetes Ziel/Evaluation

- Patient hält seinen Ernährungszustand innerhalb der Parameter des Krankheitsverlaufs aufrecht

PD: Unwirksames der Familie b/d eine schlechte Prognose

- Erklärungen des Arztes bezüglich Prognose verstärken und Mißdeutungen richtig stellen
- Zum Verbalisieren von Gefühlen und Betroffenheit ermutigen und Zeit geben; sorgfältig zuhören
- Jetzige Bewältigungsstrategien einschätzen und die Stärken unterstützen, die in der Vergangenheit geholfen haben

- Zu Kommunikation mit nahestehender Person ermutigen und bei der Identifikation von Problemen behilflich sein
- Selbstwertgefühle und -bewußtsein fördern

Erwartetes Ziel/Evaluation

- Patient und/oder nahestehende Person verbalisieren Betroffenheit und Gefühle und eignen sich positive Bewältigungsstrategien in einer unterstützenden Umgebung an

PD: Vorwegnehmendes Trauern, b/d eine schlechte Prognose

- Patient und/oder nahestehende Person zum Ausdrücken von Gefühlen ermutigen, die in Zusammenhang mit dem Tod auftreten
- In kleinen Schritten Hoffnung vermitteln, aber realistisch sein (kurzfristige Ziele)
- Für Patienten und/oder nahestehende Person eine unterstützende Umgebung bereitstellen, um die Sterbephasen einzuleiten; die Phasen, in der Reihenfolge wie sie auftreten, einschätzen und verstehen

Erwartetes Ziel/Evaluation

- Patient äußert Gefühle der Trauer und erfährt die Sterbephasen in einer unterstützenden Umgebung

PD: Wissensdefizit, b/d einen Informationsmangel bezüglich der häuslichen Pflege

- Chemotherapieplan erklären, Behandlungsort, -dauer und mögliche Nebenwirkungen
- Diätinformationen bezüglich erlaubter Nahrungsmittelmenge in schriftlicher Form bereitstellen
- Wenn vorhanden, Pflege des perkutanen, transhepatischen Katheters demonstrieren
- Kennzeichen und Symptome, die dem Arzt mitgeteilt werden sollen, besprechen
  - Psychische Veränderungen
  - Zunahme des Bauchumfangs: Gewichtszunahme
  - Gelbfärbung
  - Hämatemesis, Teerstühle
  - Schleimhautblutung
  - Periphere Ödeme, Dyspnö
- Medikamente besprechen: Name, Dosierung, Wirkung, Zeitpunkt der Verabreichung und Nebenwirkungen

  - Bedeutung erklären, ausschließlich vom Arzt verordnete Medikamente einzunehmen
  - Wenn verordnet, Durchführung einer Injektion demonstrieren
- Zu Kontrolluntersuchungen beim Arzt ermutigen.

Erwartetes Ziel/Evaluation

- Patient und/oder nahestehende Person zeigt Verständnis für die häusliche Pflege und die Kontrolluntersuchungen

2.6 Pankreaskarzinom

Malignität des Pankreas mit hoher Mortalitätsrate, b/d einen Mangel an Frühsymptomen, Symptome ähnlich wie bei anderen Erkrankungen, Metastasierung an anderen Organen innerhalb kürzester Zeit; 50 % der Erkrankungen treten am Pankreaskopf auf; 50 % an Körper und Schwanz.

Einschätzung/Assessment

Beobachtungen/Befunde

- Epigastrische Schmerzen mit wechselndem Schweregrad, in den Flanken- und Subskapularbereich ausstrahlend oder in Verbindung mit Nahrungsaufnahme, bei Bewegung oder Supinationsstellung auftretend
- Kennzeichen einer Gallengangstenose
  - Gelbfärbung
  - Dunkler, konzentrierter Urin
  - Lehmfarbiger Stuhl
  - Pruritus
  - Verlängerte Prothrombinzeit
  - Erhöhte(s) Serumbilirubin und alkalische Phosphatase
- Starker Gewichtsverlust
- Anorexie
- Übelkeit, Erbrechen
- Erschöpfung

Laborwerte/Diagnostische Untersuchungen

- Serumbilirubin, alkalische Phosphatase, Amylase und Lipase (erhöht)
- Elektrolyte, NüBZ, Leberfunktionstests, Prothrombinzeit
- Perkutane, transhepatische Cholangiographie
- Endoskopische, retrograde Cholangio-Pankreatikographie (ERCP)

- Arteriographie, Ultraschalluntersuchung, Computertomographie
- Perkutane Leberbiopsie, Zytologie, Biopsie
- Untersuchung des oberen Gastrointestinaltrakts, Röntgen: Abdomen
- Duodenale Sekretion, Zytologie

Potentielle Komplikationen (PK)

PK: Hyperglykämie
PK: Hyperinsulinismus
PK: Erhöhte Ausscheidung von Fettkörpern
PK: Hepatomegalie
PK: Blutungsneigung (Vitamin K Mangel)
PK: Dem Magengeschwür ähnelnde Symptome
PK: Aszites
PK: Thrombophlebitits
PK: Diabetes mellitus

Medizinische Behandlung

- Analgetika, Antiemetika, Vitamin K, Pankreasenzyme, Gallensalze, Insulin
- Diät, parenterale Ernährung mit Elektrolyten, totale parenterale Ernährung
- Absaugen des Magens, Transurethralkatheter
- Bewegung, Abführmittel
- Chemo-, Strahlentherapie
- Chirurgische Intervention

Pflegediagnosen/Maßnahmen*/Evaluation

* Art und Aufwand des Pflegebedarfs hängen vom Zustand des Patienten ab; entsprechend abändern

PD: Gefahr eines Flüssigkeitsmangels (2), b/d einen starken Verlust von Körperflüssigkeiten

- Nüchternstatus aufrechterhalten mit sparsamer Verwendung von Eiswürfeln
- Nach Verordnung parenterale Flüssigkeit mit Elektrolyten, Vitaminen und Insulin verabreichen
- Nach Verordnung nasogastrale Sonde applizieren; an niedrige, intermittierende Absaugvorrichtung anschließen; vorsichtig mit abgemessenen Mengen von NaCl 0,9 % spülen
- Achtstündlich Ein- und Ausfuhr messen

- Vierstündlich Vitalzeichen kontrollieren; Temperatur rektal messen
- Elektrolyte überwachen

Erwartetes Ziel/Evaluation

- Patient hält eine ausreichende Flüssigkeitsaufnahme aufrecht; Elektrolyte befinden sich im Normbereich

PD: Verletzungsgefahr, b/d eine Pankreasfunktionsstörung

- Glukose, Bilirubin, Prothrombin, Hämoglobin, Hämatokrit und Albumin im Serum überwachen
- Absaugflüssigkeit des Magens überwachen und Stuhl auf Blutung; jeden Stuhl mit Hämoccult auf okkultes Blut untersuchen
- Vierstündlich Urin auf Zucker und Azeton untersuchen
- Haut, Skleren und Urin auf Gelbfärbung überwachen
- Auf Kennzeichen von Vitamin-K-Mangel achten
- Fußgelenke auf periphere Ödeme und Waden auf Druckempfindlichkeit oder Schmerzen überprüfen
- Vierstündlich passive oder assistive Bewegungsübungen durchführen
- Abdomen auf Darmgeräusche auskultieren und achtstündlich Bauchumfang messen
- Bewußtseinszustand und emotionalen Status überwachen
- Nach Verordnung Medikamente verabreichen; Antazida, Vitamin K, salzarmes Albumin, Diuretika
- Hautpflege und zweistündlich Nasen- und Mundpflege durchführen

Erwartetes Ziel/Evaluation

- Periphere Ödeme werden nicht festgestellt, Patient äußert weder Druckempfindlichkeit noch Schmerzen
- Absonderungen und Stuhl enthalten kein Blut
- Keine Gelbfärbung vorhanden

PD: Schmerzen, b/d den Krankheitsverlauf

- In bequemer Lage und ruhiger Umgebung Bettruhe einhalten; Knie nicht zusätzlich beugen
- Lokalisation, Merkmale, Beginn, Häufigkeit und Intensität der Schmerzen einschätzen, Schmerzskala anwenden
- Nach Verordnung Analgetika verabreichen; Opiate vermeiden; Methadon kann eine gute Wirkung zeigen
- Bei alternativen, schmerzlindernden Techniken behilflich sein und beraten (z. B. Entspannung, Musiktherapie, Imagination)

- Häufig Lage verändern; Aufsetzen und nach vorne beugen, kann zu einer Schmerzlinderung beitragen
- Eine sehr starke Zunahme der Schmerzen vermeiden
- Bei zweistündlichem Lagewechsel und halbstündlichem, tiefen Durchatmen behilflich sein und beraten

Erwartetes Ziel/Evaluation
- Patient äußert minimales Unwohlsein oder Abwesenheit von Schmerzen; wendet alternative Techniken an

PD: Ernährungsmangel, b/d eine Anorexie, Gewichtsverlust und/oder Erschöpfung

- Nach Verordnung totale parenterale Ernährung verabreichen
- Wenn tolerierbar, eine proteinhaltige, kohlenhydratreiche, hochkalorische Diät bereitstellen; Menge der Nährstoffe hängt von einer evtl. Leberbeteiligung ab
- Zu kleinen, häufigen Mahlzeiten ermutigen und bei Bedarf behilflich sein
- Achtstündlich Ein- und Ausfuhr messen
- Abführmittel verabreichen
- Patienten täglich zu gleicher Zeit mit gleicher Kleidung und Waage wiegen
- Nach Verordnung Medikamente verabreichen; Antiemetika, Antazida, Pankreasenzyme, Gallensalze und Insulin

Erwartetes Ziel/Evaluation
- Ernährungszustand des Patienten wird im Rahmen des Krankheitsverlaufs aufrechterhalten

PD: Unwirksames Coping der Familie, b/d eine schlechte Prognose

- Erklärung des Arztes bezüglich Prognose verstärken; Mißdeutungen richtig stellen
- Zum Verbalisieren von Befürchtungen und Betroffenheit ermutigen und Zeit geben; aufmerksam zuhören
- Jetzige Bewältigungsstrategien einschätzen und die Stärken unterstützen, die in der Vergangenheit erfolgreich waren
- Zu Kommunikation mit nahestehender Person ermutigen und bei der Identifikation von Problemen behilflich sein
- Selbstwertgefühle und -bewußtsein fördern

Erwartetes Ziel/Evaluation

- Patient und/oder nahestehende Person verbalisieren Betroffenheit und Gefühle, sie eignen sich positive Bewältigungsstrategien an

PD: Vorwegnehmendes Trauern, b/d eine schlechte Prognose

- Patient und/oder nahestehende Person zum Ausdrücken von Gefühlen, die in Zusammenhang mit dem Tod auftreten, ermutigen
- Durch Aufstellen kurzfristiger Ziele realistische Hoffnung vermitteln
- Dabei behilflich sein, die Sterbephasen zu identifizieren; sie als gegeben hinzunehmen und dabei behilflich sein, die Phasen in der Reihenfolge wie sie auftreten zu durchleben

Erwartetes Ziel/Evaluation

- Patient und/oder nahestehende Person äußern Gefühle und identifizieren die Sterbephasen

PD: Wissensdefizit, b/d einen Informationsmangel bezüglich Diabetes und häuslicher Pflege

- Planung der Chemotherapie und/oder Strahlentherapie erklären: Ort und Zeitpunkt der Behandlung, Behandlungsdauer, Nebenwirkungen, Pflege bei auftretenden Symptome
- Diätvorschriften schriftlich bereitstellen, Zeiten der Ruhe und Bewegung eingeschlossen
- Pflege bei Diabetes aufzeigen: Insulinverabreichung, persönliche Glukoseüberwachung und Urinuntersuchung
- Medikamente besprechen: Name, Zeitpunkt der Einnahme, Wirkung und Nebenwirkungen; Bedeutung erklären, ausschließlich vom Arzt verordnete Medikamente einzunehmen
- Kennzeichen und Symptome besprechen, die dem Arzt mitgeteilt werden sollen
  - Aszites, Gewichtszunahme (auffällige)
  - Gelbfärbung, Schleimhautblutung
  - Zunehmende Schmerzen
  - Hämatemesis, Teerstuhl
  - Periphere Ödeme, Dyspnö
- Zu Kontrolluntersuchungen beim Arzt auffordern

Erwartetes Ziel/Evaluation

- Patient und/oder nahestehende Person demonstrieren das Verstehen bezüglich häuslicher Pflege und weiterer Instruktionen

2.7 Osteosarkom

Ein sich in kürzester Zeit ausbreitender maligner Knochentumor unklarer Genese, vorwiegend an Röhrenknochen junger Menschen auftretend; als maligner Sekundärtumor der Knochen handelt es sich um eine Metastasenbildung anderer Primärtumoren.

Einschätzung/Assessment

Beobachtungen/Befunde

- Schmerzen oberhalb der betroffenen Extremität, besonders nachts
- Eingeschränkte Beweglichkeit der Extremität
- Anorexie
- Gewichtsverlust
- Erschöpfung
- Lokalisierte Schwellung mit oder ohne Trauma
- Oberhalb der betroffenen Stelle erhöhte Hauttemperatur
- Erhöhte Temperatur

Laborwerte/Diagnostische Untersuchungen

- Röntgenuntersuchungen der beteiligten Knochen und des Thorax
- CT, Magnet-Resonanz-Tomographie (MRT)
- Alkalische, saure Phosphatase (erhöht)
- Calcium im Serum (erniedrigt); Urin Calcium (erhöht)

Potentielle Komplikationen (PK)

PK: Husten, Hämoptö (Lungenmetastasen)
PK: Pathologische Frakturen
PK: Infektion
PK: Verlust einer Extremität

Medizinische Behandlung

- Biopsie, Amputation
- Antineoplastische Mittel
- Strahlentherapie
- Analgetika, Tranquilizer
- Diät, Aktivität, Immobilisation des Gliedmaßes

Pflegediagnosen/Maßnahmen/Evaluation

PD: Beeinträchtigte körperliche Mobilität, b/d von Schmerzen und Schwellung

- In korrekter Körperstellung mit Unterstützung von Schienen, Sandsäkken und/oder Kissen Bettruhe einhalten
- Wenn angezeigt, Schaumstoff, Wasserkissen oder Wechseldruckmatratze bereitstellen
- Wenn tolerierbar, bei Bewegungen behilflich sein
  - Betroffene Extremität vorsichtig behandeln und nach Verordnung hochlagern
  - Bei aktiven und assistiven Bewegungsübungen der nicht betroffenen Extremität behilflich sein und beraten oder Bewegungsschiene anwenden
  - Wenn tolerierbar, mit Hilfe mobilisieren; Unterarmgehstützen verwenden, Gehstock oder Eulenburg
- Geplante Ruhephasen einhalten
- Zu Sozialisation ermutigen
- Selbstpflegeaktivitäten fördern

Erwartetes Ziel/Evaluation

- Patient verbalisiert Verständnis für notwendige Lagerungseinschränkungen, Körperbild bleibt erhalten und Patient führt Bewegungsübungen durch
- Aktivitäten wechseln mit Ruhephasen
- Patient demonstriert Fähigkeit Gehhilfen anzuwenden

PD: Mangelernährung, b/d eine Anorexie

- Bisherige Diätgewohnheiten/-muster einschätzen
- Hochkalorische, proteinhaltige Diät bereitstellen; zu Wunschkost ermutigen
- Kleine, häufige Mahlzeiten und Zwischenmahlzeiten bereitstellen
- Bei Bedarf bei der Nahrungsaufnahme behilflich sein
- Vor den Mahlzeiten Mundpflege durchführen
- Einfuhr messen und Nahrungsmittel, die toleriert werden, feststellen
- Patienten täglich zu gleicher Zeit mit gleicher Kleidung und Waage wiegen
- Zu Flüssigkeitsaufnahme mit Begrenzung nach oben hin je nach Alter und Gewicht ermutigen

Erwartetes Ziel/Evaluation

- Patient wählt Nahrungsmittel aus, die den Geschmack verbessern und das Gewicht aufrechterhalten; das Körpergewicht ist stabil oder steigt auf das Idealgewicht, entsprechend Körpergröße und Körperbau, an

PD: Angst, b/d eine empfundene Bedrohung bezüglich des jetzigen Zustands und der Behandlung

- Zeit geben, um Befürchtungen/Ängste zu verbalisieren
- Umgebung gewährleisten, die keine Bedrohung darstellt
- Erkrankung erklären und Mißdeutungen richtig stellen
- Patient dabei behilflich sein, wichtige, positive Bewältigungsstrategien zu identifizieren
- Jetzige Bewältigungsstrategien einschätzen
- Entspannungstechniken fördern, Visualisierung und gymnastische Übungen
- Nahestehende Person zu Unterstützung ermutigen

Erwartetes Ziel/Evaluation
- Äußert Verstehen des Krankheitsverlaufs
- Wendet positive Bewältigungsstrategien im Umgang mit Gefühlen an
- Verbalisiert ein Nachlassen der Nervosität und ein Ruhigwerden

PD: Schmerzen, b/d eine Präsenz des Tumors

- Merkmale, Intensität, Häufigkeit und Lokalisation der Schmerzen einschätzen
  - Schmerzskala anwenden
  - Auf zunehmende Schmerzen und/oder Funktionsstörungen achten
- Analgetika verabreichen; Wirksamkeit der schmerzlindernden Maßnahmen einschätzen
- Patient bei häufiger Lageveränderung behilflich sein; Rückeneinreibungen durchführen
- Zerstreuende Aktivitäten bereitstellen
- Eine sichere Umgebung ermöglichen
- Über alternative Schmerzbehandlungstechniken informieren und beraten

Erwartetes Ziel/Evaluation
- Verbalisiert tolerierbare Schmerzgrenze
- Erscheint entspannt und wohl
- Zeigt Eigeninitiative bezüglich Schmerzkontrollmethoden

PD: Wissensdefizit, b/d einen Informationsmangel bezüglich Amputation, Chemotherapie und Metastasierung

- Erklärung des Arztes bezüglich chirurgischer Intervention, postoperativer Pflege und Rehabilitation verstärken; Mißdeutungen richtigstellen
- Informationen über Chemotherapie und/oder Bestrahlung bereitstellen: mögliche Nebenwirkungen, mögliche unterstützende Maßnahmen
- Kennzeichen, die auf eine Lungenmetastasierung hindeuten können, erklären: Husten, Hämoptö, Dyspnö
- Zu Kommunikation mit nahestehender Person ermutigen, um Befürchtungen und Ängste zu besprechen; unterstützende Umgebung gewährleisten

Erwartetes Ziel/Evaluation

- Verbalisiert Verständnis für notwendige Pflege im Anschluß an eine Operation/Chemotherapie
- Äußert Verstehen über die Anzeichen einer Lungenbeteiligung

2.8 Orchiektomie bei Hodentumor

Operative Entfernung der Hoden; häufige Maßnahme bei Hodenkarzinom, inguinale Inzision.

Einschätzung/Assessment

Beobachtungen/Befunde

- Vergrößerung des Hodens
- Schwellung oder Verhärtung des Hodens
- Rückenschmerzen
- Gewichtsverlust
- Allgemeines Unwohlsein
- Gynäkomastie
- Urin: positive Reaktion auf standardisierte Schwangerschaftstests
- Erhöhte Temperatur
- Skrotum
    - Ödem
    - Farbveränderung
- Inzision
    - Rötung
    - Schmerz
    - Schwellung
    - Drainage
- Störung der Selbstwahrnehmung

Laborwerte/Diagnostische Untersuchungen

- Tumormarker AFP und HCG
- Intravenöses Pyelogramm (IVP)
- CT: Abdomen
- Schwangerschaftstest mittels Urin hängt von Art und Stadium des Tumors ab
- Lymphangiogramm
- Kernspintomographie

Potentielle Komplikationen (PK)

PK: Blutung
PK: Schock
PK: Wundinfektion
PK: Atelektasen und/oder Pneumonie

Medizinische Behandlung

- Nüchternstatus aufrechterhalten, bis Darmgeräusche hörbar sind
- Parenterale Ernährung aufrechterhalten, bis Flüssigkeiten und/oder Nahrungsaufnahme toleriert werden
- RR, T, P und Af gemäß postoperativer Routine durchführen
- Analgetika
- Antibiotika
- Skrotalkissen
- Chemotherapie
- Strahlentherapie
- Radikale Lymphknotenresektion

Pflegediagnosen/Maßnahmen/Evaluation

PD: Schmerzen, b/d eine chirurgische Inzision und Schwellung des Skrotums

- Merkmale, Intensität, Lokalisation, Dauer, auslösende und lindernde Faktoren der Schmerzen einschätzen, Schmerzskala anwenden
- Nonverbale Schmerzzeichen einschätzen
- Nach Verordnung Skrotumkissen bereitstellen
- Nach Verordnung Wärme oder Kälte applizieren, um Schwellung zu mindern; Haut genau beobachten, um einer Verletzung vorzubeugen
- Inzisionsstelle auf Rötung, Druckempfindlichkeit, Schwellung und Drainage einschätzen
- Nichtpharmakologische Linderungsmaßnahmen bereitstellen
  - Patient bei der Einnahme einer bequemen Lagerung behilflich sein

  - Entspannungstechniken zeigen
  - Geführte Imaginationstechniken zeigen und dabei behilflich sein
  - Zerstreuende Aktivitäten bereitstellen
  - Beruhigende Umgebung bereitstellen
- Zur Frühmobilisation ermutigen
- Auf erwünschte Wirkungen und auf Nebenwirkungen der Schmerzmedikamente achten
- In Zusammenarbeit mit dem Arzt prüfen, ob schmerzlindernde Maßnahmen ihre Wirkung verfehlen oder ob eine Dosierungsänderung oder Änderung der Intervalle der Schmerzmedikamente notwendig ist

Erwartetes Ziel/Evaluation

- Patient verbalisiert den Rückgang der Schmerzen, zeigt einen entspannten Gesichtsausdruck und eine entspannte Körperhaltung

PD: Gefahr eines Harnverhalts, b/d eine postoperative Schwellung des Skrotums

- Miktionsmaßnahmen durchführen, um Blasenentleerung zu erleichtern
  - Privatsphäre gewährleisten
  - Patient zum Urinieren in bequeme Position bringen
  - Wasserhahn in Patientennähe aufdrehen
  - Toilettenspülung betätigen
  - Hände des Patienten in warmes Wasser halten
  - Nach Verordnung im suprapubischen Bereich Wärme applizieren
  - Perianalbereich mit warmem Wasser spülen
  - Patient dabei behilflich sein, Entspannungstechniken anzuwenden
  - Einige Tropfen Pfefferminzöl in Urinflasche und auf einen Wattebausch geben, für kurze Zeit vor Harnröhreneingang halten
  - Leicht an den Haaren im pubischen Bereich ziehen
  - Innenseite der Oberschenkel leicht ausstreichen
  - Innenseite der Oberschenkel leicht mit Eiswürfeln ausstreichen
  - Nach Verordnung Einmalkatheterisierung durchführen
  - Urinausscheidung stündlich messen und dokumentieren

Erwartetes Ziel/Evaluation

- Blasenentleerung des Patienten entspricht postoperativ der Norm, es gibt keine Kennzeichen oder Symptome, die auf einen Harnverhalt hinweisen

PD: Gefahr einer Körperbildstörung, b/d die Furcht vor Verlust von Männlichkeit und Fruchtbarkeit

- Eine akzeptierende und unterstützende Atmosphäre ermöglichen
- Patient ermutigen, Gefühle wie Angst, Furcht, Schamgefühl, Zorn, Frustration und/oder Hilflosigkeit zu äußern
- Durch Hervorheben positiver Zeiten im Leben des Patienten Selbstwertgefühle stärken
- Vorschläge vorstellen, die dem Patienten helfen, seine Sexualität auf befriedigende Weise zu leben
- Zu Kommunikation mit nahestehender Person ermutigen
- Hilfestellung durch andere Berufsgruppen bereitstellen, die den Patienten bei der Bewältigung emotionalen Veränderungen unterstützen (Psychiater, Sexualtherapeut)
- Positive Ergebnisse der Operation hervorheben

Erwartetes Ziel/Evaluation
- Patient äußert gegenüber betreuender Person oder nahestehender Person Gefühle; teilt Gefühle wachsenden Selbstwertgefühls mit und nimmt die Aktivitäten des täglichen Lebens wieder auf (ATL)

PD: Infektionsgefahr, b/d eine chirurgische Inzision

- Auf Kennzeichen und Symptome einer Wundinfektion achten (Fieber, Schüttelfrost, Rötung, Schwellung, Druckempfindlichkeit, eitriges und/oder übelriechendes Wundsekret)
- Chirurgische Inzisionsstelle vierstündlich auf Rötung, Schwellung, Druckempfindlichkeit und entzündliches Exsudat kontrollieren
- Vierstündlich Temperatur messen
- Nach Verordnung Leukozytenzahl überwachen
- Nach Verordnung Wundabstrich vornehmen
- Gute Technik der Händedesinfektion durchführen, den Patienten beraten und dazu ermutigen, auf gleiche Weise zu verfahren
- Patient informieren, ein Berühren der Inzisionsstelle, des Verbands und der Sekrete zu vermeiden
- Beim Wechsel der Verbände und der Wundpflege sterile Technik einhalten

Erwartetes Ziel/Evaluation
- Zeigt keine Anzeichen einer Infektion
- Inzisionsstelle ist reizlos und trocken
- Temperatur liegt im Normbereich

PD: Wissensdefizit, b/d einen Informationsmangel bezüglich postoperativer Routine, Symptomen, die dem Arzt mitgeteilt werden sollen und häuslicher Pflege sowie weiterer Instruktionen

- Den Patienten auf Folgendes hinweisen
  - Diät nach Verordnung einzuhalten
  - Obstipation vermeiden
  - Bewegungsübungen in tolerierbaren Grenzen durchzuführen
  - Erschöpfung und schweres Heben zu vermeiden und häufige Ruhephasen einzuhalten
  - Dem Arzt folgende Symptome mitzuteilen
    - Rötung der Inzisionsstelle, Schmerzen, Schwellung, Sekretion
    - Schmerzen beim Gehen
    - Verhärtung oder andere ungewöhnliche Skrotumveränderungen
  - Einmal im Monat eine Selbstuntersuchung des Hodens durchzuführen
  - Inzisionsstelle zu pflegen
- Name, Dosierung, Zeitpunkt der Einnahme, Wirkung und Nebenwirkungen der Medikamente erklären
- Patient darauf hinweisen, keine Medikamente aus Drogerien oder Kaufhäusern einzunehmen, ohne dies vorher mit dem Arzt zu besprechen
- Auf Chemotherapie, Strahlentherapie oder radikale Lymphknotenresektion vorbereiten
- Bedeutung weiterführender ambulanter Pflege erklären

Erwartetes Ziel/Evaluation

- Patient und/oder nahestehende Person verbalisieren Verständnis für den
  Krankheitsverlauf, Symptome, die dem Arzt mitgeteilt werden sollen, häusliche Pflege und weiterer Instruktionen; wiederholte Demonstration der Pflege der Inzisionsstelle und Selbstuntersuchung des Hodens

2.9 Modifizierte, radikale Mamma-Ablatio

Chirurgische Entfernung der ganzen Brust, der axillären Lymphknoten sowie des gesamten Fettgewebes, der Faszie und dem sich anschließenden Gewebe als eine Form der Karzinombehandlung.

Präoperative Beobachtungen

Emotionale Veränderungen, b/d folgende Gefühle

- Verlust der Weiblichkeit
- Furcht vor Verstümmelung und Tod

Präoperative Pflege

- Emotionale Unterstützung geben
  - Zum Verbalisieren von Befürchtungen ermutigen
  - Zu Kommunikation mit nahestehender Person ermutigen
  - Unechte Beschwichtigung vermeiden
  - Dabei behilflich sein, an die vor der Patientin liegende Zeit zu denken
- Erklären, daß die Patientin nach der Operation ein Spannungsgefühl im Arm verspüren wird

Postoperative Einschätzung

Beobachtungen/Befunde

- Blutung
- Ödeme am betroffenen Arm: Lymphödem
- Atelektasen
- Emotionale Veränderungen/Verhaltensänderungen aufgrund von
  - Angst
  - Depression
  - Zorn
  - Sich-Zurückziehen
  - Gefühl der Hoffnungslosigkeit
  - Änderung des Körperbilds
- Inzisionsstelle im Bereich des Hauttransplantats; im Transplantationsbereich der
  - Mamille
  - Rötung
  - Schmerz
  - Schwellung
  - Sekretion
  - Wunddrainagen
  - Saugdrainage
  - Hämovac oder Jackson-Pratt

Potentielle Komplikationen (PK)
PK: Hämorrhagischer Schock
PK: Infektion
PK: Verletzung des Plexus brachialis
PK: Kontrakturen
PK: Muskelverkürzungen
PK: Pneumonie

Sofortige postoperative Pflege

- Patientin in bequeme Lagerung bringen
- Nach Verordnung Infusionen verabreichen; *Blutabnahme oder das Verabreichen parenteraler Flüssigkeiten am betroffenen Arm vermeiden*
- Nach Verordnung Getränke verabreichen
- Ein- und Ausfuhr messen; Wunddrainagen leeren und achtstündlich sowie bei Bedarf messen
- Patientin bei Lageveränderung, Abhusten und tiefem Durchatmen behilflich sein und beraten
  - Wechsel von der Rückenlage zur nicht betroffenen Seitenlage
  - Beim Abhusten Brustbereich unterstützen
- Vierstündlich Thorax auf Atemgeräusche auskultieren
- RR, T, P und Af vierstündlich über 48 Stunden kontrollieren, danach viermal täglich; *Blutdruck nur an der nicht betroffenen Seite messen*
- Bei Bedarf Verband verstärken; dem Arzt jede außergewöhnliche Drainage oder Blutung mitteilen
- Wenn notwendig Druckverband anlegen
  - Nach Verordnung Farbe, Empfindung und Finger- und Handbeweglichkeit über ein bis acht Stunden stündlich überprüfen
  - Veränderungen der Farbe, Empfindung oder Beweglichkeit dem Arzt mitteilen
  - Druckverband nicht abnehmen
- Nach durchgeführter Hauttransplantation
  - Hauttransplantationsstelle vierstündlich kontrollieren
  - Bei Bedarf Verband verstärken
  - Dem Arzt Mitteilung machen, wenn sich die Drainage außergewöhnlich verändert hat
- Wenn zu einem späteren Zeitpunkt eine kosmetische Operation mit Relokalisation der Mamille vorgesehen ist, nach Verordnung, diesen Bereich ein- bis zweistündlich kontrollieren und die Pflege entsprechend den Verordnungen des plastischen Chirurgen sorgfältig durchführen
- Schmerzen durch Verabreichung von Analgetika kontrollieren

- Bewegungsübungen an Handgelenk und Ellbogen durchführen; den Arm langsam abduzieren und langsam über den Kopf heben
- Nach Verordnung mobilisieren
- Beteiligten Arm auf Ödeme überwachen; zweimal täglich Umfang des Ober- und Unterarms messen

Behandlung in der Konvaleszenz

- Aufbauende Diät einhalten
- Zu einer Flüssigkeitsaufnahme von 2500 ml täglich ermutigen, wenn nicht kontraindiziert
- Am ersten postoperativen Tag mobilisieren
- Viermal täglich bei Armübungen behilflich sein und beraten
  - Das Ausmaß der Übungen täglich langsam steigern
  - Handübungen durchführen: Finger abwechselnd beugen und strekken
  - Patientin in die Pflege mit einbeziehen; dazu ermutigen, den betroffenen Arm zum Waschen des Gesichts, zur Reinigung der Zähne und Nahrungsaufnahme zu gebrauchen
- Nach Verordnung physikalische Therapie ermöglichen

Pflegediagnosen/Maßnahmen/Evaluation

PD: Gefahr einer Körperbildstörung, b/d eine Entfernung der Brust und Wertschätzung des reproduktiven Organs

- Patientin ermutigen, Fragen und Bemerkungen bezüglich Operation, Verlauf und Prognose zu formulieren
- Korrekten Informationen Nachdruck verleihen und konkrete Informationen zur Verfügung stellen, um Mißdeutungen zu korrigieren
- Betonen, wie wichtig es ist, Gedanken mitzuteilen, die Angstgefühle auslösen
- Patientin ermutigen, Gefühle bezüglich folgender Frage zu verbalisieren und auszuloten: Welche Konsequenz hat der Verlust des Körperteils auf eine ATL?
- Patientin ermutigen, das veränderte Körperteil zu betrachten und zu berühren
- Dazu ermutigen, Rehabilitationsdienste in Anspruch zu nehmen

Erwartetes Ziel/Evaluation

- Patientin verbalisiert Akzeptanz des veränderten Körperbildes und bestätigt, daß sie ihre Gefühle dem Partner mitgeteilt hat

PD: Wissensdefizit, b/d einen Informationsmangel bezüglich häuslicher Pflege

- Bedeutung von Bewegungsübungen bis zur Toleranzgrenze erklären
  - Patientin anleiten, bei Schmerzbeginn aufzuhören
- Unterschiedliche Prothesenarten besprechen
- Unterschiedliche Rekonstruktionsarten besprechen
- Zur Pflege der Inzisionsstelle anleiten
- Besprechen, welche Symptome dem Arzt mitgeteilt werden sollen
  - Rötung
  - Schmerz
  - Schwellung
  - Sekretion
  - Erhöhte Temperatur
- Notwendigkeit herausstellen, Haushaltspflichten langsam wieder aufzu nehmen
- Erklären, daß Inzisionsstelle und/oder Brustwand sich evtl. taub anfühlen
- Patientin anleiten, täglich zu duschen
- Patientin soll mit dem Arzt besprechen, ob sie unterhalb des betroffenem Arms ein Deodorant anwenden darf
- Patientin dazu anleiten, die verbleibende Brust einmal im Monat zu untersuchen
- Patientin darauf hinweisen, *am betroffenen Arm weder Blut abnehmen noch eine Infusion anhängen zu lassen*
- Patientin davor warnen, Injektionen, Impfungen und Blutdruckmessungen am betroffenen Arm durchführen zu lassen
- Patientin anleiten, die Handtasche am nicht betroffenen Arm zu tragen
- Informieren, daß sexuelle Aktivität wieder aufgenommen werden kann, wenn gewünscht; der Partner sollte eine Lage vermeiden, bei der Druck auf die Brustwand ausgeübt wird
- Patientin bei Bedarf an „Grüne Damen" weiterleiten
- Bedeutung von Kontrolluntersuchungen in der ambulanten Pflege herausstellen

Erwartetes Ziel/Evaluation

- Patientin und/oder nahestehende Person zeigt Verständnis für die Pflege zu Hause und weitere Kontrolluntersuchungen

2.10 Radikale Hysterektomie

Chirurgische Entfernung der Ovarien, Tuben, des Uterus mit Zervix und parametrialem Gewebe, Lymphknotenentfernung eingeschlossen; bei Prämenopause-Patientinnen wird häufig Ovarialgewebe belassen.

Präoperative Beratung und Pflege

- Am Abend vor der Operation Reinigungseinlauf verabreichen, wenn vom Arzt verordnet
- Über postoperative Atemübungen informieren
- Die Anwendung von Atemtrainern wie Bird-Respirator oder Airlife-Spirometer einüben
- Erklären, daß die Patientin über 24 Stunden einen transurethralen Blasenverweilkatheter und/oder für 1–6 Wochen einen suprapubischen Katheter tragen wird; dies aufgrund einer gestörten Blaseninnervation, die bewirkt, daß große Mengen an Restharn in der Blase verbleiben; betonen, daß die Blase ihre Funktion normalerweise wieder aufnimmt
- Der Patientin erklären, daß sie evtl. einen Jackson-Pratt oder andere Drainagen haben wird

Postoperative Einschätzung

Beobachtungen/Befunde

- Blutung
- Vaginalsekret
  - Keine serös-blutige, aber andersartige Absonderungen
  - Faulige(r) Geruch oder Absonderung
- Inzisionsstelle
  - Rötung
  - Schmerz
  - Schwellung
  - Sekretion
- Erhöhte Temperatur
- Tachykardie
- Jackson-Pratt oder Haemovac-Drainage
  - Urinfluß
  - Blutung
- Hämaturie
- Harnverhalt
- Vaginaler Urinfluß
- Suprapubische Blasenfistel
- Druckgefühl im Abdomen

Potentielle Komplikationen (PK)

PK: Blutung
PK: Harnwegsinfektionen
PK: Paralytischer Ileus
PK: Pneumonie
PK: Thrombophlebitis
PK: Obstipation
PK: Lungenembolie
PK: Infektion
PK: Ureter-Fistel
PK: Ureter-Ligation (iatrogen)
PK: Flankenschmerzen
PK: Verminderte Urinausscheidung
PK: Lymphatische Zyste

Sofortige postoperative Pflege

- RR, T, P und Af vierstündlich über 48 Stunden messen, danach viermal täglich Nüchternstatus aufrechterhalten, bis die Darmtätigkeit einsetzt (Windabgang)
- Nach Verordnung von Nüchternstatus zu flüssiger Kost übergehen; für die Dauer des Nüchternstatus zweistündlich Mundpflege durchführen
- Nach Verordnung parenterale Flüssigkeiten bereitstellen
- Transurethralkatheter an ein geschlossenes Schwerkraft-Ableitungssystem anschließen
- Ein- und Ausfuhr messen
- Der Patientin bei zweistündlichem Lagewechsel, Abhusten und tiefem Durchatmen behilflich sein und beraten
- Airlife Spirometer verabreichen
- Thorax vierstündlich auf Atemgeräusche auskultieren und bei Bedarf Jackson-Pratt am Anfang ein bis zweistündlich und bei Bedarf leeren (bis auf acht Stunden zurückgehen, wenn das Sekretionsvolumen nachläßt)
- Zwei bis vierstündlich Inzisionsstelle beobachten
- Nach Verordnung Verband wechseln; bei Bedarf Verband verstärken
- Nach Verordnung der Patientin behilflich sein, am Abend des Operationstages das Bett zu verlassen
- Stauung im Beckenbereich vermindern
  - Oberkörperhochlagerung vermeiden
  - Druck unterhalb der Knie vermeiden
  - Nach Verordnung Antithrombosestrümpfe anlegen; sechs- bis achtstündlich und bei Bedarf neu anlegen
  - Passive Bewegungsübungen der Beine durchführen

- Schmerzen kontrollieren; nach Verordnung Medikamente verabreichen
- Vierstündlich und nach Verordnung perianale Pflege mit antiseptischer Lösung durchführen
- Einmal in jeder Schicht Abdomen auf Darmgeräusche auskultieren
- Bei Bedarf am ersten postoperativen Tag Ganzkörperpflege im Bett durchführen, bis die Aktivität gesteigert werden kann

Behandlung in der Konvaleszenz

- Mit sofortiger postoperativer Pflege fortfahren und mit der Besserung des Patientenbefindens die Häufigkeit der Pflegemaßnahmen herabsetzen
- Von flüssiger Kost zu proteinhaltiger oder ballaststoffreicher Kost aufbauen
- Zu Flüssigkeitsaufnahme ermutigen
- Miktionserleichternde Maßnahmen durchführen; Restharn kontrollieren
- Wenn notwendig Abdominalstütze oder Bauchgurt zur Verfügung stellen
- Nach Verordnung mobilisieren; Sitzen über einen längeren Zeitraum vermeiden
- Bei Bedarf: Darmrohr einführen und/oder Klistier verabreichen
- Bei Bedarf: Gleitmittel, milde Laxantien, Suppositorien oder Klistiere verabreichen
- Nach Verordnung Hormontherapie verabreichen
- Wenn notwendig Teilkörperpflege im Bett und fortschreitend Selbstkörperpflege oder eine Dusche durchführen

Pflegediagnosen/Maßnahmen/Evaluation

PD: Wissensdefizit, b/d einen Informationsmangel bezüglich häuslicher Versorgung

- Sicherstellen, daß Patientin und/oder nahestehende Person die Pflege des suprapubischen Katheters demonstriert, wenn Patientin mit diesem entlassen wird
- Wenn notwendig, hygienische, intermittierende Selbstkatheterisierung erklären
- Wenn verordnet, Östrogentherapie begründen, sie ist aufgrund der durch den chirurgischen Eingriff eingeleiteten Menopause notwendig
- Erklären, daß über 4–6 Wochen oder nach Verordnung des Arztes weder Geschlechtsverkehr, Tampons, Vaginalduschen noch Vollbäder durchgeführt werden dürfen

- Patientin darauf hinweisen, nicht über einen längeren Zeitraum zu sitzen
- Erklären, daß das Tragen von Stützstrümpfen evtl. notwendig ist
- Patientin darauf hinweisen, eine Obstipation zu vermeiden
- Bedeutung erklären, gymnastische Übungen und Aktivitäten bis zur Toleranzgrenze durchzuführen
- Patientin darauf hinweisen, ruckartige Bewegungen, Autofahren und schweres Heben für 4–6 Wochen oder nach Verordnung des Arztes zu meiden
- Bedeutung geplanter Ruheperioden erklären
- Erklären, daß evtl. ein Unterstützen des Abdomens oder eine Laparatomiebinde notwendig sind
- Symptome besprechen, die dem Arzt mitgeteilt werden sollen
  - Erhöhte Temperatur (über 37,8 °C)
  - Vaginale Blutung (mehr als ein leichter, blutiger Ausfluß)
  - Abdominalkrämpfe oder Änderung der Stuhlgewohnheiten
  - Miktionsbeschwerden
- Ein Nicht-mehr-Einsetzen der Menstruation betonen
- Betonen, wie wichtig es ist, die Familie oder nahestehende Person in Gedanken, die in Zusammenhang mit der Körperbildveränderung stehen, einzubeziehen
- Patientin darauf hinweisen, Aktivitäten, die eine Stauung im Beckenbereich zur Folge haben können (z. B. Tanzen, Reiten), solange zu meiden, bis der Arzt dies erlaubt
- Erklären, daß es für sexuell aktive Frauen und ihre Partner Beratungsstellen gibt
  - Wenn ein Teil der Vagina entfernt wurde, so dehnt sich die verbleibende Vagina mit der Zeit, der Koitus ist nicht betroffen
- Sexuelle Aktivität kann normalerweise einen Monat nach der Operation wieder aufgenommen werden
  - Name der Medikamente, Dosierung, Zeitpunkt der Einnahme, Wirkung und Nebenwirkungen erklären
- Bedeutung ambulanter Kontrolluntersuchungen erklären, da eine weitere Behandlung des Karzinoms notwendig ist

Erwartetes Ziel/Evaluation

- Patientin und/oder nahestehende Person zeigen Verständnis für die häusliche Pflege und für weitere Untersuchungen

2.11 Vulvektomie

Vulvektomie mit Lymphadenektomie: Exzision der Vulva (Labia major, Labia minor, Klitoris, umgebendes Gewebe) und der Lymphknoten im Beckenbereich als eine Form der Karzinombehandlung.
Haut-Vulvektomie mit Mesh-Graft-Deckung: Exzision der oberen Hautschichten der Vulva und Plazierung eines Hauttransplantats aus dem Gesäß oder Oberschenkel als eine Form der Karzinombehandlung im „in situ-Stadium“ oder Frühstadium eines Vulvakarzinoms.

Präoperative Beratung und Pflege

- Emotionale Unterstützung gewährleisten; zu Kommunikation mit Ehemann oder nahestehender Person ermutigen
- Der Patientin folgendes erklären
  - Über 24–48 Stunden muß evtl. Bettruhe eingehalten werden
  - Ein transurethraler Blasenverweilkatheter wird gelegt
  - An der Operationsstelle kann ein großer Verband vorhanden sein; dieser wird postoperativ nach 24–48 Stunden entfernt, um Perianal/Dammbereich zu irrigieren
  - Wechseldruckmatratze, Schaumstoff- oder Wasserkissen werden angewandt
  - Patientin trägt evtl. Antithrombosestrümpfe
  - Hämovac oder andere Ableitungen sind evtl. vorhanden
- Über postoperative Atemübungen informieren
- Die Anwendung von Atemtrainern wie Bird-Respirator oder Airlife-Spirometer einüben
- Zu Beinübungen anleiten
- Anwendung des Bettbogens erklären
- Erklären, daß Schmerzen behandelt werden

Postoperative Einschätzung

Beobachtungen/Befunde

- Perianale Blutung
- Entzündliches Exsudat und/oder fauliger Geruch in der Umgebung des Operationsgebietes; Abschälung der Haut oder des Transplantats
- Erhöhte Temperatur
- Körperbildstörungen
- Psychologische Veränderungen
  - Zorn
  - Depression

  - Angst
  - Sich-Zurückziehen
  - Feindseligkeit
  - Ödeme der unteren Extremitäten
  - Poplitealen und pedale Pulse sind nicht tastbar (besonders nach einer Lymphadenektomie)
- Haut
  - Blasenbildung
  - Druckstellen
- Obstipation oder Stuhlverhalt

Potentielle Komplikationen (PK)

PK: Blutung
PK: Paralytischer Ileus
PK: Thrombophlebitis
PK: Infektion (Sepsis)
PK: Lungenembolie
PK: Pneumonie
PK: Harnwegsinfektion

Sofortige postoperative Pflege

- Patientenaufrichter bereitstellen; Schaumgummikissen, Wechseldruckmatratze oder Wasserkissen und Bettgitter
- Strenge Bettruhe einhalten, mit auf 30–45 Grad erhöhtem Oberkörper sitzen
- RR, T, P und Af zweistündlich für sechs Stunden messen, danach vierstündlich für vier Tage, danach achtstündlich; Temperaturmessung nicht rektal durchführen
- Patientin bei zweistündlichem Lagewechsel, Abhusten und tiefem Durchatmen behilflich sein und beraten; bei Lagewechsel Kissen zwischen die Beine legen
- Atemtrainer wie Bird-Respirator oder Airlife-Spirometer verabreichen
- Thorax achtstündlich auf Atemgeräusche auskultieren und bei Bedarf Schmerzen mit Analgetika behandeln
- Nüchternstatus aufrechterhalten; zwei bis vierstündlich Mundpflege bereitstellen
- Nach Verordnung parenterale Flüssigkeit mit Antibiotika verabreichen
- Nach Verordnung niedrig dosierte Heparintherapie durchführen
- Dauerkatheter an geschlossenes Schwerkraft-Ableitungssystem anschließen
- 24stündlich und nach Verordnung Dauerkatheterpflege durchführen

- Ein- und Ausfuhr messen
- Zweistündlich für vier Stunden und bei Bedarf Hautpflege im Rücken- und Seitenbereich durchführen
- Einmal in jeder Schicht Abdomen auf Darmgeräusche auskultieren
- Zweistündlich für vier Stunden und bei Bedarf Poplitea- und Pedes-Pulse kontrollieren
- Passive Bewegungsübungen durchführen und die Patientin dazu anleiten, aktive Bewegungsübungen der Extremitäten durchzuführen
- Nach Verordnung Antithrombosestrümpfe applizieren; alle sechs bis acht Stunden und bei Bedarf neu applizieren
- Zirkulation der Extremitäten überprüfen; Ödeme mitteilen

2.11.1 Haut-Vulvektomie mit Mesh-Graft-Deckung

- Übermäßige Sekretabsonderung dokumentieren
- Verband der Transplantatstelle beobachten (normalerweise am Gesäß oder am Oberschenkel); beim Verbandwechsel dem Arzt jedes unvorhergesehene Kennzeichen mitteilen; oberhalb der Stelle „Hundehütte" anbringen, um Kontakt der Bettdecke mit der Wunde zu vermeiden

2.11.2 Vulvektomie mit Lymphadenektomie

- Jackson-Pratt Drainagen beobachten und nach Verordnung zwei- bis vierstündlich leeren; danach einmal in jeder Schicht und bei Bedarf Verband beobachten
  - Verband verstärken, wenn notwendig, ein- bis zweistündlich
  - Eine übermäßige Sekretabsonderung dokumentieren
  - Keinen Verbandwechsel durchführen (bleibt normalerweise für fünf bis sieben Tage liegen)

Behandlung in der Konvaleszenz

- Von flüssiger Kost zu ballaststoffarmer und/oder proteinhaltiger, kohlenhydratreicher Kost aufbauen
- Stuhlentleerung bei liegendem Verband vermeiden; nach Indikation Diphenoxylate oder Paregoric geben

Nach Abnahme des Verbands

- Nach Vulvektomie mit Lymphadenektomie Wunde irrigieren (normalerweise mit einer zu gleichen Teilen aus Wasserstoffsuperoxid und NaCl 0,9 % hergestellten Lösung oder einer 0,9 %igen NaCl-Lösung)
- Mit niedrig gestuftem Handfön oder Wärmelampe trocknen

- Nach Verordnung zweimal täglich und bei Bedarf Sitzbad oder Whirlpool anwenden
- Innerhalb der ersten 24 Stunden Darmgeräusche kontrollieren
  - Pressen vermeiden
  - Gleitmittel, Laxantien, Suppositorien oder Einläufe nach Indikation verabreichen
  - Kopfteil des Bettes auf 30–60 Grad erhöhen oder Patientin seitlich lagern, Kissen zwischen die Beine legen (oberes Bein leicht nach vorne gebeugt)
- Druck unterhalb der Knie vermeiden; keine zusätzliche Beugung der Knie
- Dreimal täglich und bei Bedarf aktive Bewegungsübungen aller Extremitäten behilflich sein
- Mobilisieren
  - Sitzen im Stuhl vermeiden
  - Überkreuzen der Beine vermeiden
- Nach Entfernen des transurethralen Katheters miktionserleichternde Maßnahmen durchführen
- Zu Flüssigkeitsaufnahme von bis zu 2500 ml pro Tag ermutigen
- Nach Verordnung proteinhaltige Zwischenmahlzeiten und eine Auswahl an Getränken bereitstellen (z. B. Milchshake, Pudding und Eierspeisen)

Pflegediagnosen/Maßnahmen/Evaluation

PD: Gefahr einer Körperbildstörung, b/d eine Entfernung der Vulva und Wertschätzung des reproduktiven Organs

- Patientin ermutigen, Fragen bezüglich Operation, Verlauf und Prognose zu stellen
- Korrekte Information betonen und konkrete Informationen vermitteln, um Mißdeutungen richtig zu stellen
- Betonen, wie wichtig es ist, alles mitzuteilen, was Angst verursacht
- Patientin ermutigen, Gefühle bezüglich folgender Frage zu verbalisieren und auszuloten: Welche Konsequenz hat der Verlust des Körperteils auf einzelne ATL?
- Patientin ermutigen, das veränderte Körperteil zu betrachten und berühren
- Dazu ermutigen, Rehabilitationsdienste (z. B. Selbsthilfegruppen) in Anspruch zu nehmen

Erwartetes Ziel/Evaluation

- Patientin verbalisiert Annehmen des veränderten Körperbildes und bestätigt, daß sie ihre Gefühle dem Partner mitgeteilt hat. Demonstriert angepaßte Verhaltensweise bezüglich Selbstkonzept und Sexualität

PD: Wissensdefizit, b/d einen Informationsmangel bezüglich häuslicher Pflege

- Familie oder nahestehende Person in alle Aspekte der Pflege und Beratung mit einzubeziehen
- Betonen, wie wichtig es ist, alles mitzuteilen, was Angst verursacht
- Notwendigkeit von gymnastischen Übungen und Aktivitäten bis zur Toleranzgrenze erklären
- Notwendigkeit geplanter Ruheperioden erklären
- Patientin informieren, zweimal täglich und bei Bedarf ein Sitzbad zu nehmen
- Wundirrigation und Verbandwechsel demonstrieren; der Patientin die Information in schriftlicher Form überreichen
- Symptome einer Wundinfektion, die dem Arzt mitgeteilt werden sollen, besprechen
  - Ungewöhnlicher Geruch
  - Frische Blutung
  - Perineale Schmerzen
  - Erhöhte Temperatur (über 37,8 °C)
  - Zunehmende Schwellung im Dammbereich
  - Harnwegsinfektion
    - Häufigkeit und Dringlichkeit der Miktion
    - Brennen und Schmerzen beim Wasserlassen
- Erklären, daß niedrig-dosierte Antibiotika verordnet werden können (wahrscheinlich über einen Zeitraum von einem Jahr)
- Erklären, daß das Tragen von Antithrombose- oder Stützstrümpfen evtl. notwendig ist
- Patientin instruieren, die Beine zu Hause zwischenzeitlich hochzulagern
- Patientin darauf hinzuweisen, langes Sitzen oder Stehen oder das Überkreuzen der Beine zu vermeiden
- Patientin darauf hinzuweisen, eine Obstipation zu vermeiden
- Patientin darauf hinzuweisen, schweres Heben zu vermeiden
- Informieren, daß es Beratungsstellen für sexuell aktive Frauen und ihre Partner gibt

    - Kein Koitus bis vom Arzt indiziert (normalerweise über vier bis sechs Wochen)
    - Wenn die Klitoris entfernt wurde, können andere Methoden sexueller Befriedigung versucht werden; evtl. kann ein vaginaler Orgasmus erreicht werden; mit alternativen Positionen experimentieren
    - Wasserlösliche Gleitmittel sind evtl. notwendig
    - Bei Frauen in gebärfähigem Alter ist die Fruchtbarkeit nicht beeinträchtigt
- Notwendigkeit der Einnahme proteinhaltiger, kohlenhydratreicher Kost erklären
- Name der Medikamente, Dosierung, Zeitpunkt der Einnahme, Wirkungen und Nebenwirkungen erklären
- Erklären, daß evtl. ein Einbeziehen von Sozialarbeitern oder behördlichen Diensten notwendig ist
- Bedeutung regelmäßiger ambulanter Kontrolluntersuchungen betonen

Erwartetes Ziel/Evaluation

- Patient und/oder nahestehende Person zeigen Verständnis für die häusliche Pflege und für weitere Untersuchungen

2.12 Beckenexenteration

Totale Exenteration: Entfernung aller reproduktiven Organe und des umgebenden Gewebes: radikale Hysterektomie, Lymphknotenresektion im Beckenbereich, Zystektomie mit Formation eines harnableitenden Stomas, Vaginektomie und rektaler Resektion mit Kolostoma.

Vordere Exenteration: keine rektale Resektion mit Kolostoma.

Hintere Exenteration: keine Zystektomie mit Formation eines harnableitenden Stomas.

Präoperative Beratung und Pflege

- Sich bewußt sein, daß die Patientin normalerweise einen Tag vor der Operation aufgenommen wird
- Bis zur Einhaltung des Nüchternstatus flüssige Kost einhalten
- Vorbereitung des Darms einleiten
    - 24–48 Stunden vor der Operation nach Verordnung Laxantien verabreichen
    - Nach Verordnung 24 Stunden vor der Operation Reinigungseinläufe verabreichen

  - Nach Verordnung 24–48 Stunden vor der Operation Antibiotika verabreichen
- EnterostomatherapeutIn über Patientenaufnahme informieren
- Nach Verordnung 24 Stunden vor der Operation Vitamin K verabreichen
- Über postoperative Atemübungen informieren
- Umgang mit Atemtrainer einüben
- Wenn angezeigt, über Umgang mit Patientenaufrichter informieren
- Der Patientin folgendes erklären
  - An Operationsstelle können große Verbände vorhanden sein
  - Evtl. sind Katheter, Kolo-, Ileostoma oder harnableitende Stoma vorhanden
  - Patientin hat evtl. Jackson-Pratt, Hämovac oder andere Ableitungen
  - Patientin trägt evtl. Antithrombosestrümpfe
  - Schmerzen werden behandelt
- Zu Kommunikation mit EnterostomatherapeutIn, Fachkrankenschwester/-pfleger für Psychiatrie oder einer Stomaträgerin ermutigen
- Zu Kommunikation mit Ehemann oder nahestehender Person ermutigen
- Sexuelle Bedürfnisse ermitteln; eine vaginale Rekonstruktion kann während der Operation oder zu einem späteren Zeitpunkt durchgeführt werden

Postoperative Einschätzung

Beobachtungen/Befunde

- Inzisionsstelle
  - Rötung
  - Schmerz
  - Schwellung
  - Sekretion
- Kolo-, Ileostoma, harnableitende Stoma
  - Nekrose
  - Ödem
  - Stenose
  - Blasenbildung der Haut in der Umgebung des Stomas
- Oligurie, fortschreitend bis zur Anurie
- Körperbildstörungen
- Psychische Veränderungen
  - Zorn
  - Depression

  - Sich Zurückziehen
  - Angst
  - Feindseligkeit
- Erhöhte Temperatur
- Tachykardie
- Ödeme der unteren Extremitäten
- Popliteale und pedale Pulse sind nicht tastbar

Potentielle Komplikationen (PK)

PK: Schwerwiegende Komplikationen
- Innerhalb der ersten 48 Stunden: Blutung
- Innerhalb der ersten zwei bis vier Tage: Infektion
- Zwischen dem 5.–21. Tag: Harn- oder Gastro-Intestinalfistel

PK: Schock
PK: Elektrolytstörungen
PK: Dehydratation
PK: Paralytischer Ileus
PK: Thrombophlebitis
PK: Lungenembolie
PK: Pneumonie
PK: Sepsis

Sofortige postoperative Pflege

- Patientenaufrichter kann angewendet werden; Schaumgummikissen, Wechseldruckmatratze oder Wasserkissen; Bettgitter, wenn notwendig
- RR, T, P und Af vierstündlich für 48 Stunden messen, danach sechsstündlich für fünf bis sieben Tage und zusätzlich je nach Zustand der Patientin
- Vierstündlich und bei Bedarf axillare oder orale Temperaturmessung durchführen; Temperaturmessung nicht rektal durchführen
- Ein- und Ausfuhr messen
- Patientin bei zweistündlichem Lagewechsel, Abhusten und tiefem Durchatmen behilflich sein und beraten
- Vierstündlich und bei Bedarf Atemtrainer bereitstellen
- Thorax vierstündlich und bei Bedarf auf Atemgeräusche auskultieren
- Schmerzen behandeln; nach Verordnung Medikamente verabreichen
- Nüchternstatus aufrecht erhalten; zweistündlich Mundpflege bereitstellen
- Darmdekompressionsrohr an intermittierendes, niedrig eingestelltes Absaugsystem anschließen; sorgfältig messen, um Flüssigkeitsbedarf zu errechnen

- Nach Verordnung parenterale Flüssigkeit mit Elektrolyten von 3000–4000 ml/Tag verabreichen; wenn indiziert, totale parenterale Ernährung bereitstellen
- Wenn notwendig, Bluttransfusionen oder Transfusion von Blutersatzprodukten verabreichen
- Zwei- bis vierstündlich und bei Bedarf popliteale und pedale Pulse überprüfen
- Nach Verordnung Antithrombosestrümpfe anlegen; sechs- bis achtstündlich neu anlegen
- Vierstündlich und bei Bedarf passive Bewegungsübungen an allen Extremitäten durchführen
- Vierstündlich für 48 Stunden Operationsstelle, Verbände und Ableitungssysteme beobachten
  - Verbände wenn notwendig verstärken
  - Verbände nach Verordnung wechseln
  - Achtstündlich oder nach Bedarf Ableitungssysteme messen und entleeren
- Zwei- bis vierstündlich Hautpflege an druckempfindlichen Stellen durchführen
- Einmal in jeder Schicht Abdomen auf Darmgeräusche auskultieren
- Entsprechenden Pflegestandard einsehen
  - Kolostomapflege
  - Harnableitendes Stoma
- *Tamponade im Beckenbereich nicht selbst entfernen; dem Arzt bei der Entfernung behilflich sein*
  - Vor Entfernung der Tamponade Analgetika verabreichen; sorgfältig auf Kennzeichen einer Blutung achten
- Therapeutische Umgebung gewährleisten
  - Adäquate Belüftung
  - Bei allen pflegerischen Verrichtungen Intimsphäre wahren
  - Raum-Deodorant
  - Sofortiges Entfernen verschmutzter Verbände
- Geplante Ruhephasen einhalten

Behandlung in der Konvaleszenz

- Mit sofortiger postoperativer Pflege fortfahren und mit Besserung des Patientenbefindens Häufigkeit der Pflegemaßnahmen herabsetzen
- RR, T, P und Af vierstündlich messen, bis auf sechsstündlich reduzieren
- Vor Verabreichung der verordneten flüssigen Kost nasogastrale Dünndarm-Dekompressionssonde abklemmen

- Ernährungszustand einschätzen, evtl. ist eine totale parenterale Ernährung notwendig
- Nach Verordnung langsam eine proteinhaltige, kohlenhydratreiche Kost aufbauen
- Medikamente oral verabreichen
  - Harn-Antiseptika
  - Antibiotika
- Dazu ermutigen, täglich bis zu 3000 ml Flüssigkeit oral zuzuführen, wenn nicht kontraindiziert
- Proteinhaltige Zwischenmahlzeiten anbieten und nach Verordnung eine Auswahl an Getränken (z. B. Milchshake, Pudding und Eierspeisen) bereitstellen
- *Nach Entfernen der Verbände und Tamponaden*
  - Perianalen Bereich mit einer zu gleichen Teilen aus NaCl 0,9 % und Wasserstoffsuperoxyd bestehenden Lösung irrigieren
  - Trocken verbinden
  - Mit niedrig gestuftem Handfön oder Wärmelampe trocknen
  - Nach Verordnung dreimal täglich und bei Bedarf Sitzbad nehmen
  - Je nach Toleranzgrenze der Patientin mobilisieren (mindestens viermal täglich)
- Viermal täglich und bei Bedarf bei aktiven Bewegungsübungen an allen Extremitäten behilflich sein
- Stomapflege durchführen
  - Kolostomie-Beutel achtstündlich messen und entleeren
  - Harn-Conduit-Beutel achtstündlich messen und entleeren

Pflegediagnosen/Maßnahmen/Evaluation

PD: Gefahr einer Körperbildstörung, b/d eine Veränderung der Struktur, Funktion und Wertschätzung der reproduktiven Organe

- Patientin dazu ermutigen, Fragen und Anmerkungen bezüglich Operation, Verlauf und Prognose zu stellen; korrekte Information verstärken und konkrete Informationen bereitstellen, um etwaige Mißdeutungen zu korrigieren
- Betonen, wie wichtig es ist, alles mitzuteilen, was Angst auslöst
- Patientin ermutigen, Gefühle bezüglich folgender Frage zu verbalisieren und auszuloten: Welche Konsequenz hat der Verlust des Körperteils auf einzelne ATL?
  - Patientin ermutigen, das veränderte Körperteil zu betrachten und zu berühren

- Patientin ermutigen, Rehabilitationsdienste (z. B. Stoma-Selbsthilfegruppe) in Anspruch zu nehmen

Erwartetes Ziel/Evaluation

- Patientin verbalisiert Annehmen des veränderten Körperbildes und bestätigt, daß sie ihre Gefühle dem Partner mitgeteilt hat
- Demonstriert angepaßte Verhaltensweise bezüglich Selbstkonzept und Sexualität

PD: Wissensdefizit, b/d eine Informationsmangel bezüglich häuslicher Versorgung

- Stomapflege demonstrieren
- Pflege des harnableitenden Stomas demonstrieren
- Vorgehensweise der Wundirrigation demonstrieren; der Patientin die Information in schriftlicher Form überreichen
- Bedeutung erklären, zweimal täglich und bei Bedarf Sitzbäder zu nehmen
- Symptome einer Wundinfektion, die dem Arzt mitgeteilt werden sollen, besprechen
  - Ungewöhnlicher Geruch und/oder Absonderung
  - Frische Blutung
  - Ungewöhnliche Schmerzen
  - Erhöhte Temperatur über (37,8 °C)
  - Infektion der oberen Atemwege (IOA)
  - Zunehmende Schwellung im Dammbereich oder an anderer Stelle
- Erklären, daß das Tragen von Antithrombose- oder Stützstrümpfen evtl. erforderlich ist
- Notwendigkeit von gymnastischen Übungen und Aktivitäten bis zur Toleranzgrenze erklären; Patientin darauf hinweisen, längeres Sitzen zu vermeiden
- Notwendigkeit geplanter Ruhephasen erklären
- Bedarf an proteinhaltiger, kohlenhydratreicher Kost erklären
- Erklären, daß evtl. eine Östrogentherapie indiziert ist
- Erklären, daß evtl. ein Einbeziehen von Sozialarbeitern, behördlichen Diensten oder Selbsthilfegruppen notwendig ist
- Informieren, daß es Beratungsstellen für sexuell aktive Frauen und ihre Partner gibt
- Eine funktionsfähige Vagina kann möglich sein; den Arzt für eine Beratung hinzuziehen
- Andere Methoden sexueller Befriedigung können versucht werden

- Name der Medikamente, Dosierung, Zeitpunkt der Einnahme, Wirkungen und Nebenwirkungen erklären
- Bedeutung regelmäßiger ambulanter Kontrolluntersuchungen betonen

Erwartetes Ziel/Evaluation

- Patient und/oder nahestehende Person demonstrieren Verständnis für häusliche Pflege und weitere Instruktionen

2.13 Chorionkarzinom

Sehr bösartiger Tumor hervorgehend aus dem Chorionepithelium; entwikkelt sich manchmal im Anschluß an eine Blasenmole, eine Fehlgeburt oder eine ausgetragene Schwangerschaft

Einschätzung/Assessment

Beobachtungen/Befunde

- Starke und/oder intermittierende vaginale Blutung
- Übelriechende vaginale Sekretion in der Zeit zwischen der Menstruation
- Husten
- Hämoptö
- Kopfschnmerzen
- Gereiztheit
- Übelkeit, Erbrechen
- Hypertonie
- Tachypnö
- Orthopnö
- Vaginale oder Vulvaläsion
- Anämie
- Sepsis
- Kachexie
- Gewichtsverlust

Laborwerte/Diagnostische Untersuchungen

- Ansteigender HCG-Titer
- Ultraschalluntersuchung

Potentielle Komplikationen (PK)

PK: Metastasierung (Lunge, Vagina, Mundhöhle, GI-Trakt, ZNS, Leber)

Medizinische Behandlung

- Totale abdominelle Hysterektomie und bilaterale Salpingo-Ovarektomie (TAH/BSO)
- Antineoplastische Chemotherapie (Methotrexat, Actinomycin D, Zytoxan)
- Kontrazeption

Pflegediagnosen/Maßnahmen/Evaluation

siehe Antineoplastische Chemotherapie auf Seite 168

2.14 Akute Leukämie

Unkontrollierte Leukozytenproliferation und ihrer Vorstufen im Knochenmark mit Lymphknoteninfiltration und von Milz, Leber und anderer Körperorgane.
Akute lymphatische (Lymphoblasten-)Leukämie (ALL): Lymphoblasten proliferieren in Knochenmark und Lymphknoten und infiltrieren andere Gewebe; es handelt sich primär um eine Kinderkrankheit.
Akute myeloische Leukämie (AML): Proliferation der Myeloblasten (unreife, polymorphonukleare Leukozyten); in allen Altersstufen vorkommend, häufiger jedoch bei Erwachsenen.

Einschätzung/Assessment

Beobachtungen/Befunde

- Zentrales Nervensystem
  - Erhöhte Temperatur
  - Leichte Ermüdbarkeit
  - Allgemeines Unwohlsein
  - Reizbarkeit
  - Synkopen
  - Kopfschmerzen
- Haut und Schleimhäute
  - Blässe
  - Petechien
  - Zu offenen roten Stellen neigend
  - Ecchymosis
  - Purpura
  - Blutender Gaumen
  - Epistaxis
  - Infektion: erscheint rot oder dunkel, ohne Eiterbildung

- Gastrointestinal
  - Abdominales Unwohlsein
  - Übelkeit, Erbrechen
  - Dysphagie
  - Ösophagitis
  - Anorexie
  - Gewichtsverlust
  - Perirektaler Abszeß
  - Hepatosplenomegalie
- Kardiopulmonal
  - Hypotonie
  - Tachykardie
  - Herzrasen
  - Kurzatmigkeit
  - Husten
- Muskeln/Knochen
  - Knochen- oder Gelenkschmerzen
  - Mediastinale, druckempfindliche Schwellung
- Vergrößerte Lymphknoten

Laborwerte/Diagnostische Untersuchungen

- Leukozytenwerte
  - Niedrig oder erhöht mit Linksverschiebung
  - Stark erhöht (T-Zellen ALL)
  - Blasten
  - Lymphozyten (ALL)
  - Stabkernige (AML)
  - Philadelphia Chromosom (AML)
- Retikulozytopenie
  - Normochrom (AML)
  - Normozytisch
  - Anämie
  - Thrombozytopenie
  - Erhöhte Harnsäurewerte in Serum und Urin
  - Erhöhter Kupferwert im Serum
  - Verminderter Zinkwert
  - Hypergammaglobulinämie (AML)
  - Knochenmark: Blastenproliferation

Potentielle Komplikationen (PK)

PK: Akute Infektion
PK: Anämie
PK: Blutung
PK: Organversagen

Medizinische Behandlung

- Antineoplastische Chemotherapie
- Flüssigkeitszufuhr
- Antibiotika
- Strahlentherapie
- Transfusionen; Blutinhaltsstoffe
- Knochenmarktransplantation
- Analgetika, Hypnotika, Narkotika

Pflegediagnosen/Maßnahmen/Evaluation

PD: Veränderter Selbstschutz, b/d eine Thrombozytopenie

- Vierstündlich Blutung einschätzen; bei Verdacht auf Blutung häufiger; dem Arzt
  Anzeichen, die auf eine Blutung hinweisen, mitteilen
  - RR, P, Af und T kontrollieren, und periphere Pulse
  - Thorax auf Atem- und Herzgeräusche auskultieren
  - Neurologische Kennzeichen einschätzen
  - Haut und Schleimhäute einschätzen
  - Abdomen auf Darmgeräusche auskultieren
  - Ein- und Ausfuhr messen
  - Urin und Stuhl auf Blut untersuchen
- Parenterale Flüssigkeitszufuhr nach Verordnung initiieren und aufrechterhalten
- Durchgängigkeit des zentralvenösen Zugangs gewährleisten
- Nach Verordnung Blutinhaltsstoffe verabreichen
  - Thrombozyten
  - Während und nach Transfusionen auf Veränderungen der Blutungsbereitschaft achten
  - Normalerweise wird eine hohe Tropfenzahl/pro Minute verordnet, um einen guten therapeutischen Effekt zu gewährleisten
  - Erythrozyten: wenig Leukozyten; normalerweise nach Verordnung
  - Thrombozytenzahl eine Stunde nach einer Transfusion einschätzen
- Nach Verordnung Vasopressoren und Kortikosteroide verabreichen
  - Mechanische Tropfenzahlregulierer anwenden, um notwendige Infusionsgeschwindigkeit genau einzuhalten

- Laborwerte täglich überwachen; häufiger, wenn verordnet
  - Veränderungen sofort dem Arzt mitteilen
  - Auf den Laboranforderungszettel auf eine „Blutungsneigung" hinweisen
  - Wenn möglich, Lanzette anfordern
  - Nach einer Punktion Druck für drei bis fünf Minuten oder bis Blutung steht ausüben; erneute Blutungskontrolle durchführen
- Bei Auftreten einer akuten Sepsis oder eines Schockzustandes kann eine Intubation oder mechanische Unterstützung der Atmung erforderlich werden
- Patient in bequemer Stellung lagern; Kissen oder andere Lagerungshilfsmittel anwenden, wenn nötig; druckempfindliche Stellen versorgen
- Patient unter Zuhilfenahme zusätzlicher Stecklaken umlagern
- Beengende Kleidung oder Bettwäsche vermeiden; Bettgitter oder Fußstütze anwenden
- Frieren vermeiden; zusätzliche Decken, Bettsocken und bei Bedarf trockene Bettwäsche bereitlegen
- Patient bei stündlichem bis zweistündlichem Lagewechsel behilflich sein und beraten; Bewegungsübungen durchführen oder behilflich sein
- Einer Verletzung vorbeugen, um das Risiko einer Blutung herabzusetzen
  - Aspirin und Medikamente, die Aspirin enthalten, vermeiden
  - Invasive Vorgehensweisen wenn möglich vermeiden
  - Für i. m.-Injektionen die kleinstlumige Kanüle verwenden; Druck ausüben bis Blutung steht; ein zweites Mal kontrollieren
  - Stellen einer Invasivtherapie auf Blutung überwachen (z. B. intravenöse Zugänge, Katheter)
  - Weiche Zahnbürsten oder Schwammreiniger verwenden
  - Elektrische Rasierer verwenden
  - Kräftiges Naseschneuzen vermeiden
  - Verordnete Antiemetika verabreichen, um Erbrechen zu vermeiden
  - Sichere Umgebung mit sorgfältiger Aufstellung der Möbel und persönlicher Dinge gewährleisten
  - Zur Mobilisation gute Beleuchtung gewährleisten
  - Verwendung von gut sitzendem Schuhwerk empfehlen
  - Einer Obstipation vorbeugen; Privatsphäre gewährleisten; adäquate Getränke und Diät bereitstellen; nach Verordnung Gleitmittel oder andere Laxantien verabreichen
  - Nach Verordnung antineoplastische Chemotherapeutika verabreichen; Wirkung und Reaktionen einschätzen

- Nach Verordnung für Strahlentherapie oder Knochenmarktransplantation vorbereiten

Erwartetes Ziel/Evaluation

- Vitalzeichen bleiben innerhalb akzeptabler Grenzen; es gibt keine weiteren Blutungszeichen, vorher aufgetretene Blutungsstellen sind unter Kontrolle oder nicht mehr vorhanden; Haut und Schleimhäute sind warm und feucht mit gutem Turgor

PD: Infektionsgefahr, b/d eine Neutropenie oder den Krankheitsverlauf

- Patient in eine nichtinfektiöse Umgebung legen
  - Einzelzimmer
  - Vor Betreten des Zimmers Notwendigkeit der Händedesinfektion mit desinfizierender Jodlösung für Personal und Besucher erklären
  - Nahrungsmittel, Abfälle und Drainagebeutel sofort aus dem Zimmer entfernen
  - Sicherstellen, daß weder frische Früchte noch Gemüse oder Schnittblumen ins Zimmer gebracht werden
  - Personal und Besucher auf Infektionen hin untersuchen
  - Dem Patienten Unterstützung geben, um Gefühlen von Isolation und Entfremdung vorzubeugen
- Pflege gemeinsam mit dem Patienten planen
- Bei der täglichen Pflege behilflich sein
  - Sicherstellen, daß die Haut nach dem Bad trocken ist
  - Bei der Mundpflege vor und nach den Mahlzeiten und in zweistündlichen Abständen behilflich sein
  - Vorsichtig mit dem Patienten umgehen; Verbrennungen und andere Hautverletzungen vermeiden
  - Bei perianaler Pflege nach einer Ausscheidung und einmal täglich behilflich sein und beraten
- Adäquate, nicht unterbrochene Ruhephasen ermöglichen
- Patienten zu zweistündlichem Lagewechsel und tiefen Durchatmen raten; starkes Abhusten vermeiden
- Vierstündlich alle Organsysteme auf Infektionen einschätzen; Frühsymptome sofort dem Arzt mitteilen
  - Temperatur über (38,5 °C)
  - Halsschmerzen, „Erkältung“, „Grippe“, Husten
  - Brennen beim Wasserlassen
  - Kleine, nicht heilende Schnittwunden oder Verletzungen
  - Evtl. sind kühlende Maßnahmen notwendig; ein Auskühlen vermeiden; nach Verordnung antipyretische Mittel verabreichen

- Nach Verordnung zur richtigen Zeit Antibiotika verabreichen
- Notwendige Blutkulturen so schnell wie möglich einholen, um den Beginn der Antibiotikatherapie nicht herauszuzögern
- Evtl. werden Kulturen von Rachen, Blut, Urin, Stuhl und anderen Läsionen verordnet
- Ergebnisse überwachen

- Granulozytenkoloniestimulierenden Faktor verabreichen (G-CSF)
- Patienten auf Schüttelfrost und Fieber überwachen, Schmerzen an Infektionsstellen oder auf Infektionsgefahr achten (z. B. Veränderung der Atmung nach Verabreichung einer Infusion)

Erwartetes Ziel/Evaluation

- Patient zeigt keine Kennzeichen einer Infektion, vorherige Infektionsstellen heilen ab; es gibt keinen Hinweis auf eine Lungenstauung; Urin ist klar; orale Temperatur befindet sich im Normbereich

PD: Mangelernährung, b/d Übelkeit, Erbrechen, Anorexie, abdominelles Unwohlsein oder verletzter Mundschleimhaut

- Tolerierbare und gewünschte Nahrungs- und Flüssigkeitsmenge sowie -art einschätzen
- Vor und nach jeder Mahlzeit Mundpflege durchführen
  - Entsprechendes Material verwenden, je nach Zustand der Mundhöhle
  - Nach Verordnung orale Anästhetika verabreichen
- Auslösende Faktoren einschätzen, Beginn, Ort, Häufigkeit und Dauer von Übelkeit, Erbrechen oder Unwohlsein
- Wenn möglich, auslösende Faktoren eliminieren: unangenehme Gerüche, Parfüm, störender Ausblick oder störende Geräusche
- Eßgewohnheiten ändern; häufige, leicht verdauliche Mahlzeiten bereitstellen; zwei bis vier Stunden vor den Mahlzeiten Aufnahme von Nahrungsmitteln und Getränken vermeiden und/oder den gewohnten Eßplatz verändern
- Nahrungsmittel kalt oder bei Raumtemperatur servieren, um Gerüche zu eliminieren: Sandwiches, Getreideprodukte, Käse, Desserts
- Um Übelkeit zu vermindern, flüssig-klare Kost bereitstellen: Säfte, kohlenhydratreiche Getränke, Speiseeis
- Zusätzlich proteinhaltige Getränke bereitstellen
- Beschaffenheit und Geschmack der Nahrungsmittel variieren, um die verträglichen zu bestimmen, leicht gewürzt, sauer, weich usw.

- Süße und stark gewürzte Speisen werden normalerweise nicht gut vertragen
- Nach Verordnung und nach Wunsch des Patienten Antiemetika verabreichen
- Vor den Mahlzeiten Ruhe- oder Schlafphasen ermöglichen
- Bei der Vorbereitung behilflich sein, um Energie zu konservieren
- Nahrungsmittel und Getränke appetitlich anrichten
- Besucher arrangieren, wenn Patient dies vorzieht, um den sozialen Aspekt zu fördern
- Patient täglich zu gleichen Zeit mit gleicher Kleidung und Waage wiegen
- Achtstündlich Ein- und Ausfuhr messen
- Den Arzt verständigen, wenn Ein- und Ausfuhr nicht übereinstimmen und/oder sich das Gewicht auf unter 3–5 % reduziert
- Nach Verordnung totale parenterale Ernährung verabreichen

Erwartetes Ziel/Evaluation

- Patient nimmt Nahrungsmittel und Getränke zu sich oder erhält eine totale parenterale Ernährungstherapie ein, das Gewicht bleibt stabil; Mundschleimhäute sind intakt oder Heilung schreitet fort, Stuhlentleerung und -konsistenz entsprechen der normalen Gewohnheit

PD: Schmerzen, b/d Beschwerden an Knochen und Gelenken, Kopfschmerzen, Druck einer Blutung oder Krankheitsverlauf

- Eine streßfreie Umgebung gewährleisten und laute Geräusche sowie grelle Beleuchtung vermeiden
- Schmerzen einschätzen; auslösende Faktoren, Intensität, Häufigkeit, Dauer und welche wirksamen Methoden der Kontrolle der Patient anwendet, Schmerzskala anwenden
- Patient in bequemer Position lagern; Gelenke und Extremitäten mit Kissen oder anderen Lagerungshilfsmitteln stützen
- Stündlich Lage verändern; bei Bewegungsübungen behilflich sein, wenn sie hilfreich sind
- Beengende Kleidung entfernen; Bettgitter oder Fußstütze anwenden
- Beruhigende Abwaschungen und Pflege des Rückens ermöglichen; warme oder kalte Anwendungen bereitstellen, wenn hilfreich
- Zerstreuende, entspannende oder Imaginationsmaßnahmen in Erwägung ziehen
- Nach Verordnung schmerzlindernde Medikamente verabreichen, wenn Patient dies wünscht; Wirksamkeit einschätzen

Erwartetes Ziel/Evaluation

- Patient verbalisiert Gefühle zunehmenden Wohlbefindens; wendet alternative Schmerzkontrollmethoden an im Wechsel mit Medikamenten; Selbstpflege und Tolerierbarkeit von Bewegungen und Aktivität nehmen zu

PD: Aktivitätsintoleranz, b/d eine Anämie

- Wenn Patient Bettruhe einhält
  - Bequeme Lage einhalten
  - Viermal täglich aktive oder passive Bewegungsübungen durchführen
  - Bei den ATL und der Mobilisation behilflich sein, um Energie zu konservieren
- Ungestörte Ruhephasen planen, um Energie zu konservieren und Durchführung bestimmter Aktivitäten ermöglichen, die der Patient ausdrücklich wünscht
- Puls und Atmung viermal täglich und während der Aktivitäten überwachen
- Ungewöhnliche Reaktionen auf Aktivitäten einschätzen (z. B. Tachykardie, Arrhythmien, Dyspnö)
- Aktivitäten in kleinen Schritten planen, so daß Patient sie ganz durchführen kann
- Notwendiges Material bereitstellen, um Energieverbrauch durch Bereitstellen des Materials zu senken
- Gemeinsam mit dem Patient Ziele setzen, um Aktivitäten zu erhöhen, sobald Symptome der Intoleranz abnehmen; Patient ermutigen, den aufgestellten Plan zu verfolgen
- Jede Erhöhung der Aktivität positiv bewerten

Erwartetes Ziel/Evaluation

- Die ATL werden ohne ersichtliche, starke Dyspnö oder Tachykardie durchgeführt; Aktivitätstoleranz nimmt zu

PD: Furcht, b/d eine schlechte Prognose

- Wenn angemessen, Ausmaß der Angst und Verstehen des Krankheitsverlaufs einschätzen
- Den Patienten häufig besuchen oder ein Bleiben der nahestehenden Person ermöglichen
- Berührung und positive Körpersprache anwenden, Sicherheit vermitteln

- Eine Umgebung gewährleisten, in der Gespräche und das Äußern von Sorgen, Furcht und Verlust möglich sind
- Zu Fragen ermutigen, klar und sicher antworten; wenn notwendig, zusätzliche Erklärungen geben
- Bedürfnisse erkennen; nonverbale Kennzeichen wahrnehmen
- Bewältigungsstrategien aufrechterhalten und dabei behilflich sein
- Zur Fortführung von Beziehungen ermutigen
- Wenn gewünscht, Kontaktaufnahme zu anderen Diensten ermöglichen: behördliche Dienste, Sozialarbeiter, Geschäftsverbindungen usw.

Erwartetes Ziel/Evaluation

- Patient äußert Gefühle, die in Verbindung mit der Erkrankung, der Behandlung und der Prognose auftreten; setzt sich realistische Ziele; findet, wenn notwendig, Ressourcen und Hilfestellung durch andere Personen und zeigt selten oder gar nicht Symptome von Furcht oder Angst

PD: Wissensdefizit, b/d einen Informationsmangel bezüglich Krankheitsverlauf, Komplikationen, Aktivität, Ernährung, Angst/Furcht und Medikamente

Krankheitsverlauf

- Symptome besprechen, die auf ein Wiederauftreten oder Fortschreiten der Krankheit hinweisen und dem Arzt mitgeteilt werden sollen
- Kontrolle von Haut und peripheren Pulsen demonstrieren
- Bedeutung regelmäßiger Kontrolluntersuchungen beim Arzt erklären, bezüglich Arzneimitteleinnahme und Kontrolle der Laborwerte

Komplikationen

Blutung

- Bei Blutungen Kennzeichen und Symptome erklären, die dem Arzt mitgeteilt werden sollen
- Urin- und Stuhlkontrolle auf Blut demonstrieren
- Prävention von Unfällen/Verletzungen besprechen
  - Beengende Kleidung vermeiden
  - Sich zu Hause aufhalten, Unordnung im Arbeitsbereich vermeiden
  - Bei Bedarf zur Mobilisation und für die Arbeit Hilfsmittel verwenden
  - Die Mundpflege mit Vorsicht durchführen; den Mund auf Risse oder Läsionen inspizieren; bei Bedarf spezielles Material und Hilfsmittel anwenden

    - Sportarten und Hobbys, bei denen leicht Verletzungen auftreten können, vermeiden
    - Material und scharfe Gegenstände mit Vorsicht behandeln
    - Einer Obstipation durch entsprechende Getränke und Diät vorbeugen und Gleitmittel oder andere Laxantien anwenden

Infektion

Folgende Kennzeichen und Symptome einer Infektion sollen mitgeteilt werden:

- Erhöhte Temperatur, Halsentzündung, „Erkältung“, Grippe, Husten, Brennen beim Wasserlassen, kleine Schnittverletzungen, Nagelverletzungen, nicht heilende Wunden
- Notwendigkeit erklären, einer Infektion vorzubeugen
    - Umgebung sauber halten
    - Weder Haustiere noch deren Zubehör halten
    - Personen mit Infektionen und große Menschenansammlungen meiden
    - Technik des Händewaschens für sich selbst und die Personen, die im Haus behilflich sind, kennen
    - Tägliche, routinemäßige Selbstpflege, perianale Pflege nach dem Ausscheidungsvorgang eingeschlossen

Aktivität

- Patienten darauf hinweisen, Ruhe- und aktive Phasen im Gleichgewicht zu halten
- Notwendigkeit erklären, die tägliche Routine zu planen und wenn notwendig Hilfe anzunehmen
- Patienten darauf hinweisen, Aktivität oder Bewegungsübungen zu steigern, wenn dies gewünscht und toleriert wird

Ernährung

- Notwendigkeit einer nährstoffreichen Diät und einer Flüssigkeitszufuhr von bis zu 2500 ml/Tag erklären
- Notwendigkeit betonen, zum Anregen des Appetits mit geplanten Eßgewohnheiten fortzufahren
- Über Möglichkeiten der Lieferung von vorbereiteten Mahlzeiten (Essen auf Rädern) und proteinhaltiger Getränke informieren
- Demonstrieren, auf welche Weise eine totale, parenterale Ernährungstherapie bewältigt werden kann

Angst/Furcht

- Über Erkennung früher Symptome informieren
- Notwendigkeit erklären, mit offener Kommunikation fortzufahren, um Gefühle zu besprechen und auszudrücken
- Wege besprechen, mit Problemlösungen und Entscheidungsfindungen fortzufahren
- Hilfsmöglichkeiten besprechen: psychosozial, finanziell, spirituell

Medikamente

- Name der Medikamente, Dosierung, Zeitpunkt der Einnahme, Wirkung und Nebenwirkungen erklären
- Nebenwirkungen und Komplikationen besprechen, die dem Arzt mitgeteilt werden sollen
- Informationen bezüglich der symptomatischen Pflege bei Chemotherapie bereitstellen
- Pflege und Anwendung eines Tropfenzählers für Arzneimittel erklären
- Notwendigkeit erklären, keine Medikamente aus Drogerien oder Kaufhäusern einzunehmen, ohne dies vorher mit dem Arzt abzuklären

Erwartetes Ziel/Evaluation

- Patient und/oder nahestehende Person verbalisiert häusliche Pflege und weitere Instruktionen; demonstriert Methoden der Erkennung von Blutungszeichen und Kennzeichen einer Infektion, Kontrolle von Urin und Stuhl eingeschlossen und demonstriert Mund- und Hautpflegemaßnahmen, Bewältigung einer totalen parenteralen Ernährungstherapie und/oder die Anwendung von Tropfenzählern für die Arzneimittelverabreichung

2.15 Multiples Myelom

Maligne Störung, bei der unreife Plasmazellen im Knochenmark proliferieren und osteolytische Tumoren des Skelettes bilden; zu Beginn sind Becken, Wirbelsäule und Rippen betroffen; andere Knochen, Lymphknoten, Milz, Leber und Nieren werden erst später befallen; tritt vorwiegend bei Männern im Alter zwischen 50 und 70 Jahren auf. Die Diagnose wird häufig erst im Spätstadium gestellt, deshalb ist die Prognose normalerweise schlecht.

Einschätzung/Assessment

Beobachtungen/Befunde

- Medizinische Vorgeschichte: erhöhte Infektanfälligkeit, Infektionen der oberen Atemwege, Pneumonie, Harnwegsinfektionen
- Muskeln/Knochen
  - Knochenschmerzen
    - Vornehmlich bei Bewegung auftretende, starke Rückenschmerzen
    - Rippen
    - Extremitäten
  - Erschöpfung
  - Schwäche
  - Derbe, nicht verschiebbare Masse oberhalb des betroffenen Knochens
  - Skelettdeformation
  - Pathologische Frakturen
  - Verkürzung der Statur um 5 cm oder mehr
- Hämatologisch
  - Anämie
  - Blutungsneigung
- Renal: Symptome wie bei Nierensteinen

Laborwerte/Diagnostische Untersuchungen

- Niedriges Hämoglobin
- Niedrige Erythrozytenzahl
- Erhöhte Blutsenkung, Kalziumspiegel, Gesamteiweiß
- Plasmazellen: 3 %
- Lymphozyten: 40–50 %
- Proteinurie: Bence-Jones-Eiweiß
- Hyperkalziurie
- Positive Immunelektrophorese
- Thrombozytopenie
- Untersuchung des Skeletts
  - Diffuse Osteoporose
  - Osteolytische Läsionen
- Intravenöses Pyelogramm: Nierenbeteiligung
- Knochenmark: abnormale Zunahme unreifer Plasmazellen

Potentielle Komplikationen (PK)

PK: Kompression der Wirbelsäule

PK: Nephrokalzinose

PK: Akutes Nierenversagen
PK: Auftreten von Blutungen
PK: Infektionen

Medizinische Behandlung

- Strahlentherapie
- Chemotherapie
- Schmerzbewältigung
- Laminektomie
- Ein- und Ausfuhr
- Vitalzeichen
- Parenterale Flüssigkeitszufuhr
- Behandlung von Komplikationen

Pflegediagnosen/Maßnahmen/Evaluation

PD: Beeinträchtigte körperliche Mobilität, b/d osteolytische Läsionen und/ oder pathologische Frakturen

- Bedeutung der Aufrechterhaltung der Mobilität erklären, um einer weiteren Knochenentmineralisierung vorzubeugen
- Nach Verordnung vor Mobilisation schmerzlindernde Medikamente verabreichen
- Bei der Mobilisation behilflich sein: Patient sitzt zuerst auf der Bettkante, steht, gewinnt Gleichgewicht, und geht dann in Begleitung
- Schnelle Bewegungen und Überdehnungen vermeiden; Patienten ermutigen, sich im eigenen Rhythmus zu bewegen, um einem Gleichgewichtsverlust vorzubeugen
- Mobilisationshilfen bereitstellen: Eulenburg, Gehstöcke und/oder Unterarmgehstützen; beim Lernen der Anwendung dieser Hilfen sichere Umgebung gewährleisten
- Mobilisation einschätzen: Anstrengung, Haltung, Gangart und Koordination
- Möbel arrangieren, Geräte und persönliche Gegenstände in erreichbarer Nähe, um ein Stoßen, Fallen oder Notwendigkeit, sich nach Gegenständen auszustrecken, zu vermeiden
- Zur Sicherheit Nachtlampe bereitstellen
- Patienten bei der Anwendung der Körpermechanik und -ausrichtung behilflich sein und darüber informieren
- Patienten bei Bettruhe in bequemer Position lagern Körperausrichtung beachten
- Lagerung durch Kissen oder Sandsäcke unterstützen

- Patientenaufrichter und Bettgitter bereitstellen, damit der Patient bei der Lageveränderung behilflich sein kann
- Bei Lagewechsel und zweistündlichen Bewegungsübungen behilflich sein und langsam mit Vorsicht bewegen; bei Beteiligung der Wirbelsäule Rollbrett anwenden
- Patienten darauf hinweisen, die Lage stündlich zu verändern
- Reflexe, Motorik und Sensibilität achtstündlich einschätzen; Veränderungen und jeden plötzlich auftretenden starken Schmerz oder jede Bewegungsunfähigkeit eines Körperteils mitteilen (kann auf eine neue Fraktur oder eine Wirbelsäulenkompression hinweisen)
- Nach Verordnung für eine Strahlentherapie vorbereiten; Begründung der Maßnahme, erwartete Ergebnisse und Nebenwirkungen erklären
- Nach Verordnung Chemotherapie verabreichen
- Nach Verordnung für eine Laminektomie vorbereiten

Erwartetes Ziel/Evaluation

- Phasen der Mobilisation nehmen zu, Patient verwendet dabei je nach Bedarf assistive Hilfen und/oder Unterstützung an, er ist sich seiner Umgebung bewußt und vermeidet Verletzungen und Stürze
- Beim Einhalten der Bettruhe verwendet der Patient den Patientenaufrichter, die Seitenhalterung oder ein Bettgitter, um seine Lage zu verändern, der Körper bleibt dabei ausgerichtet

PD: Schmerzen, b/d starke Knochenschmerzen, die sekundär nach einer Fraktur oder Wirbelsäulenkompression auftreten

- Schmerzen einschätzen; auslösende Faktoren, Intensität, Häufigkeit, Dauer und Anwendung wirksamer Kontrollmethoden durch den Patienten, Schmerzskala anwenden; diese Methoden in die Pflegeplanung integrieren
- Neurologischen Status achtstündlich einschätzen; Veränderungen mitteilen (können auf eine vertebrale Kompression hinweisen)
- Patient in bequemer Position lagern; Gelenke und Extremitäten mit Kissen oder anderen Lagerungshilfsmitteln stützen, um Körperausrichtung zu gewährleisten
- Stündlich Lage verändern; bei Bewegungsübungen behilflich sein, wenn sie hilfreich sind
- Eine streßfreie Umgebung gewährleisten, ohne laute Geräusche oder grelle Beleuchtung
- Laute Geräusche durch Bett oder Stuhl oder tropfende Gegenstände vermeiden

- Beengende Kleidung entfernen; Bettgitter oder Fußstütze anwenden
- Beruhigende Abwaschungen und Pflege des Rückens ermöglichen; warme oder kalte Anwendungen bereitstellen, wenn hilfreich
- Zu zerstreuenden, entspannenden oder Imaginationsmaßnahmen ermutigen
- Nach Verordnung schmerzlindernde Medikamente verabreichen, wenn Patient dies wünscht; Wirksamkeit einschätzen

Erwartetes Ziel/Evaluation

- Patient wendet alternative Schmerzbewältigungsmaßnahmen im Wechsel mit Analgetika an; führt bei Nachlassen oder Abwesenheit der Schmerzen Aktivitäten durch und verbalisiert Gefühle zunehmenden Wohlbefindens

PD: Gefahr eines Flüssigkeitsmangels oder -überschusses, b/d Nierensteine, Nephrokalzinose oder Nierenversagen

- Temperatur, Respiration, RR (liegend und sitzend), zentralvenöser Druck (ZVD) und Atemgeräusche vier- bis sechsstündlich messen; Veränderungen mitteilen
- Hautturgor und Halsvenen vier- bis sechsstündlich beobachten
- Ein- und Ausfuhr achtstündlich messen
  - Auf Häufigkeit des Wasserlassens, Menge und Farbe des Urins achten, Schwierigkeiten bei Beginn des Wasserlassens, Schmerzen oder Vorhandensein von Steinen mitteilen
  - 2000–3000 ml/Tag oder nach Verordnung mehr Flüssigkeit zuführen
    - Flüssigkeitszufuhr gleichmäßig über 24 Stunden verteilen
    - Dehydration vermeiden
  - Nüchternstatus für Laboruntersuchungen, Röntgenuntersuchungen usw. ohne vorherige Absprache mit dem Arzt vermeiden
  - Eine Urinausscheidung von mehr als 1500 ml/Tag aufrecht erhalten
  - Patienten täglich zu gleicher Zeit mit gleicher Kleidung und Waage wiegen; Veränderungen von mehr als 3–5 % täglich mitteilen
  - Nahrungsmittel und Getränke, die Kalzium enthalten, meiden
  - Vierstündlich mobilisieren oder Bewegungsübungen durchführen, wenn möglich

Erwartetes Ziel/Evaluation

- Vitalzeichen befinden sich im Normbereich; Ein- und Ausfuhr sind im Gleichgewicht, mit einer Ausfuhr zwischen 1500 und 3000 ml/Tag; Hautturgor ist gut, Gewicht ist stabil

PD: Veränderter Selbstschutz, b/d eine Thrombozytopenie

- Alle Organsysteme achtstündlich auf Blutungen einschätzen; frühe Symptome mitteilen
- Hautpflege täglich und bei Bedarf durchführen
- Haut- und Schleimhautintegrität aufrecht erhalten
  - Wenn möglich, invasive Maßnahmen vermeiden
  - Stündlich Lage verändern; druckempfindliche Bereiche pflegerisch versorgen
  - Verwendung harter Seifen oder rauher Handtücher, Kleidungsstücke oder Bettwäsche vermeiden
  - Zahnbürsten mit weichen Borsten oder bei Auftreten einer Gaumenblutung Schwammreiniger verwenden
  - Bei Übungen zum tiefen Durchatmen behilflich sein und beraten; starkes Husten oder Naseschneuzen vermeiden

Erwartetes Ziel/Evaluation

- Es gibt keine Anzeichen einer Blutung, vorherige Blutungsstellen heilen ab oder befinden sich unter Kontrolle

PD: Infektionsgefahr, b/d eine erhöhte Anfälligkeit, sekundär zur reduzierten Antikörperbildung auftretend

- In eine nichtinfektiöse Umgebung legen
- Sicherstellen, daß Personal und Besucher die Technik des Händewaschens beachten
- Das gesamte Personal und Besucher auf eine Infektion hin überprüfen
- Zustand von Haut und Schleimhäuten achtstündlich einschätzen
- Hautintegrität aufrechterhalten; invasive Vorgehensweisen vermeiden; Laboruntersuchungen konsolidieren
- Milde, antibakterielle Seifen bereitstellen sowie weiche Bekleidung und Handtücher für die Hautpflege, täglich und bei Bedarf
- Zweistündlich zu Bewegungen ermutigen
- Immobile Patienten zweistündlich umlagern
- Ungestörte Ruhe- und Schlafphasen gewährleisten

- Bei der Mundpflege am Morgen, nach Nahrungsaufnahme am Abend und zwei- bis vierstündlich, wenn der Patient wach ist, behilflich sein und beraten
- Vitalzeichenkontrolle vierstündlich überwachen und dokumentieren; bei erhöhter Temperatur häufiger messen; sofort mitteilen
- Je nach Zustand wohltuende und kühlende Maßnahmen durchführen
  - Bettwäsche und Wäschewechsel, um den Patienten trocken zu lagern
  - Auskühlen vermeiden
  - Nach Verordnung Antipyretika verabreichen
- Achtstündlich Ein- und Ausfuhr überwachen; Häufigkeit des Wasserlassens dokumentieren, Brennen beim Wasserlassen oder Veränderungen des Urins
- Miktionsfördernde Maßnahmen anwenden, um ein Katheterisieren zu vermeiden
- Vierstündlich den Respirationsstatus einschätzen und dokumentieren; Veränderungen der Atemgeräusche, Husten und Sputum, Ansteigen der Atemfrequenz oder Auftreten von Halsschmerzen sofort mitteilen
- Patient bei zwei- bis vierstündlichem Lagewechsel und beim tiefen Durchatmen behilflich sein und beraten
- Nach Verordnung Sauerstoff verabreichen
- Nach Verordnung Kulturen abnehmen: Blut, Urin, Sputum, Haut, Drainagen usw.
- Laborwerte täglich überwachen; Veränderungen mitteilen
- Nach Verordnung intravenöse Antibiotika verabreichen

Erwartetes Ziel/Evaluation

- Patient zeigt keine Infektionszeichen; Lungen sind klar; Haut ist intakt, warm und geschmeidig; Urin ist klar; orale Temperatur befindet sich im Normbereich

PD: Angst, b/d starke Schmerzen und/oder eine schlechte Prognose

- Wenn angemessen, Ausmaß der Angst und Verstehen des Krankheitsverlaufs einschätzen
- Den Patienten häufig besuchen oder das Verweilen einer nahestehenden Person ermöglichen
- Berührung und positive Körpersprache anwenden, Sicherheit vermitteln
- Eine Umgebung gewährleisten, in der Gespräche und das Äußern von Sorgen, Furcht und Verlorenheit möglich sind

- Informationen über den Zustand, Vorgehensweisen und diagnostische Untersuchungen bereitstellen
- Zu Fragen ermutigen, klar und sicher antworten; wenn notwendig, zusätzliche Erklärungen geben
- Bedürfnisse erkennen; nonverbale Kennzeichen wahrnehmen
- Vorhandene Bewältigungsstrategien aufrechterhalten und dabei behilflich sein; Pflege mit dem Patienten planen um Entscheidungsfindung und Gefühle der Kontrolle zu fördern
- Zur Fortführung von Beziehungen ermutigen
- Wenn gewünscht, Zugang zu anderen Diensten ermöglichen: Behörden, Sozialarbeiter, Geschäftsverbindungen usw.

Erwartetes Ziel/Evaluation

- Patient verbalisiert ein Nachlassen des Angstgefühls, beschreibt Gefühle und fällt pflegerische Entscheidungen, die realistisch sind

PD: Wissensdefizit, b/d einen Informationsmangel bezüglich Krankheitsverlauf, Behandlung, Mobilität, Schmerzbewältigung, Komplikationen und Angst/Furcht

Krankheitsverlauf und Behandlung

- Symptome besprechen, die auf ein Wiederauftreten oder Fortschreiten der Krankheit hinweisen und dem Arzt mitgeteilt werden sollen
- Demonstrieren, welche Kennzeichen auf eine Wirbelsäulenkompression hinweisen
- Verstärke vernünftig über das zu erwartende Ziel und die Nebenwirkungen einer Strahlentherapie und/oder Chemotherapie
- Bedeutung regelmäßiger Kontrolluntersuchungen erklären: beim Arzt, bezüglich der Strahlen-/Chemotherapie-Vereinbarungen und der Kontrolle der Laborwerte

Mobilität

- Bedeutung einer regelmäßigen Mobilisation und von Bewegungsübungen erklären
- Methoden der Prävention von Unfällen und Verletzungen besprechen; Hilfsmittel verwenden; häusliche Umgebung entsprechend einrichten
- Anwendung von Körpermechanik und der Notwendigkeit der Aufrechterhaltung der Körperausrichtung erklären
- Unterstützende Maßnahmen besprechen und Maßnahmen, die die Muskel- und Knochenspannung bei Bettruhe herabsetzen

Schmerzbewältigung

- Patienten über alternative Methoden der Schmerzbewältigung informieren
- Notwendigkeit betonen, geplante Ruhe- und Schlafphasen einzuhalten
- Patienten informieren, Analgetika nach Verordnung einzunehmen, um einen maximalen Effekt zu gewährleisten

Komplikationen

Renale Funktionsstörung

- Methode der Erkennung solcher Symptome demonstrieren, die mitgeteilt werden sollen
- Demonstrieren, wie die Ein- und Ausfuhr gemessen und dokumentiert werden sowie die wöchentliche Gewichtskontrolle; demonstrieren, wann Veränderungen mitgeteilt werden sollen
- Bedeutung einer ausreichenden Flüssigkeitsaufnahme, besonders von Wasser, erklären (2500–3000 ml/Tag)
- Notwendigkeit der Drosselung der Kalziumzufuhr betonen

Blutung

- Kennzeichen und Symptome, die mitgeteilt werden sollen, besprechen
- Demonstrieren, wie Urin und Stuhl auf Blut überprüft werden
- Notwendigkeit erklären, keine Medikamente aus Drogerien oder Kaufhäusern einzunehmen, besonders, wenn es sich um Aspirin oder ASS enthaltende Produkte handelt, ohne dies vorher mit dem Arzt abzuklären
- Patienten darüber informieren, wie er einer Verletzung vorbeugen kann
  - Beengende Kleidung vermeiden
  - Sich zu Hause aufhalten, Unordnung im Arbeitsbereich vermeiden
  - Bei Bedarf zur Mobilisation und für die Arbeit Hilfsmittel verwenden
  - Die Mundpflege mit Vorsicht durchführen; den Mund auf Risse oder Läsionen inspizieren; bei Bedarf spezielles Material und Hilfsmittel anwenden
  - Sportarten und Hobbys, bei denen leicht eine Verletzung auftreten kann, vermeiden
  - Geräte und scharfe Gegenstände vorsichtig behandeln
  - Einer Obstipation durch entsprechende Getränke und Diät vorbeugen und Gleitmittel oder andere Laxantien anwenden

Infektion

- Kennzeichen und Symptome einer Infektion, die dem Arzt oder der Pflegeperson mitgeteilt werden sollen, besprechen
- Bedeutung erklären, Personen zu meiden, die evtl. Infektionen haben oder an einer infektiösen Erkrankung leiden; Notwendigkeit erklären, Menschenansammlungen zu meiden
- Notwendigkeit erklären, Menschen auszuweichen, die vor kurzer Zeit geimpft wurden
- Notwendigkeit erklären, häufig wechselnde Geschlechtspartner zu vermeiden
- Patienten darauf hinweisen, nach jedem Toilettengang, vor dem Essen oder vor Durchführung einer Maßnahme die Hände zu waschen
- Bedeutung erklären, einer Hautverletzung vorzubeugen
  - Elektrischen Rasierer verwenden
  - Messer und scharfe Gegenstände mit Vorsicht behandeln
  - Für Gartenarbeiten und Verwendung starker Reinigungslösungen Schutzhandschuhe tragen
  - Bei Aufenthalt in der Sonne weitkrempligen Hut tragen und Sonnenschutz anwenden
  - Barfuß gehen vermeiden
  - Bei kalter Witterung warme Kleidung und feste Schuhe tragen
  - Das Schneiden von Nagelhaut, Hornhaut und Hühneraugen vermeiden
  - Beim Hantieren an einem Ofen gefütterte Handschuhe tragen
- Notwendigkeit einer regelmäßigen, über den Tag verteilten Mundpflege erklären
- Bedeutung der täglichen persönlichen Hygiene erklären, perianale Pflege eingeschlossen
- Patient darauf hinweisen, die Benutzung eines öffentlichen Trinkbrunnens zu vermeiden
- Notwendigkeit der Aufrechterhaltung einer sauberen häuslichen Umgebung und einer korrekten Handhabung von Nahrungsmitteln erklären

Angst/Furcht

- Über Erkennung von Frühsymptomen informieren
- Notwendigkeit betonen, mit offener Kommunikation fortzufahren, um Gefühle zu besprechen und auszudrücken
- Wege besprechen, um weiterhin Probleme zu lösen und Entscheidungen zu treffen
- Hilfsmöglichkeiten besprechen: psychosozial, finanziell, spirituell

Erwartetes Ziel/Evaluation

- Patient und/oder nahestehende Person verbalisiert Verständnis für häusliche Pflege und Kontrollinstruktionen; demonstriert Methoden der Erkennung von Blutungszeichen und Kennzeichen einer Infektion, Kontrolle von Urin und Stuhl eingeschlossen und demonstriert Mund- und Hautpflegemaßnahmen sowie orale Temperaturmessung; demonstriert hygienische und hautpflegerische Maßnahmen und demonstriert Verwendung von Mobilisationshilfen und unterstützenden Hilfsmitteln

2.16 Morbus Hodgkin

Maligne Funktionsstörung, charakterisiert durch schmerzlose Schwellung des lymphatischen Gewebes; zu Beginn ist normalerweise nur ein Lymphknoten befallen, im weiteren Krankheitsverlauf sind jedoch andere Knoten innerhalb des gesamten lymphatischen Gewebes und die Milz beteiligt

Tab. 5 Stadieneinteilung: Morbus Hodgkin

Stadium*	Definition
I	Einzelne Lymphknotenregion
II	Zwei oder mehr Lymphknotenregionen auf derselben Seite des Zwerchfells
III	Erkrankung beiderseits des Zwerchfells, aber auf Lymphknoten und Milz begrenzt
IV	Befall von Knochen, Knochenmark, Lungenparenchym, Pleura, Leber, Haut, Gastro-Intestinaltrakt, Zentrales Nervensystem usw.

Aus: Luckmann J, Sorensen KC: Medical-surginal nursing: a psychophysiologic approach, Philadelphia, 1987, WB Saunders.
* Alle Stadien werden weiter unterteillt in A oder B, um die Abwesenheit (A) oder das Vorhandensein (B) systemischer Symptome zu beschreiben.

Einschätzung/Assessment

Beobachtungen/Befunde

- Vergrößerte Knoten
  - Zu Beginn sind normalerweise zervikale und supraklavikuläre Knoten befallen
  - Derb, gummiartig; bei Sklerosierung hart werdend
  - Variieren von nicht druckschmerzhaft ohne Hautveränderungen bis zu druckschmerzhaft mit Hautveränderungen

- Haut
  - Pruritis: generalisiert und schwerwiegend
  - Temperatur: febrile und fieberfreie Phasen im Wechsel
  - Nachtschweiß
  - Gelbfärbung
  - Ödeme: Gesicht und Nacken
- Hämatologisch
  - Erschöpfung
  - Allgemeines Unwohlsein
- Gastrointestinal
  - Anorexie
  - Gewichtsverlust
  - Splenomegalie
  - Hepatomegalie
  - Muskeln/Knochen: Knochenschmerzen

Laborwerte/Diagnostische Untersuchungen

- Normozyten-/normochrome Anämie
- Leukozytenzahl und Differentialblutbild; eine Kombination der folgenden Befunde:
  - Neutrophilie
  - Monozytose
  - Eosinophilie
  - Lymphozytopenie
  - Abnormale Blutsenkung
  - Erhöhte alkalische Phosphatase (indiziert Knochenbeteiligung)
  - Lymphknotenbiopsie
    - Reed-Sternberg-Riesenzellen
    - Noduläre Fibrose
    - Nekrose

Potentielle Komplikationen (PK)

PK: Respiratorischer „Streß“
PK: Infektion
PK: Frakturen

Medizinische Behandlung

- Erfassung der Krankheitsausbreitung
  - Lymphknotenbiopsie
  - Röntgen: Thorax
  - Knochenmarkbiopsie

- Leber- und Milzbiopsie, Ultraschalluntersuchungen
- Laparaskopie
- Laparatomie
- Knochen-CT
- Lymphangiographie

- Strahlentherapie (normalerweise bei Stadium I, II und III) (Abb.9)
- Antineoplastische Chemotherapie (normalerweise bei Stadien III und IV) (Abb. 9)
- Komplikationen behandeln

Pflegediagnosen/Maßnahmen/Evaluation

PD: Hautschädigung, b/d eine Pruritus, Gelbfärbung und/oder Immobilität

- Achtstündlich Hautzustand einschätzen
- Täglich und bei Bedarf Hautpflege durchführen
  - Beruhigende Abwaschungen mit Natron oder Hafermehlzusätzen
  - Trockene Haut vermeiden; Lotionen auftragen, die die Haut geschmeidig halten
  - Kühle Abwaschungen oder Teilbäder können wohltuend sein
  - Mit Puder sparsam umgehen, Ansammlung in Hautfalten vermeiden
- Leichte, nicht beengende Kleidung tragen
- Bei Auftreten von Nachtschweiß nachts zweistündlich kontrollieren und Wäschewechsel durchführen
- Bettdecken mit Hilfe des Bettgitters hochlegen
- Faltenbildung beim Betten vermeiden
- Wäsche verwenden, die ohne Detergentien gewaschen wurden
- Patienten anweisen, nicht zu kratzen; statt dessen Druck auszuüben oder kühlende Mittel anwenden
- Ablenkung oder Zerstreuung ermöglichen; notwendiges Material in erreichbarer Nähe bereit stellen
- Nach Verordnung Medikamente verabreichen, um starken Juckreiz zu lindern; Wirkung einschätzen
- Vierstündlich Temperatur messen, um ein Schema zu erhalten: kühle Abwaschungen können bei erhöhter Temperatur wohltuend sein

Erwartetes Ziel/Evaluation

- Patient demonstriert Fähigkeit, seine Haut vor Verletzungen zu schützen und eine Hautpflege durchzuführen; Haut ist intakt und Turgor ist angemessen

PD: Aktivitätsintoleranz, b/d eine Erschöpfung

Lymphangiographie

Definition

Injektion eines weißen Farbstoffs zur röntgenologischen Darstellung des lymphatischen Systems

Beobachtungen

- Allergische Reaktion auf den Farbstoff
  - Dyspnö
  - Übelkeit, Erbrechen
  - Taubheitsgefühl an den Extremitäten
  - Diaphorese
  - Tachykardie
- Injektionsstelle
  - Irritation
  - Rötung
  - Schwellung
  - Absonderung
  - Thrombus

Vorbereitung zur Untersuchung

- Vorgehensweise erklären
  - Lokale Injektion des Farbstoffs in venöse Zugänge der Hände oder Füße
  - Kleine chirurgische Inzision zur Lokalisation von Lymphbahnen
  - Während der Lokalisation der Lymphbahnen kann ein leichtes Unwohlsein auftreten
  - Injektion des Farbstoffs in das lymphatische System
  - Patienten sollten über einen längeren Zeitraum ruhig liegen
  - Wärmegefühl tritt als normale Reaktion auf den Farbstoff auf
  - Nach der Injektion werden unverzüglich Röntgenuntersuchungen durchgeführt, dann erneut nach 24 Stunden und bei Bedarf zu einem späteren Zeitpunkt
  - Blauverfärbung der Haut geht innerhalb eines Monats zurück
- Verordnete Infusion an der Extremität anlegen, die während der Untersuchung als Injektionsstelle verwendet wird

Nachbereitung der Untersuchung
- Flüssigkeitszufuhr auf 2500 ml erhöhen, wenn nicht kontraindiziert
- Zwei- bis vierstündlich Pflege des Rückens durchführen, bis eine Besserung des Befindens eintritt
- Temperatur, Puls und Respiration viermal zweistündlich oder nach Verordnung kontrollieren
- Inzisionsstelle zweimal vierstündlich kontrollieren; wenn das umliegende Gewebe infiltriert wurde, wird evtl. die Applikation warmer Kompressen verordnet

- Wenn Patient Bettruhe einhält
  - Bequeme Lage einhalten
  - Viermal täglich aktive oder passive Bewegungsübungen durchführen
  - Bei den ADL und der Mobilisation behilflich sein, um Körperkräfte zu schonen
- Ungestörte Ruhephasen planen, um Energie zu konservieren und Durchführung bestimmter Aktivitäten zu ermöglichen, die der Patient ausdrücklich wünscht
- Puls und Atmung viermal täglich und während der Aktivitäten überwachen
- Ungewöhnliche Reaktionen auf Aktivitäten einschätzen (z. B. Tachykardie, Arrhythmien, Dyspnö)
- Aktivitäten in kleinen Schritten planen, so daß der Patient sie ganz durchführen kann; notwendiges Material bereitstellen, um Verbrauch des Materials zu senken
- Gemeinsam mit dem Patienten Ziele setzen, um Aktivitäten zu erhöhen, sobald Symptome der Intoleranz abnehmen; Patient ermutigen, sich an den aufgestellten Plan zu halten
- Jede Erhöhung der Aktivität positiv bewerten

Erwartetes Ziel/Evaluation
- Die ADL werden ohne ersichtliche starke Dyspnö oder Tachykardie durchgeführt; Aktivitätstoleranz nimmt zu

PD: Veränderte Nahrungsaufnahme: geringer als der Nährstoffbedarf, b/d eine Anorexie und/oder einem abdominellen Druckgefühl, sekundär im Anschluß an eine Spleno- oder Hepatomegalie auftretend

- Tolerierbare und gewünschte Nahrungs- und Flüssigkeitsmenge sowie -art einschätzen
- Vor und nach jeder Mahlzeit genügend Zeit für die Mundpflege zur Verfügung stellen
- Auslösende Faktoren wie unangenehme Gerüche, Parfüm, störender Ausblick, laute Geräusche oder grelles Licht ausschalten
- Mit unterschiedlichen Eßgewohnheiten experimentieren: kleine, leicht verdauliche Mahlzeiten; ausschließlich Getränke; gewohnten Eßplatz und/oder Lage verändern
- Beschaffenheit und Geschmack der Nahrungsmittel variieren, um die verträglichen zu bestimmen, leicht gewürzt, sauer, süß, weich, trocken usw.
- Zusätzlich proteinhaltige Getränke hinzufügen
- Nahrungsmittel und Getränke appetitlich bei einer Temperatur, die der Patient wünscht, anrichten
- Bei der Anrichtung der Eßtabletts behilflich sein
- Besuche arrangieren, wenn Patient dies wünscht, um den sozialen Aspekt zu fördern
- Die Einnahme zu Hause zubereiteter Mahlzeiten ermöglichen
- Für die Einnahme der Mahlzeit ausreichend Zeit zur Verfügung stellen, damit der Patient sich nicht gehetzt fühlt
- Vor den Mahlzeiten Ruhephasen planen, um Energien zu konservieren
- Patient täglich zur gleichen Zeit mit gleicher Kleidung und Waage wiegen
- Achtstündlich Ein- und Ausfuhr messen
- Erklären, daß nach Einnahme der Mahlzeiten ein Völlegefühl durch das Einnehmen einer sitzenden Stellung, nicht einer liegenden, reduziert werden kann
- Bewegungsphasen planen (z. B. zwischen den Mahlzeiten spazierengehen), wenn möglich

Erwartetes Ziel/Evaluation

- Patient nimmt eine ausgeglichene Diät und Getränke bis 2500 ml/Tag ein; das Gewicht stabilisiert sich

PD: Schmerzen, b/d Knochenschmerzen oder Frakturen

- Schmerzen einschätzen: auslösende Faktoren, Intensität, Häufigkeit, Dauer und wirksame Kontrollmethoden des Patienten
- Patient in bequemer Position lagern; Gelenke und Extremitäten mit Kissen oder anderen Lagerungshilfsmitteln bewegungslos lagern oder stützen, Körperausrichtung aufrecht erhalten

- Stündlich Lage verändern; bei Bewegungsübungen behilflich sein, wenn sie hilfreich sind
- Beengende Kleidung entfernen; Bettgitter oder Fußstütze anwenden
- Beruhigende Abwaschungen und Pflege des Rückens ermöglichen; warme oder kalte Anwendungen bereitstellen, wenn sie hilfreich sind
- Bei der Mobilisation zur Verwendung von Hilfsmitteln ermutigen
- Aktivität und Selbstpflege nach Tolerierbarkeit erhöhen; Reaktionen beachten; Patient dabei behilflich sein, sich der Körperreaktionen bewußt zu werden, um ohne Zunahme der Schmerzintensität und Häufigkeit ein Höchstmaß an Aktivität zu erreichen
- Zerstreuende, entspannende Maßnahmen oder Imaginationsmaßnahmen in Erwägung ziehen
- Nach Verordnung schmerzlindernde Medikamente verabreichen, wenn Patient dies wünscht; Wirksamkeit einschätzen

Erwartetes Ziel/Evaluation

- Patient verbalisiert Gefühle zunehmenden Wohlbefindens und wendet alternative Maßnahmen der Schmerzkontrolle im Wechsel mit Medikamenten an; Selbstpflege und Bewegungsübung/Aktivitätstoleranz nehmen zu

PD: Angst, b/d die Ungewißheit bezüglich des Fortschreitens der Erkrankung

- Wenn angemessen, Ausmaß der Angst und das Verständnis über den Krankheitsverlauf einschätzen
- Häufige Besuche oder ein Bleiben der nahestehenden Person ermöglichen
- Berührung und positive Körpersprache anwenden, Sicherheit vermitteln
- Eine Umgebung gewährleisten, in der Gespräche und das Äußern von Sorgen, Furcht und möglicher Verlust möglich sind
- Informationen über den Zustand, die Vorgehensweisen und diagnostische Untersuchungen bereitstellen
- Zu Fragen ermutigen, klar und sicher antworten; wenn notwendig, zusätzliche Erklärungen geben
- Die Erklärungen des Arztes bezüglich eines positiven Ausgangs verstärken
- Bedürfnisse erkennen; nonverbale Kennzeichen wahrnehmen
- Vorhandene Bewältigungsstrategien aufrechterhalten und dabei behilflich sein; Pflege gemeinsam mit dem Patienten planen, um Entscheidungsfindung und Gefühle der Kontrolle zu fördern

- Zur Fortführung von Beziehungen ermutigen
- Wenn gewünscht, Kontaktaufnahme zu anderen Diensten ermöglichen: behördliche Dienste, Sozialarbeiter, Geschäftsverbindungen usw.

Erwartetes Ziel/Evaluation

- Patient äußert Gefühle bezüglich der Erkrankung, Behandlung und Prognose; setzt realistische Ziele und sucht nach Ressourcen und Hilfestellung durch andere Personen, wenn notwendig.
- Es gibt wenig oder keine Anhaltspunkte, die auf Kennzeichen von Angst/Furcht hinweisen

PD: Gefahr einer ungenügenden Selbstreinigungsfunktion der Atemwege, b/d ein Trachealödem und/oder vergrößerte, mediastinale Lymphknoten

- Anstrengung bei der Atmung, Atemmuster und -geräusche vier- bis achtstündlich einschätzen (wenn Abweichungen von der Norm beobachtet werden, häufiger)
- Patient in bequemer Position lagern; eine sitzende Stellung erleichtert normalerweise die Atmung
- Patienten bei zweistündlichem Umlagern und tiefem Durchatmen behilflich sein und beraten
- Nach Verordnung Sauerstoff verabreichen
- Reaktion des Patienten auf Aktivitäten beobachten; nach Bedarf behilflich sein, um respiratorischen „Streß" zu vermeiden
- Notfallkoffer mit Intubationsset bereithalten

Erwartetes Ziel/Evaluation

- Atemfrequenz und Atemgeräusche befinden sich im Normbereich; es gibt keine Anhaltspunkte für Husten, Stridor oder Heiserkeit

PD: Infektionsgefahr, b/d eine erhöhte Anfälligkeit sekundär zu Veränderungen der Leukozytenwerte auftretend

- Patient in eine nichtinfektiöse Umgebung legen
- Sicherstellen, daß Personal und Besucher die Technik der Händewaschung beachten
- Das gesamte Personal und Besucher auf Infektionen überprüfen
- Zustand von Haut und Schleimhäuten achtstündlich einschätzen
- Hautintegrität aufrecht erhalten; invasive Vorgehensweisen vermeiden; Laboruntersuchungen konsolidieren

- Milde, antibakterielle Seifen bereitstellen sowie sanfte Bekleidung und Handtücher zur Hautpflege, täglich und bei Bedarf
- Zweistündlich zu Bewegungen ermutigen
- Immobile Patienten zweistündlich umlagern
- Ungestörte Ruhe- und Schlafphasen gewährleisten
- Bei der Mundpflege am Morgen, nach Nahrungsaufnahme am Abend und zwei- bis vierstündlich, wenn der Patient wach ist, behilflich sein und beraten
- Vitalzeichenkontrolle vierstündlich überwachen und dokumentieren; bei erhöhter Temperatur häufiger messen; sofort mitteilen
- Je nach Zustand wohltuende und kühlende Maßnahmen durchführen
- Bettwäsche und Wäsche wechseln, um den Patienten trocken zu lagern
  - Auskühlen vermeiden
  - Nach Verordnung Antipyretika verabreichen
- Ein- und Ausfuhr überwachen; Häufigkeit des Wasserlassens dokumentieren, Brennen oder Veränderungen des Urins
- Miktionsfördernde Maßnahmen anwenden, um ein katheterisieren zu vermeiden
- Vierstündlich Respirationsstatus einschätzen und dokumentieren; Veränderungen der Atemgeräusche, Husten und Sputum, Ansteigen der Atemfrequenz oder Vorhandensein von Halsschmerzen sofort mitteilen
- Patient bei zwei- bis vierstündlichem Lagewechsel und tiefem Durchatmen behilflich sein und beraten
- Nach Verordnung Sauerstoff verabreichen
- Nach Verordnung Kulturen abnehmen: Blut, Urin, Sputum, Haut, Absonderungen usw.
- Laborwerte täglich überwachen; Veränderungen mitteilen
- Nach Verordnung intravenös Antibiotika verabreichen

Erwartetes Ziel/Evaluation

- Patient zeigt keine Kennzeichen einer Infektion; Lungen sind klar; Haut ist intakt, warm und feucht; Atemmuster befindet sich im Normbereich; Lungen sind klar; Atmung ist normal; Urin ist klar; orale Temperatur befindet sich im Normbereich

PD: Wissensdefizit, b/d einen Informationsmangel bezüglich Krankheitsverlauf und Behandlung, Komplikationen, Ernährung, Aktivitäten, Komfort und Angst/Furcht

Krankheitsverlauf und Behandlung

- Symptome besprechen, die auf ein Wiederauftreten oder Fortschreiten der Krankheit hinweisen und dem Arzt mitgeteilt werden sollen
- Erwartetes Ziel und Reaktionen auf Strahlen- und Chemotherapie sowie symptomatische Pflege erklären
- Bedeutung regelmäßiger Kontrolluntersuchungen erklären: beim Arzt, bezüglich der Strahlen-/Chemotherapie-Vereinbarungen und Kontrolle der Laborwerte
- Erklärung des Arztes bezüglich Notwendigkeit einer vorübergehenden Schwangerschaftsverhütung (für Patientinnen in gebärfähigem Alter), bis die Patientin sich eine Zeitlang im Remissionsstadium befindet, verstärken

Komplikationen

Infektion

- Besprechen, wie Kennzeichen und Symptome einer Infektion festgestellt und wann sie mitgeteilt werden sollen: erhöhte Temperatur, Halsschmerzen, „Erkältung“, „Grippe“, Husten, Brennen beim Wasserlassen und kleine Schnittverletzungen, Nagelverletzungen und nicht heilende Wunden
- Die Notwendigkeit einer Infektionsprävention erklären
  - Hautintegrität aufrechterhalten: Kratzen vermeiden; auf sorgfältige Hautpflege und auf -veränderungen achten
  - Angemessene Ruhe- und Schlafperioden einhalten
  - Umgebung sauber halten
  - Personen mit Infektionen und Menschenansammlungen meiden
  - Patient und umgebende Personen wenden Technik der Händewaschung an

Respiratorischer „Streß“

- Besprechen, welche Kennzeichen und Symptome von früheren respiratorischen Leiden mitgeteilt werden sollen: stärker werdender Husten, Heiserkeit, nachlassende Aktivitätstoleranz, jede Veränderung des Atemmusters
- Über Übungen zum tiefen Durchatmen informieren und Notwendigkeit erklären, Aktivitäten in kleinen Schritten durchzuführen, um akuten Streß zu vermeiden
- Notwendigkeit erklären, einen Notfallplan und wichtige Telefonnummern bereit zu halten um beim Auftreten von Atemnot vorbereitet zu sein

Ernährung

- Notwendigkeit erklären, eine bilanzierte Diät und eine Flüssigkeitszufuhr nach Wahl von bis zu 2500 ml/Tag einzuhalten
- Notwendigkeit betonen, den Ernährungsplan und die Eßgewohnheiten beizubehalten, um den Appetit zu verbessern
- Patienten darauf hinweisen, sich wöchentlich zu wiegen und einen Gewichtsverlust von mehr als 5 % mitzuteilen

Aktivitäten und Wohlbefinden

- Bedeutung erklären, so schnell wie möglich zum normalen Lebensstil zurückzufinden
- Notwendigkeit eines Gleichgewichts von Ruhe- und Aktivitätsphasen erklären
- Patient darauf hinweisen, die täglichen Routinemaßnahmen zu planen und falls notwendig, Hilfen in Anspruch zu nehmen
- Patient darauf hinweisen, die Aktivitäten und die Selbstpflege zu steigern, sobald eine Besserung des Zustands eintritt
- Notwendigkeit der Fortführung von Hautpflegemaßnahmen erklären, um eine Pruritus zu lindern
- Patient darauf hinweisen, alternative Maßnahmen zur Schmerzlinderung einzusetzen, die wirkungsvoll sind
- Patienten informieren, bei der Mobilisation Hilfsmittel anzuwenden, um Verletzungen vorzubeugen
- Erkläre dem Patienten die Körperausrichtung; falls dieser Bettruhe einhalten muß; dies kann durch Bewegungsübungen erreicht werden und durch Methoden die Verletzungen vorbeugen

Angst/Furcht

- Über das Erkennen von Symptomen informieren
- Notwendigkeit erklären, mit offener Kommunikation fortzufahren, um Gefühle zu besprechen und auszudrücken
- Wege besprechen, um weiterhin Probleme zu lösen und Entscheidungen zu treffen
- Bei Bedarf Hilfsmöglichkeiten besprechen: psychosoziale, geistliche, finanzielle

Erwartetes Ziel/Evaluation

- Patient und/oder nahestehende Person verbalisiert Verständnis für häusliche Pflege und Kontrollinstruktionen; plant, die Selbstpflege und andere Aktivitäten mit angemessenen Ruhe- und Schlafphasen zu erhöhen, Krankheitszeichen und -symptome oder Komplikationen mitzuteilen,

Methoden der Vermeidung von Komplikationen, Diät- und Ernährungsplan, Plan für den Notfall und für unerwartete Ergebnisse oder Nebenwirkungen der Strahlen- und/oder Chemotherapie; demonstriert Methoden der Erkennung von Komplikationen; allgemeine Hygienemaßnahmen (spezielle Hautpflege eingeschlossen), Atemübungen, Anwendung des Thermometers und Inanspruchnahme notwendiger ambulanter Dienste

2.17 Malignes Lymphom

Bezieht sich auf eine Anzahl von Tumoren, die ihren Ursprung im lymphatischen Gewebe haben, Klassifizierung nach Grad und Differenzierung der betroffenen Zellen; Eingruppierung schließt Non-Hodgkin-Lymphome und Lymphosarkome ein; Ätiologie ist unbekannt, aber eine virale Genese wird vermutet; kann in allen Altersgruppen auftreten, tritt häufiger bei Männern, Weißen und Menschen jüdischer Abstammung auf.

Einschätzung/Assessment

Beobachtungen/Befunde

- Vergrößerte Lymphknoten (Abb. 9)
  - Zu Beginn zervikal und supraklavikulär
  - Nicht druckempfindlich, beweglich, gummiartig
  - Fluktuierende Größe
  - Vergrößerte Tonsillen und Adeno-Tonsillen
  - Oropharyngeale und mediastinale Masse
- Erschöpfung
- Allgemeines Unwohlsein
- Gewichtsverlust
- Erhöhte Temperatur
- Empfänglichkeit für Infektionen
- Drucksymptome im betroffenen Bereich
  - Gastro-intestinales System
    - Dysphagie
    - Anorexie
    - Übelkeit, Erbrechen
    - Obstipation
  - Retroperitoneal: abdominale Schmerzen und Schmerzen im Lendenbereich
  - Zentralnervöses System
    - Parästhesien, Schwäche
    - Nervenschmerzen

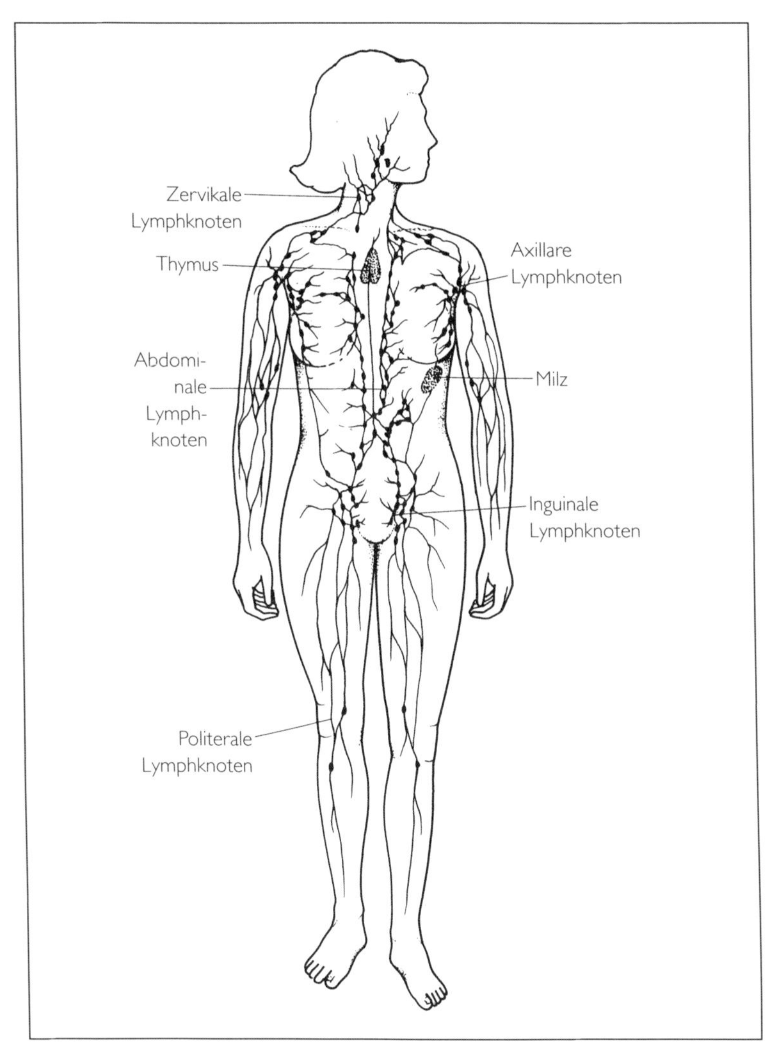

Abb. 10
Lymphatisches System

Laborwerte/Diagnostische Untersuchungen

Frühstadium

- Abnormal erscheinende Lymphozyten
- Lymphozyten mit monoklonaler Immunoglobulinoberfläche
- Knochenmarkinfiltration
- Hyperkalziämie
- Erhöhter Kupferwert

- Erhöhter laktatischer Dehydrogenasewert
- Positiver Antiglobulintest (Coombs)

Spätstadium

- Hypoalbuminämie oder Hypergammaglobulinämie
- Monoklonale Ig-Spitzen

Potentielle Komplikationen (PK)

PK: Pleuraergüsse
PK: Knochenfrakturen
PK: Paralyse

Medizinische Behandlung

- Erfassung der Krankheitsausbreitung
  - Biopsien zur histologischen Untersuchung
    - Lymphknoten
    - Tonsillen
- Leber
  - Knochenmark
  - Darm
  - Laparatomie mit Gewebeentnahme
- Lumbalpunktion
- Röntgen: Thorax
- Computertomographie
  - Milz
  - Leber
  - Abdomen
  - Knochen
- Lymphangiographie (siehe Seite 116)
- Strahlentherapie
- Chemotherapie

Pflegediagnosen/Maßnahmen/Evaluation

Siehe Morbus Hodgkin (S. 113)

3 Onkologische Notfälle

Ein onkologischer Notfall tritt durch Ausdehnung des Tumors oder Metastasierung auf und kann, wenn er nicht sofort erkannt und behandelt wird, irreversible Krankheiten oder den Tod zur Folge haben.

3.1 Hämatologische Notfälle

Eine Ausdehnung des Tumors kann durch Blutgefäßerosionen oder abnorme Veränderungen der Blutgerinnung, z. B. eine Verbrauchskoagulopathie, zu einer Blutung führen.

3.1.1 Blutung

Beobachtungen

- Akute Blutung, normalerweise ausgehend von
  - Nase
  - Bronchien
  - Ösophagus
  - Kolon
  - Karotisarterie
  - Vagina

Damit in Verbindung stehende Faktoren

- Magenkarzinom
- Ösophaguskarzinom
- Gynäkologisches Karzinom

- Kopf- und Nackenkarzinom
- Kolonkarzinom

Maßnahmen

- Ausmaß der Blutung einschätzen: Vitalzeichen und Mentalstatus überwachen; Mund, Nase, Rektum, Vagina und Haut kontrollieren; Stuhl und Urin auf okkultes Blut überwachen
- Laborwerte überwachen
- Bei Verdacht auf oder bei Auftreten einer Blutung Arzt benachrichtigen
- Bei Blutung der Karotisarterie Druckverband anlegen
- Je nach Blutungsstelle Vorbereitungen treffen
  - Tamponade: Nase, Rektum oder Vagina
  - Okklusions-Ballonkatheter: Bronchien
  - Magenspülung mit Eis: Magen
- NaCl-Einlauf mit Eis: Kolon/Rektum
- Alle 15 Minuten Kontrolle der Vitalzeichen; Häufigkeit reduzieren, wenn die Blutung unter Kontrolle ist
- Menge des Blutverlusts messen und dokumentieren; Ein- und Ausfuhr messen und dokumentieren
- Ruhige Atmosphäre gewährleisten
- Patienten und nahestehender Person psychologische Unterstützung geben
- Intravenöse Flüssigkeiten und Blutprodukte überwachen
- Patienten für die Operation oder Laser-Operation vorbereiten, falls angeordnet

3.1.2 Verbrauchskoagulopathie

Beobachtungen

- Kann als Blutung oder Thrombenbildung in Erscheinung treten
- Verlängerte Blutungszeit nach Punktionen und anderen invasiven Maßnahmen
- Vermehrtes Auftreten von Ecchymosen
- Systemische Blutungen oder Hämorrhagien
- Thromboembolie in einem der Organsysteme
- Hypotonie
- Tachykardie
- Kühle, blasse, „schweißige“ Haut
- Kurzatmigkeit
- Bewußtlosigkeit

Damit in Verbindung stehende Faktoren

- Lungenkarzinom
- Prostatakarzinom
- Metastasierung
- Leukämie
- Sepsis
- Infektion
- Leberversagen

Maßnahmen

- Alle 15 Minuten die Vitalzeichen kontrollieren
- Alle Organsysteme auf Blutungen oder Thromboembolie und auf angemessene Gewebeperfusion einschätzen
- Blutungsstellen überwachen
  - Druckverband anlegen
- Fortlaufende Heparininfusion, intravenöse Flüssigkeiten und Verabreichung von Blutprodukten und Medikamente überwachen (z. B. Vasopressoren oder Antiarrhythmika)
- Ein- und Ausfuhr messen und dokumentieren; Defizite mitteilen

3.2 Kardiovaskuläre Notfälle

3.2.1 Oberes Vena Cava Syndrom (OVCS)

Durch Kompression verursachte Einflußstörung in den rechten Vorhof, die auf einer Tumorausdehnung oder Vergrößerung der mediastinalen Lymphknoten beruht oder durch Lumenokklusion verursachte Einflußstörung, die bei einzelnen Sarkomen auftreten oder auf eine Thrombosierung zentralvenöser Zugänge zurückzuführen ist.

Beobachtungen

- Gestaute Hals- und Brustvenen
- Teleangiektasen im oberen Thoraxbereich
- Gerötetes Gesicht
- Ödeme an Gesicht, Hals, oberem Thoraxbereich, oberen Extremitäten
- Gestaute Jugularisvene
- Dauerkopfschmerz
- Schwindel
- Sehstörungen
- Gefühl eines aufgedunsenen Gesichts

- Dysphagie
- Dyspnö
- Husten
- Heiserkeit
- Schmerzen im Thoraxbereich
- Atemnot
- Veränderter Bewußtseinszustand
- Horner-Syndrom
  - Einseitig auftretendes, herunterhängendes Augenlid mit Pupillenkonstriktion und Konjunktivitis sowie Verlust der Schweißbildung dieser Gesichtshälfte
- Bei Röntgenuntersuchung vergrößertes Herz
- Bestätigung durch Computertomographie

Damit in Verbindung stehende Faktoren

- Bronchialkarzinom
- Morbus Hodgkin
- Non-Hodgkin-Lymphome
- Brust-, Thymus-, Hoden-, Kopf- und Nackenkarzinome (Metastasierung)
- Chemotherapie über zentralvenöse Zugänge
- Durch Strahlentherapie induzierte Fibrose

Maßnahmen

- Kopf, Nacken, oberen Thorax und obere Extremitäten auf Kennzeichen eines OVCS einschätzen
- Mentalstatus und Bewußtseinszustand, Atmung, Sehfähigkeit und Stimme auf Veränderungen einschätzen, die auf ein OVCS hinweisen
- Befunde, die auf ein OVCS hinweisen, dokumentieren
- Patienten lagern, um Ödeme zu reduzieren
- Sitzende bis halbsitzende Oberkörperhochlagerung
  - Obere Extremitäten mit Hilfe von Kissen hochlagern; ein Tischtablett kann den Komfort verbessern
  - Vierstündlich passive Bewegungsübungen durchführen
- Für das Gesicht Haut- und Augenpflege bereitstellen, um einer Infektion und einer Verschlechterung des Zustands vorzubeugen
- Mundpflegemaßnahmen initiieren
- Vermehrten Druck oder Verletzung von Gesicht, Thorax und oberen Extremitäten vorbeugen
  - Locker anliegende Bekleidung tragen
  - Keinen Schmuck tragen

- Sauerstoffverabreichung und entsprechendes Material sorgfältig überprüfen
- Venenpunktionen zur Verabreichung von Infusionen oder Laboruntersuchungen vermeiden
- Entsprechende Markierung an unteren Extremitäten anbringen
- Valsalva Preßversuch vermeiden, Heben und Beugen vermeiden

- Leicht passierte oder flüssige Kost bereitstellen
- Bei Mundpflege- und Hygienemaßnahmen behilflich sein, um den Sauerstoffbedarf herabzusetzen
- Wenn geplant, Information bezüglich geplanter Strahlen- oder Chemotherapie in angemessener Weise bereitstellen, um Obstruktionen zu reduzieren
- Eine stille, ruhige Atmosphäre ermöglichen
- Fragen beantworten und Informationen geben, um Ängste für Patient und nahestehende Person zu reduzieren
- Wirksamkeit der verabreichten Medikamente einschätzen und auf toxische sowie Nebenwirkungen achten (z. B. Chemotherapeutika, Antikoagulantien, Sauerstofftherapie, Steroide)

3.2.2 Kardiatamponade

Eine Kardiatamponade kann durch einen Perikarderguß verursacht werden, der durch Metastasierung maligner Zellen oder Blutungen, b/d Koagulopathien wie z. B. eine Verbrauchskoagulopathie entstanden ist; außerdem kann sie in Verbindung mit einer durch Bestrahlung des Mediastinums verursachten konstriktiven Perikarditis auftreten.

Beobachtungen

- Beck'sche Trias
  - Niedriger RR mit schwachem Pulsdruck
  - Erhöhter zentralvenöser Druck (ZVD)
  - Gedämpfte Herzgeräusche
- Pulsus paradoxus; variiert um mehr als 20 mm Hg
- Kussmaulsche Zeichen
- Tachykardie
- Bei Perkussion auftretende, präkardiale, dumpfe Geräusche
- Periphere Obstruktion; kalte, klamme Extremitäten
- Tachypnö
- Dyspnö, Husten
- Schmerzen im Thoraxbereich

- Angst, dunkle Ahnungen, Schicksalsgefühle
- EKG mit niedriger Spannung
- Vergrößertes Herz bei Röntgenuntersuchung
- EKG zeigt Erguß an
- Erhöhter Jugularisvenendruck
- Aszites
- Periphere Ödeme
- Pulmonale Stauung
- Verengung des Perikardbeutels
  - Hörbares Herzspitzenklopfen
  - Perikardreiben
- Schock
- Herzstillstand

Damit in Verbindung stehende Faktoren

- Metastasen
  - der Lunge
  - der Brust
  - durch Lymphome
  - durch Leukämien
  - durch Melanome
- Strahlentherapie

Maßnahmen

- Einschätzen auf Kennzeichen einer Herztamponade
  - Herz- und Atemgeräusche auskultieren
  - Karotis-, Radialis-, Femoral- und Pedes-Pulse einschätzen
  - Vitalzeichen einschätzen; Pulsdruck und Vorhandensein eines Pulsus paradoxus feststellen
- Atmung und Langzeit-EKG überwachen
- Mentalstatus und Bewußtseinszustand einschätzen
- Anzeichen, die auf eine Herztamponade hinweisen, sofort weiterleiten
- Vorbereitungen treffen zur Hilfestellung bei einer Not-Perikardpunktion oder für eine sofortige Verlegung in eine Intensivabteilung oder den Operationsraum
  - Während der Maßnahme und danach auf Arrhythmien achten
  - Atemgeräusche auf möglichen Pneumothorax auskultieren
  - Für Flüssigkeitszufuhr venösen Zugang sicherstellen
  - Material für eine Intubation und zum Absaugen bereithalten
- Psychologische Unterstützung geben
- Notwendigkeit häufiger Einschätzung und Überwachung erklären

- Informationen bezüglich Notfallmaßnahmen in einzelnen Schritten geben, so wie sie auftreten
- Ruhe bewahren; Fragen klar beantworten
- Wirksamkeit der Sauerstofftherapie überwachen
- Aktivitäten einschränken, um Sauerstoffbedarf herabzusetzen; beim Lagern, bei der Grundpflege usw. behilflich sein
- Patienten so lagern, daß der venöse Rückfluß gefördert wird
- Informationen über weitere Behandlung, sklerosierende Mittel, Chemotherapie, Strahlentherapie oder perikardiale Fenster geben

3.3 Metabolische Notfälle

3.3.1 Syndrom der inadäquaten ADH-Sekretion (SIADH)

Ektopische Produktion einer Substanz, die dem Antidiuretischen Hormon (ADH) ähnelt; durch einen Tumor, durch Stimulation des Hypophysenhinterlappens oder durch spezielle Medikamente wird ADH produziert; Folge ist eine Wasserintoxikation und eine Hyponatriämie, die, wenn sie nicht rechtzeitig erkannt und behandelt wird, zu einem kongestivem Herzversagen führen kann.

Beobachtungen

- Lethargie
- Schwäche
- Gereiztheit
- Verwirrtheit
- Plötzliche Krampfanfälle
- Übelkeit, Erbrechen
- Anorexie
- Gewichtszunahme innerhalb kurzer Zeit, normalerweise ohne Auftreten von Ödemen
- Verringerte Urinausscheidung ohne Veränderung der Einfuhr
- Kongestives Herzversagen (CHV)
- Na < 135 mmol/l
- Serumosmolarität < 280 mosmol/kg
- Urinosmolarität > 1200 mosmol/kg
- Urin Na > 20 mmol/l
- Erhöhter Harnstoffwert

Damit in Verbindung stehende Faktoren

- Kleinzelliges Bronchialkarzinom
- Lymphom
- Pankreaskarzinom
- Prostatakarzinom
- Chemotherapeutika
  - Vincristin
  - Cyclophosphamid
- Infektionen; virale/bakterielle Pneumonie
- Erhöhter Hirndruck

Maßnahmen

- Flüssigkeitsretention und Hyponatriämie einschätzen
- Ein- und Ausfuhr messen
- Täglich zu gleicher Zeit mit gleicher Waage und Bekleidung wiegen
- Neurologischen Zustand und Mentalstatus einschätzen
- Laborwerte, besonders Elektrolyte, auswerten
- Lungen auf Atemgeräusche auskultieren
- Von der Norm abweichende Kennzeichen sofort weiterleiten
- In Absprache mit dem Arzt die Flüssigkeitsmenge auf 500–1000 ml/24 Stunden beschränken
- Wirksamkeit parenteral verabreichter hypertonischer NaCl-Lösungen und Diuretika einschätzen
- Auf Kennzeichen von Kalium- und Magnesiummangel achten
- Sicherheitsmaßnahmen durchführen (z. B. Bett in niedriger Position mit hochgestelltem Bettgitter, Klingel in erreichbarer Nähe); bei der Mobilisation Hilfestellung geben; bei Hygienemaßnahmen und Diät behilflich sein, um einer Verletzung vorzubeugen
- Vorkehrungen für plötzliche Krampfanfälle treffen
- Für ruhige, streßfreie Umgebung sorgen
- Patienten und nahestehende Person über Kennzeichen eines SIADH informieren, die mitgeteilt werden sollen

3.3.2 Hyperkalziämie

Ein erhöhter Kalziumspiegel, der aus einer Kalziumfreisetzung der Knochen resultiert. Diese Freisetzung beruht auf einer Knochendestruktion durch Metastasierung im Skelettsystem. Prostaglandine, Leukozytenzytokine und die Produktion einer dem Parathyroid ähnelnden, ektopischen Substanz stimulieren eine Kalziumausschüttung der Knochen; dies kann ein langsam oder plötzlich auftretendes Nierenversagen zur Folge haben.

Beobachtungen

- Polyurie
- Nykturie
- Starkes Durstgefühl
- Lethargie
- Verwirrtheit
- Desorientierung
- Bradykardie
- Erschöpfung
- Muskelschwäche
- Hypotonie
- Verlust der tiefen Tendonreflexe
- Dehydration
- Übelkeit, Erbrechen
- Anorexie
- Erhöhter Kalziumspiegel im Serum
- Bei einem Normalwert des Serum-Kalziumspiegels kann das Serum-Albumin erniedrigt sein

Damit in Verbindung stehende Erkrankungen/Faktoren

- Mammakarzinom
- Bronchialkarzinom
- Thyroidkarzinom
- Nierenkarzinom
- Ovarialkarzinom
- Ösophaguskarzinom
- Parotiskarzinom
- Karzinom der Mundhöhle
- Ewingsarkom
- Melanom
- Multiples Myelom
- Leukämie
- Lymphom
- Immobilität
- Skelettmetastasierung
- Medikamente
  - Thiazidhaltige Diuretika
  - Lithium

Maßnahmen

- Kennzeichen und Symptome einer Hyperkalziämie einschätzen
  - Mentalstatus und Bewußtseinszustand
  - Muskelreflexe und Aktivitätstoleranz
  - Ernährungszustand
  - Ein- und Ausfuhr
  - Tägliche Gewichtskontrolle
  - Vitalzeichen
  - Hautturgor
  - Elektrolytwerte und Albuminspiegel
- Wirksamkeit von parenteral verabreichtem NaCl und der Medikamente einschätzen (z. B. Pliamycin, Calzitonin, Phosphate oder Diphosphate), die die Kalziumresorption hemmen sowie Diuretika (z. B. Furosemid)
- Zu einer Flüssigkeitsaufnahme von bis zu 2500 ml/Tag ermutigen
- Oxalataufnahme über die Nahrung überwachen, um ein über die Nahrung zugeführtes Kalzium zu binden
- Bei Einhalten von Bettruhe bei Bewegungsübungen behilflich sein und beraten; Aktivitäten und Übungen je nach Tolerierbarkeit erhöhen, um eine weitere Kalziumausschüttung der Knochen zu vermindern
- Wenn nötig, Sicherheitsvorkehrungen treffen, um Verletzungen vorzubeugen
  - Bett in niedrige Position bringen, mit hochgestelltem Bettgitter
  - Bei der Mobilisation behilflich sein oder Hilfsmittel bereitstellen
  - Klingel und vom Patienten benötigte Gegenstände in erreichbarer Nähe bereitstellen; Nachtlampe bereitstellen
  - Bei der Diät und Hygienemaßnahmen behilflich sein
  - Den Patienten und/oder nahestehende Person vor der Entlassung über die Kennzeichen und Symptome aufklären, die dem zuständigen Pflegepersonal mitgeteilt werden sollen

3.3.3 Hypoglykämie/Hyperglykämie

Von der Norm abweichende Blutzuckerwerte können bei Nichtdiabetikern mit einem Karzinom auftreten, als Ergebnis einer Begleiterscheinung einzelner Therapieformen, einer totalen parenteralen Ernährung oder bei Primärtumoren im Pankreas.

Damit in Verbindung stehende Erkrankungen/Faktoren

Eine Glukokortikosteroid-Therapie kann bei folgenden Patienten eine Hyperglykämie zur Folge haben

- Patienten mit
  - Lymphomen
  - Leukämien
  - Einer Strahlentherapie, um Schwellungen zu reduzieren
  - Cerebrale Metastasen, um Ödeme zu reduzieren
- Eine totale parenterale Ernährung mit hoher Glukosekonzentration kann eine Hyperglykämie zur Folge haben
  - Primäre Beta-Insel-Zelltumoren oder Insulinome verursachen durch Stimulation oder vermehrte Insulinausschüttung eine Hyperglykämie
  - Schwere Unterernährung

3.3.4 Tumorlysesyndrom

Dieser Notfall tritt in Verbindung mit einem exzessiven Anstieg intrazellulärer Komponenten wie Kalium, Phosphor und Harnsäure und als Ergebnis einer raschen Tumorzellnekrose auf, die durch Chemotherapie oder Strahlentherapie eingeleitet wird; kombiniert auftretende Elektrolytstörungen können zu einem Nierenversagen und Herzstillstand führen.

Beobachtungen

- Oligurie
- Anurie
- Flankenschmerzen
- Urinkristalle
- Hämaturie
- Herzrhythmusstörungen
  - Bradykardie
  - Ventrikuläre Tachykardie
  - Verlängerte PR und QT-Intervalle
  - Verlangsamtes ST-Segment
  - Hochragende T-Wellen
  - Erweiterter QRS-Komplex
  - Muskelkrämpfe; Tetanie
- Positive Chvostek- und Trousseau-Zeichen
- Verwirrung
- Erhöhte Blutwerte
  - Harnsäurespiegel im Serum
  - Harnstoff
  - Kreatinin im Serum
  - Phosphate im Serum
  - Kalium im Serum
  - Niedriges Kalzium im Serum

Damit in Verbindung stehende Erkrankungen/Faktoren

- Non-Hodgkin-Lymphome
- Leukämie

Maßnahmen

- Herzstatus einschätzen
  - Herzspitzenpuls, Frequenz, Rhythmus, Blutdruck
  - Auf Herzrhythmusstörungen und Kennzeichen eines CHF achten
  - Kalium- und Kalziumwerte evaluieren
- Neuromuskulären Status einschätzen
  - Auf Bein-/Fußkrämpfe achten, Vorhandensein der Chvostek- und Trousseau-Zeichen, plötzliche Krampfanfälle oder Verwirrtheit
  - Kalzium- und Phosphatwerte evaluieren
- Nierenstatus einschätzen
  - Ein- und Ausfuhr überwachen, täglich wiegen, Urin-pH-Wert, Harnsäure, Harnstoff und Kreatininwerte
  - Wirksamkeit der Verabreichung parenteraler Flüssigkeiten mit Natriumbikarbonat einschätzen, Kalziumersatzstoffe, Allopurinol, Phosphatpuffer und Diuretika, wenn verordnet
- Nahrungsaufnahme überwachen
  - Kaliumreiche Nahrungsmittel einschränken
  - Wenn erlaubt, zu natriumhaltigen Nahrungsmitteln ermutigen
- Sicherheitsmaßnahmen durchführen, bei ATL behilflich sein und Patienten reorientieren, wenn er verwirrt ist
- Vorbeugende Maßnahmen für plötzliche Krampfanfälle durchführen; abgepolstertes Bettgitter und Tubus in Bettnähe
- Patient informieren, Druckausübung auf motorische Nerven zu vermeiden, um Krämpfe zu reduzieren; die Beine nicht mit Knierolle stützen, ein Überkreuzen vermeiden usw.
- Siehe CHF, wenn entsprechende Symptome beobachtet werden
- Wenn notwendig, auf eine peritoneale Dialyse oder Hämodialyse vorbereiten

3.4 Neurologischer Notfall

3.4.1 Rückenmarkkompression

Diese Notfallsituation tritt auf, wenn der Tumor oder Metastasen im Wirbelsäulenbereich in den Rückenmarkkanal hineinwachsen; entwickelt sich normalerweise innerhalb kürzester Zeit und kann dauerhafte, neurologische Störungen, z. B. Paraplegie (Querschnittslähmung) verursachen.

Beobachtungen

- Schmerzen
  - Nacken, Rücken, Lumbal
  - Bei Bewegung zunehmend; Valsalva Preßversuch, Supination, Husten und Niesen; stark, lokalisiert und andauernd
- Hintere oder vordere Wurzel
  - Bei Bewegung zunehmend, in Beziehung zu segmentalem Dermatom stehend
- Medullär
  - Diffuser, bezugnehmender, symmetrischer Schmerz mit Einschießen oder Brennen im peripheren Bereich; nimmt bei Valsalva-Preßversuch an Stärke nicht zu
- Muskelschwäche
  - Gang- und Gleichgewichtsstörungen
  - Fallfuß
  - Paralyse
- Gesteigerte Tendon-Reflexe; positiver Babinski
- Von den Füßen ausgehende, aufsteigende Empfindungsstörungen
  - Parästhesien
  - Taubheitsgefühl
  - Kribbeln
  - Sensibilitätsverlust
  - Kälte im betroffenen Bereich
  - Störungen der Sexualfunktion
- Stuhl- und Urininkontinenz

Damit in Verbindung stehende Erkrankungen/Faktoren

- Tumore der Wirbelsäule
- Rückenmarkmetastasen der/des
  - Lunge
  - Thorax
  - Lymphoms
  - Multiplen Myeloms
  - Prostata

Maßnahmen

- Schmerzen einschätzen: Lokalisation, Art, Dauer, bei Bewegung oder Lagewechsel und in welchen Bereich ausstrahlend; Schmerzskala anwenden
- Neuromuskuläre Funktion und Empfindung einschätzen; Tendonreflexe überwachen

- Darmgeräusche und Blasenfüllung einschätzen
- Veränderungen umgehend mitteilen
- Bei ersten Anzeichen einer Rückenmarkkompression, Bettruhe einhalten
- Mit Hilfe eines Rollbretts und ausreichendem Personal Lage verändern, um einer Schädigung vorzubeugen
- Nach Verordnung Corticosteroide zu korrekter Zeit verabreichen, Wirksamkeit in Bezug zur Reduktion der Rückenmarkentzündung einschätzen
- Den Patienten auf eine operative Dekompression oder, wenn notwendig, auf eine Strahlentherapie vorbereiten

3.5 Pulmonale Notfälle

3.5.1 Pleuraergüsse

Tumorprogression oder Metastasierung verursachen eine Reizung der Pleurablätter, die eine erhöhte Flüssigkeitsproduktion im Pleuraspalt zur Folge hat.

Beobachtungen

- Dyspnö
- Husten
- Tachypnö
- Verminderte oder keine Atemgeräusche
- Pleuraschmerzen im Thoraxbereich
- Tachykardie
- Asymmetrische Zunahme des Pleuraspalts
- Dumpfes Geräusch oberhalb des Ergusses
- Verminderte Vibration
- Bestätigung durch Röntgen-Thorax

Damit in Verbindung stehende Erkrankungen/Faktoren

- Lymphom
- Bronchialkarzinom
- Mammakarzinom
- Leukämie
- Mesotheliom
- Ovarialkarzinom
- Infektion
- Tuberkulose

Maßnahmen

- Thorax auf Herz- und Lungengeräusche auskultieren
- Atmung einschätzen: Anstrengung, Frequenz und Rhythmus sowie Verwendung der Atemhilfsmuskulatur
- Vitalzeichen überwachen: Hautfarbe, Hauttemperatur und Geschmeidigkeit; Halsvenenstauung, Ein- und Ausfuhr
- Schmerzen im Thoraxbereich einschätzen: Lokalisation, Art, erstmaliges Auftreten, Intensität
- Dem Arzt von der Norm abweichende Befunde mitteilen
- Patienten in bequemer Position und maximaler Atemausdehnung lagern; normalerweise bevorzugt der Patient eine halbsitzende oder sitzende Oberkörperhochlagerung
- Patient bei zweistündlichem Lagewechsel, Abhusten und tiefem Durchatmen behilflich sein und beraten, stündlich Atemtrainer anwenden
- Bei einer Atemdepression Notfallkoffer für eine Pleurapunktion bereithalten
- Wenn verordnet, prämedizieren
- Die Vorgehensweise einer Pleurapunktion erklären und wenn nötig, dabei behilflich sein, um den Patienten psychisch zu begleiten
- Vitalzeichen und Atemgeräusche kontrollieren; nach einer Pleurapunktion die erste Stunde alle 15 Minuten, dann über zwei Stunden stündlich eine Blutungskontrolle durchführen und Dichtigkeit der Ableitungen überprüfen
- Den Patienten abwechselnd auf allen vier Seiten lagern, wenn ein sklerosierendes Medikament instilliert wurde
- *Beachte:* Eine liegende Pleuradrainage kann über einen bestimmten Zeitraum abgeklemmt sein; zum spezifizierten Zeitpunkt Klemme entfernen
- Bei Bedarf Sauerstofftherapie und Luftbefeuchter bereitstellen
- Chirurgische Vorgehensweisen (pleuroperitonealer Shunt, Pleurektomie) erklären und Vorbereitungen treffen, wenn keine Besserung eintritt

3.5.2 Pulmonale Obstruktion

Tumorprogression verursacht eine Trachea-Obstruktion; ein sofortiges Einschreiten kann ein Kollabieren der Lunge in diesem Bereich verhindern.

Beobachtungen

- Starke Dyspnö
- Fortschreitender Stridor bei der Ein- oder Ausatmung oder beides
- Unfähigkeit zu sprechen
- Anwendung der Atemhilfsmuskulatur
- Nasenflügelatmung
- Asymmetrische Brustausdehnung
- Verminderte taktile Vibration
- Verminderte oder keine Atemgeräusche
- Rasches Auftreten von Angstgefühlen

Damit in Verbindung stehende Erkrankungen/Faktoren

- Primäre Bronchialtumoren

Maßnahmen

- Atemmuster vierstündlich einschätzen, Anstrengung, Atemfrequenz, Vorhandensein von Stridor, Sprache, Art der Sekretionen und Atemgeräusche; Veränderungen, die auf eine Obstruktion hinweisen, sofort mitteilen
- Pharyngeale und/oder Endotrachealtuben, Tracheostomie- und Beatmungs-Set in Bettnähe bereithalten
- *Beachte:* Tracheobronchiale Hilfen und Hilfsmittel für positiven Luftwegdruck können als vorübergehende Maßnahmen verwendet werden, um einer Kompression vorzubeugen; eine Tracheostomie kann notwendig werden, bis die tieferliegende Ursache mit radioaktiver oder Laser-Therapie behandelt wird
- Auf eine Verabreichung von Sauerstoff vorbereitet sein
- Patient mit so wenig Anstrengung wie möglich für eine maximale Ausdehnung des Thorax lagern
- Absauggerät für die Sekretionen bereithalten, die der Patient nicht abhusten kann
- Ruhige Atmosphäre gewährleisten; bei starker Angst beim Patienten bleiben und ihn vorsichtig zu Methoden einer erleichternden Atmung anleiten, Entspannungstechniken zeigen
- Zu einer Flüssigkeitszufuhr von 2000 bis 2500 ml/Tag ermutigen

4 Renale Notfälle

4.1 Nierenobstruktion oder -versagen

Eine Tumorprogression kann zu einer Verengung im Bereich von Ureter, Harnblasenausgang oder Urethra führen, außerdem zu einem Nierenversagen, Ursache ist normalerweise ein Solitärtumor.

Beobachtungen

- Harnausscheidung < 30 ml/h
- Anurie
- Tastbare Harnblase
- Dysurie
- Häufigkeit
- Verzögerung
- Dringlichkeit
- Inkontinenz, bewußt oder nicht bewußt
- Nykturie
- Retention
- Hämaturie
- Akutes Nierenversagen

Damit in Verbindung stehende Erkrankungen/Faktoren

- Karzinom der/des
  - Harnblase
  - Rektums
  - Prostata

  - Zervix
  - Endometriums
  - Ovarien
  - Lymphomen
  - Hodgkin Lymphomen

Maßnahmen

- Ein- und Ausfuhr messen und dokumentieren; eine Ausfuhr von < 30 ml/h mitteilen, Art, Farbe und Geruch des Urins einschätzen
- Blasenstand mit geringer werdender Entleerung einschätzen; Stauung mitteilen
- Transurethralen Blasenverweilkatheter legen und nach Verordnung an geschlossenes Schwerkraft-Ableitungssystem anschließen
- Patient auf eine operative Behandlung der Obstruktionen vorbereiten
  - Applikation von Hilfsmitteln kann während der Initiierung einer Strahlen- oder Chemotherapie bei Obstruktionen durch einen Solitärtumor notwendig sein
  - Bei Obstruktionen, die nicht auf andere Therapien ansprechen, werden manchmal harnableitende Stomata angelegt
- Auf Kennzeichen eines Nierenversagens achten
  - Nach Verordnung Flüssigkeitsaufnahme einschränken
- Urinausscheidungsmuster einschätzen, spezielles Tagebuch führen, um Art der Inkontinenz oder Retention zu bestimmen

4.2 Sepsis und septischer Schock

Eine Sepsis tritt als Reaktion auf eine systemische Infektion auf, normalerweise handelt es sich um gram-negative Bakterien, die Endotoxine an das Blut abgeben; Endotoxine geben endogene Pyrogene ab, diese verursachen Fieber und eine lokale Zerstörung der kapillaren Endothelmembrane, sie aktivieren den Gerinnungsfaktor XII und das Komplement-Bindungssystem, dadurch können Blutungen ausgelöst werden (Verbrauchskoagulopathie); sich stark vermehrende Bakterien verursachen eine Kinase-Freisetzung, die eine Vasodilatiation zur Folge hat; aufgrund einer generalisierten Reduktion der Gewebeperfusion, verursacht durch ein inadäquates, zirkulierendes Blutvolumen, tritt ein Schock auf. Das Ergebnis ist eine zelluläre Hypoxie und ein verminderter kardialer Ausstoß.

Beobachtungen

- Anfangsstadium
  - Gereiztheit, Unruhe, Verwirrtheit
  - Fieber
  - Schüttelfrost
  - Warme, trockene Haut
  - Stark gerötetes Gesicht
  - Tachykardie, Tachypnö
  - Schwache, periphere Pulse
  - Langsame Auffüllung des kapillaren Nagelbettes
  - Oligurie < 50 ml/Std.
  - Glykosurie
  - Starkes Durstgefühl
  - Muskelschwäche
  - Niedriger Blutdruck
  - Verwirrtheit
- Fortgeschrittenes Stadium
  - Verminderter kardialer Ausstoß, Zirkulationsvolumen und Gewebeperfusion
  - Trockene, kühle Haut, fortschreitend bis zu kalter, klammer Haut
  - Periphere Ödeme
  - Oligurie, fortschreitend bis Anurie
  - Schwacher, schneller Herzschlag
  - Hypotonie
  - Hyperventilation fortschreitend bis zu langsamer, flacher Atmung und Lungenversagen
  - Auffällige Bewußtseinsveränderungen
- Blutkultur
- Röntgen: Thorax auf Infiltrate
- Differentialblutbild auf Leukozytenveränderungen
- Arterielle Blutgase auf metabolische Azidose
- Verlängerte PTZ/PTT-Zeit

Damit in Verbindung stehende Erkrankungen/Faktoren

- Bereits bestehende Neutropenie
- Infektionsquellen (Tab. 6)

Maßnahmen

- Vitalzeichen einschätzen, Atemgeräusche und kardialen Status
  - Eine Hypothermie kann einer Sepsis vorangehen

Tab. 6 Infektionen bei Karzinompatienten

Pathogen	Ursprung	Bevorzugte Manifestation	Präsentation
Bakterien			
Pseudomonas	Multipel	Wunden Gastro-Intestinal Uro-Genitaltrakt Lunge	Purulent Enterokolitis Harnwegsinfektion Pneumonie
Klebsiella	Multipel	Lunge	Pneumonie
Escherichia coli	Multipel	Gastro-Intestinaltrakt Uro-Genitaltrakt Knochen Wunden Blut	Enterokolitis Harnwegsinfektion Osteomyelitis Purulent Sepsis
Staphylococcus	Multipel	Lunge Knochen Gastro-Intestinaltrakt ZNS Wunden	Pneumonie Osteomyelitis Enterokolitis Meningitis Purulent
Viren			
Herpes simplex Typ I	Sekretionen der Mundhöhle	Oberer Gastro-Intestinaltrakt Haut ZNS	Stomatitis Ösophagitis Ekzeme Encephaliltis
Zytomegalovirus	Normale Flora Blutprodukte	Lunge ZNS	Pneumonie Encephalitis
Varizella zoster	Übertragung von Mensch zu Mensch	Haut	Schuppenbildung
Pilze			
Candida	Normale Flora	Gastro-Intestinaltrakt Lunge Uro-Genitaltrakt	Trockenheit, Ösophagitis Pneumonie Harnwegsinfektion, Vaginitis
Cryptococcus	Erde, Taubenkot	Lunge ZNS	Pneumonie Meningitis
Aspergillus	Luft, Baumaterial, Taubenkot	Lunge	Bronchopneumonie

Tab. 6 (Fortsetzung)

Pathogen	Ursprung	Bevorzugte Manifestation	Präsentation
Protozoen			
Pneumozystitis carinii	Normale Flora, Übertragung von Mensch zu Mensch	Lunge	Pneumonie
Toxoplasma gondii	Oozyten in Katzenkot, unzureichend gekochtes Fleisch, Blutprodukte	Verstreut	Schüttelfrost, Fieber, Diaphorese, Encephalitis, Perikarditis

Ellerhorst-Ryan, JM.: Complications of the myeloproliferative system: infection and sepsis; Semin Oncol Nurs, November 1985,1(4):246

- Haut und Mundschleimhaut auf Infektionen hin beobachten, Infektionen der oberen Atemwege, Harnwegsinfektionen und vaginale Sekretionen
- Mentalstatus und Veränderungen des Bewußtseinszustands einschätzen
- Veränderungen im Gastro-Intestinaltrakt und Ausscheidungsvorgänge einschätzen
- Kulturen verdächtiger Infektionsgebiete einholen
- Laborwerte überwachen, in besonderem Maße die Anzahl der Neutrophilen und die Ergebnisse der Kulturen
- Sehr frühe Infektionszeichen mitteilen, um eine sofortige Behandlung einzuleiten
- Für eine Volumensubstitution parenterale Flüssigkeitszufuhr und Antibiotikatherapie so schnell wie möglich initiieren
- Ein- und Ausfuhr messen
- Vorbeugende Infektionsmaßnahmen institutionalisieren
- Auf Blutungszeichen einschätzen; wenn vorhanden, mitteilen; siehe Verbrauchskoagulopathie
- Bei Temperaturen >39,5 °C kühlende Maßnahmen bereitstellen; kühlende Abwaschungen; den Körper mit feuchten Tüchern abdecken, Eispackung in die Achselhöhlen legen; wenn nicht wirksam, kühlende Decken geben; Antipyretika verabreichen
- Bei hypothermischen Patienten Wärme zuführen; Baden vermeiden; mit angewärmten Decken zudecken
- Auf Kennzeichen und Symptome eines zu einem späteren Zeitpunkt auftretenden Schocks achten

- Blutgasanalysen überwachen
- Nach Verordnung Sauerstoffbehandlung bereitstellen, wenn der arterielle Sauerstoffdruck vermindert ist
- Bei metabolischer Azidose Wirksamkeit von i.v. verabreichtem Natriumbikarbonat einschätzen
- Patient in Supinationsstellung oder Anti-Trendelenburg'sche Lage lagern, um den kardialen Ausstoß zu verbessern
- Bettruhe einhalten, um Energie zu konservieren und auf Kennzeichen eines CHF achten
- Ein- bis zweistündlich Lagewechsel durchführen; Kissen verwenden, um ödematöse Extremitäten zu lagern; Hautpflege bereitstellen
- Patienten und nahestehender Person psychologische Unterstützung geben; Informationen bereitstellen; Fragen beantworten; zu Äußerungen von Gefühlen und Befürchtungen ermutigen
- Sich bewußt sein, daß der Patient für eine invasive Überwachung, mechanische Beatmung und Vasopressor-Therapie evtl. auf eine Intensivabteilung verlegt wird

5 Therapie maligner Tumoren

5.1 Chirurgische Intervention

Seit Jahren ist diese Therapieform die Behandlung der Wahl, man unterscheidet unterschiedliche Methoden:

Biopsie: Zur Bestätigung einer Verdachtsdiagnose und/oder zum Nachweis eines Tumors oder einer Metastasierung.

Stadieneinteilung: Zur Stadieneinteilung des Karzinoms und der nachfolgenden Behandlung.

5.2 Resektionen

Kurativ: Entfernung eines Tumors/Organs und ausreichend umgebenden Gewebes, um eine Heilung sicherzustellen.

Palliativ: Linderung unerträglicher Schmerzen, Druckminderung des Tumors auf andere Organe, Blutungskontrolle geschädigter Blutgefäße und Entfernung von durch Ulzerationen verursachten Infektionen Rekonstruktion: Wiedergewinnung und Erhaltung eines verbesserten kosmetischen Erscheinungsbilds oder einer Körperfunktion.

Man weiß heute, daß eine umfassende, präoperative Information einen nicht zu unterschätzender Bestandteil der Behandlung darstellt, dazu gehört auch eine exakte postoperative Pflege und Beratung. Die Schulung des Patienten und der nahestehenden Person beginnen bei der Aufnahme und dauern bis zur Entlassung an. So wird eine maximale Erholung und Rehabilitation gewährleistet.

5.3 Strahlentherapie

Die Behandlung von Tumorerkrankungen mit Gamma-Strahlen, um durch eine Verminderung der Zellteilungsrate oder Schädigung der DNA-Synthese eine Zellproliferation zu verhindern und dadurch eine Reduzierung der Tumormasse; eine Strahlentherapie wird extern (die Quelle befindet sich außerhalb des Körpers) oder intern (die Strahlungsquelle befindet sich innerhalb des Körpers) durchgeführt.

Einschätzung/Assessment

Beobachtungen/Befunde

Beachte: Symptome sind unterschiedlich und hängen vom Ort der Bestrahlung ab; dies gilt auch für die Intensität der Symptome

- Haut, bestrahltes Areal
  - Erythem
  - Pruritis
  - Ödem
  - Hautschuppung (trocken oder feucht)
  - Hyperpigmentierung
  - Atrophie
  - Schmerzen
- Mukositis, Karies
- Geschmacksveränderung
- Übelkeit, Erbrechen
- Anorexie, Dysphagie, Ösophagitis
- Diarrhö
- Gewichtsverlust
- Kopfschmerzen
- Allgemeines Unwohlsein
- Erschöpfung
- Haarausfall, Juckreiz, Schuppung und Farbveränderung der Kopfhaut
- Tachykardie
- Perikarditis
- Myokarditis
- Pneumonie

- Sterilität
- Erhöhte Infektanfälligkeit

Laborwerte/Diagnostische Untersuchungen

- Differentialblutbild
- Niedriger Hämoglobinwert
- Leukopenie
- Thrombozytopenie
- Panzytopenie
- Elektrolyte

Potentielle Komplikationen (PK)

PK: Infektion
PK: Anämie

Medizinische Behandlung

- Antiemetika
- Antimykotika
- Lidocain
- Antazida
- Infusionsbehandlung
- Antidiarrhoika
- Harnblasen-Anästhetika
- Antibiotika
- Transurethraler Blasenkatheter
- Blutprodukte

Pflegediagnosen/Maßnahmen/Evaluation

PD: Angst bezüglich der bevorstehenden Behandlung

Pflege vor der Behandlung

- Radiologe entscheidet zusammen mit dem Patienten, ob eine geplante Strahlentherapie die adäquate Behandlungsform ist
- Verstehen, daß der Patient, bis die Entscheidung für eine Behandlung getroffen wird, verstärkt Angstgefühle und Furcht zeigt
- Die Erklärungen des Arztes bezüglich Vorgehensweise und positiver Wirkungen verstärken
- Zu Gesprächen bezüglich Befürchtungen, Mythen und Mißdeutungen der Behandlung ermutigen
- Nach der Entscheidungsfindung bespricht der Radiologe mit dem Patienten wie die Strahlentherapie verabreicht wird

- Verstehen, daß während dieses Gespräches die zu bestrahlenden Areale mit einem wasserfesten Farbstift markiert werden
- Vorgehensweise erklären und welches Verhalten vom Patienten erwartet wird
  - Die Geräte haben Ähnlichkeit mit einem Röntgengerät, sind aber größer
  - Radiologe oder Radiotherapeut befinden sich während der Behandlung in unmittelbarer Nähe aufhalten um eine Kommunikation zu ermöglichen
  - Patient wird in einem Raum auf einen Tisch gelagert, er befindet sich dort alleine
  - Im Anschluß an die Lagerung muß sich der Patient absolut still verhalten
  - Das Lagern kann 10 Minuten und länger dauern
  - Verstehen, daß die Behandlung eines Feldes normalerweise 1–3 Minuten dauert
  - Die Behandlung löst keine Schmerzen aus, aber Patient fühlt sich durch die einzuhaltende Lagerung evtl. unwohl

Erwartetes Ziel/Evaluation

- Patient verbalisiert Befürchtungen und Betroffenheit bezüglich der Behandlung

PD: Gefahr einer Hautschädigung, b/d die Bestrahlung

- Haut sorgfältig einschätzen
- Über Bedeutung der Hautpflege informieren
  - Baden und Duschen vermeiden, bis es erlaubt wird
  - Bestrahlte Hautareale nicht reinigen
  - Hautmarkierungen in behandlungsfreien Intervallen nicht entfernen
- Bestrahlte Hautareale nicht mit Seife oder anderen Produkten reinigen; dies sollte vorher mit dem Arzt abgesprochen werden
  - Leichte Bekleidung wählen, um ein Reiben zu vermeiden
  - Extreme Temperaturen und starke Sonnenexposition vermeiden; weder Wärmflasche noch Heizkissen anwenden
- Trockene Schuppungen
  - Sparsam mit Kornstärke behandeln
- Feuchte Schuppungen
  - Zur Reinigung Wasser oder Kochsalzlösung verwenden
  - Sauber und feucht halten (heilt langsam ab)

- Maßnahmen, um einer Infektion vorzubeugen
  - Wenn möglich, die Haut der Luft aussetzen
  - Nach Verordnung beeinträchtigte Hautareale mit Hydrokolloidverband abdecken; eine wickelähnliche Bandage verwenden, um ein Verrutschen der Auflage zu verhindern
  - Kein Pflaster verwenden; wenn notwendig, hautschonendes Pflaster oder Papierpflaster an nicht behandelten Hautarealen applizieren
  - Keine Kosmetika anwenden, bei Bedarf Perücken, Haarteile oder Schals verwenden
  - Bei einer Behandlung der Axilla keine Deodorants verwenden

Erwartetes Ziel/Evaluation

- Patient zeigt Verständnis für Methoden, den Hautproblemen vorbeugen bzw. sie zu minimieren

PD: Veränderte Nahrungsaufnahme: geringer als der Nährstoffbedarf, b/d die Bestrahlung

- Ernährungszustand einschätzen
- Patienten täglich zu gleicher Zeit mit gleicher Bekleidung und Waage wiegen
- Patienten informieren, eine nährstoffreiche, proteinhaltige Diät einzuhalten
  - Proteinhaltige Ersatzstoffe bereitstellen
  - Auf spezielle Wünsche des Patienten bezüglich Nahrungsaufnahme eingehen; sechs kleine, schwach gewürzte Mahlzeiten sind oft besser verträglich
  - Mit Nahrungsmitteln experimentieren
  - Nahrungsmittel bei einer angemessenen Temperatur appetitlich anrichten
  - Kalte Nahrungsmittel wie Eiscreme und Wackelpudding bereitstellen; ein Patient mit Stomatitis verträgt diese besser
  - Rauchen einstellen
  - Keine scharf gewürzten und heißen Nahrungsmittel einnehmen
  - Patienten mit sehr geringer Nahrungsaufnahme erhalten nach Verordnung Sondenkost oder totale parenterale Ernährung
  - Nach Verordnung Vitamine verabreichen
  - Vor und nach den Mahlzeiten Ruhephasen einhalten
  - Den Raum geruchsfrei und frisch halten

  - Eine ausreichende Flüssigkeitszufuhr von 2000–2500 ml/Tag einhalten, wenn nicht kontraindiziert
  - Nach Verordnung Antiemetika verabreichen
  - Antazida verabreichen
  - Wenn notwendig, Kalorienzahl dokumentieren
  - Abdomen einschätzen, Darmgeräusche eingeschlossen
  - Ausscheidungsvorgänge einschätzen (Diarrhö oder Obstipation)
  - Wenn notwendig, Antidiarrhoika/Laxantien verabreichen

Erwartetes Ziel/Evaluation

- Patient verliert nicht mehr als 3–5 % seines Körpergewichts

PD: Veränderte Mundschleimhaut, b/d die Bestrahlung

- Mundhöhle achtstündlich einschätzen
  - Vor und nach den Mahlzeiten Mundpflege durchführen, morgens, nachts und nach jedem Erbrechen
    - Bei einer Stomatitis zweistündlich durchführen
    - Weiche Zahnbürste verwenden
    - Bei Bedarf Schwammreiniger oder Gaze-Tupfer verwenden
    - Verdünnte, nichtalkoholische Mundspülung verwenden
    - Bei Bedarf mit Kochsalz spülen
- Nach Verordnung Nystatin (Mycostatin) verabreichen
- Patient benötigt evtl. künstlichen Speichel
- Schmerzen beim Schlucken oder Schluckschwierigkeiten einschätzen; bei Bedarf visköses Lidocain verabreichen

Erwartetes Ziel/Evaluation

- Patient führt vorbeugende Maßnahmen durch oder minimiert sein Unwohlsein

PD: Verändertes Urinausscheidungsmuster

- Urinausscheidung einschätzen
- Auf Symptome einer Harnwegsinfektion achten
- Ein- und Ausfuhr kontrollieren
- Eine Flüssigkeitszufuhr von 3000 ml/Tag forcieren, wenn nicht kontraindiziert
- Bei der Pflege des perianalen Bereichs behilflich sein und beraten, in besonderem Maße bei Diarrhö

Erwartetes Ziel/Evaluation

- Patient hält eine bilanzierte Ein- und Ausfuhr ein und hat keine Kennzeichen einer Harnwegsinfektion

PD: Infektionsgefahr, b/d eine Knochenmarkdepression

- Differentialblutbild überwachen
- Aktivitäten schrittweise durchführen, häufig Ruhephasen planen
- Bei sehr niedrigen Blutwerten kann evtl. eine Bestrahlungspause notwendig werden
  - Auf Infektionszeichen und -symptome achten
  - Nach Verordnung Antibiotika und Blutprodukte verabreichen

Zusätzliche Pflegediagnosen

- Gefahr eines Flüssigkeitsmangels, b/d Übelkeit und Erbrechen
- Erschöpfung b/d eine verminderte metabolische Energieproduktion
- Durchblutungsstörung: kardiopulmonal, b/d eine Perikarditis, Myokarditis, Pneumonie
- Sexualstörung, b/d Sterilität

5.3.1 Maßnahmen für alle Arten der Kurzdistanztherapie

5.3.1.1 Alle Implantatarten

- Psychologische Aspekte einschätzen und einer Isolation entgegenwirken: auf Wünsche des Patienten eingehen
- Zeit geben, um Schmerzen und Ängste zu äußern
- Erhält der Patient ein Implantat, so soll er über die Notwendigkeit von Schutzvorkehrungen und die Einhaltung eines bestimmten Abstands über einen bestimmten Zeitraum informiert werden
- Das Personal sollte Plaketten tragen
- Keine Schwangeren und Kinder als Besucher

5.3.1.2 Hirnimplantate

- Nachteilige Reaktionen einschätzen, Erschöpfung, Anorexie, mögliche Gewebeschädigung, neurologische Nebenwirkungen; neurologische Einschätzung durchführen
- Patienten über Haarausfall informieren

5.3.1.3 Gynäkologische Zäsiumimplantate

- Nachteilige Wirkungen einschätzen und bewältigen: Diarrhö, Zystitis, Dysurie, vaginale Fibrose, Trockenheit
- Patienten auf Bewegungseinschränkung hinweisen
  - Bettruhe für 48 Stunden
  - Kopfteil auf 30 Grad erhöhen
  - Bis zur Entfernung des Implantats weder Bäder noch perianale Pflege durchführen; Patient erhält eine Minimalpflege
  - Zu Flüssigkeitsaufnahme und ballaststoffarmer Kost anregen
  - Evtl. Verabreichung von Loperamid, um die Darmperistaltik zu hemmen
  - Bei Bedarf Schmerzmittel verabreichen

5.3.1.4 Brustimplantate

Einschätzung auf Hauterytheme

5.3.1.5 Kopf- und Nackenimplantate

- Einschätzen auf Nebenwirkungen und Behandlung der Trockenheit der Mundschleimhaut
  - Stomatitis
  - Trockene Schuppung
  - Mögliche Infektion
  - Xerostomie
- Einschätzen von freien Atemwegen und deren Aufrechterhaltung
- Blutung einschätzen und behandeln
- Schmerz behandeln
- Kommunikationswege wie Schreib- oder Sprechtafel bereitstellen
- Veränderungen des Körperbildes einschätzen
  - Hautmarkierung, besonders im Gesicht
  - Gewichtsverlust, Reduktion der Muskelmasse
  - Alopezie

PD: Wissensdefizit, b/d einen Informationsmangel bezüglich möglicher Komplikationen und Wirkungen der Bestrahlung

- Notwendigkeit erklären, Personen mit Infektionen zu meiden, vor allem mit Harnwegsinfektionen
- Symptome besprechen, die auf eine Infektion hinweisen und dem Arzt mitgeteilt werden sollen
  - „Erkältung“, „Grippe“, erhöhte Temperatur
  - Diarrhö, häufiges Wasserlassen und Brennen beim Wasserlassen

  - Gerötete, schmerzhafte Hautstellen
  - Geröteter Mund, Schwellung, Ulzeration, Blutung, vermehrter Speichelfluß
- Bedeutung der Einhaltung einer nährstoffreichen Diät und einer Flüssigkeitszufuhr von bis zu 3000 ml/Tag erklären, wenn nicht kontraindiziert
  - Sechs bis acht kleine Mahlzeiten einnehmen
  - Nahrungsaufnahme direkt vor oder nach der Behandlung vermeiden
- Erklären, daß die Wirkung der Bestrahlung für 10–14 Tage nach der letzten Bestrahlung anhalten wird; Patienten informieren, daß Heilungstendenzen nicht vor 18–21 Tagen nach der letzten Behandlung zu erwarten sind
- Notwendigkeit einer täglichen Mundpflege erklären – morgens, nach den Mahlzeiten und vor dem Zubettgehen – um den Mund sauber und frisch zu halten
- Folgende Symptome sollen dem Arzt mitgeteilt werden:
  - Mukositis
  - Übelkeit und Erbrechen
  - Unfähigkeit zu essen
  - Zunehmende Kopfschmerzen oder Müdigkeit
  - Starke Diarrhö
  - Zunehmende Rötung, Schwellung, Schmerz oder Pruritis im therapeutischen Bereich
- Bedeutung einer regelmäßigen, ambulanten Pflege betonen
- Medikamentennamen, Dosierung, Zeitpunkt der Einnahme, Wirkung und Nebenwirkungen erklären
- Notwendigkeit betonen, keine Medikamente aus Drogerien oder Kaufhäusern einzunehmen, ohne dies vorher mit dem Arzt zu besprechen

Erwartetes Ziel/Evaluation

- Patient faßt die Symptome zusammen, die mitgeteilt werden sollen und diskutiert die häusliche Versorgung und weitere Untersuchungen.

5.4 Pflege einer Patientin mit Radium(Cäsium)therapie: intrakavitär, Nachladeverfahren, Colpostat oder Ernst-Applikator

Radioaktive Quellen werden in die Vagina eingelegt und dort für einen bestimmten Zeitraum belassen, um ein Zervix- oder Uteruskarzinom zu behandeln.

Vorbereitung der Applikation: Beratung und Pflege

- Nach Verordnung ballaststoffarme Kost verabreichen
- Mögliche Probleme in Zusammenhang mit Hautpflege und Lagerung einschätzen
- Nach Verordnung Polyvidon-Jod-Dusche verabreichen

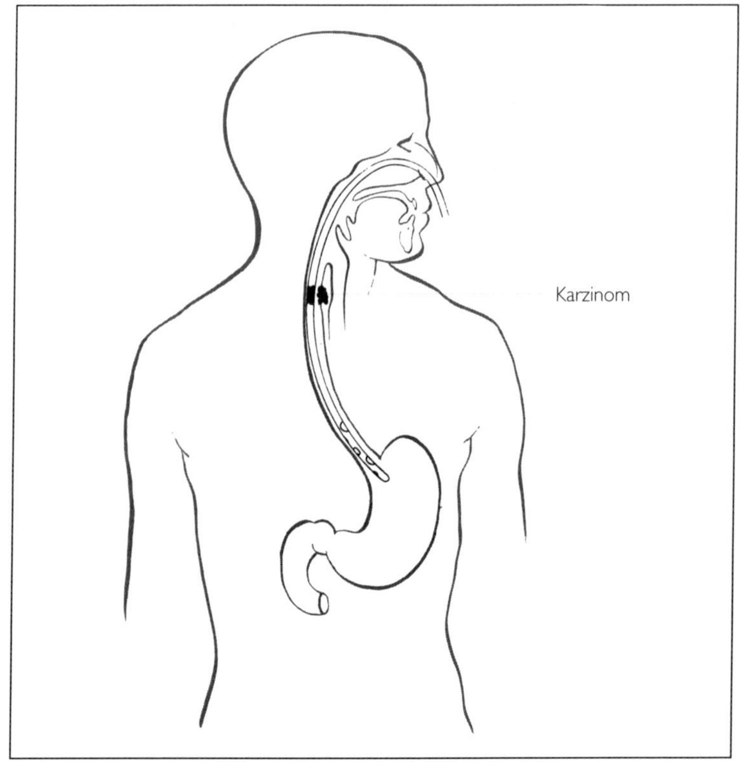

Abb. 6 Plazierung einer Radium-Dehnungssonde für einen Patienten mit einem Ösophaguskarzinom; beachte, daß das Radium neben dem Tumor plaziert wird (Marino LB.: Cancer nursing. St. Louis 1981, CV Mosby)

- Nach Verordnung so lange Einläufe verabreichen, bis die Flüssigkeit klar zurückkommt
- Transurethralen Blasenkatheter legen, falls dies nicht im Operationssaal geschehen ist
- Notwendigkeit erklären, Bettruhe einzuhalten; das Kopfteil des Bettes darf leicht erhöht werden
- Bedeutung folgender Punkte erklären:
  - Ballaststoffarme Kost
  - Ruhigstellung des Darms
  - Schmerzen mitteilen
  - Einzelzimmer und Beschränkung der Besuche auf wenige Personen
  - Minimale Exposition des Pflegepersonals
- Erklären, daß Schmerzen behandelt werden
- Ein Einzelzimmer zur Verfügung stellen oder Zweibettzimmer, wenn bei einer anderen Patientin die gleiche Therapie durchgeführt wurde
- Notwendige Gegenstände in erreichbare Nähe der Patientin bereit legen
- Den Zusammenhang zwischen Sterilisation und Ende des Menstruationszyklus erklären

Einschätzung nach der Einlage

Beobachtungen/Befunde

- Anorexie
- Übelkeit, Erbrechen
- Diarrhö
- Erhöhte Temperatur: > 37,8 °C
- Druckgefühl im Abdomen
- Dehydratation
- Tachykardie
- Hypotonie
- Rektale Blutung
- Vaginale Blutung
- Uteruskontraktionen
- Haut oberhalb der Beckenregion
  - Gerötet
  - Blasenbildung
- Lage der Applikatoren
- Sensorische Deprivation

Potentielle Komplikationen (PK)

PK: Uterusperforation
PK: Diffuse Blutung
PK: Atelektasen
PK: Oligurie
PK: Hämaturie

Pflege nach der Einlage

- Plakette: postradioaktive Vorkehrungen anbringen
- In der Nähe des Beckens der Patientin speziell gekennzeichnete Plakette anbringen
- Speziell gekennzeichnete Container im Raum belassen für den Fall, daß Cäsium aus Versehen deplaziert wird
- Kopfende des Bettes auf 35 Grad erhöhen
- Ballaststoffarme Kost einhalten; Flüssigkeitsaufnahme bis 3000 ml/Tag forcieren, wenn nicht kontraindiziert
- Nach Bedarf parenterale Flüssigkeiten verabreichen
- Ein- und Ausfuhr messen
- Schmerzen behandeln; Analgetika verabreichen
- Nach Verordnung Mittel zur Ruhigstellung des Darms und andere Sedativa verabreichen
- RR, P und Af sowie orale Temperatur vierstündlich kontrollieren
- Täglich ein Teilbad ermöglichen
  - Hände, Gesicht und oberen Thorax waschen
  - Nicht unterhalb der Taille baden
  - Keine routinemäßige perianale Pflege und Katheterpflege durchführen
  - Als Ersatz für eine vollständige Rückeneinreibung Schultern und Nacken massieren
  - Routinemäßigen Wäschewechsel vermeiden
- Applikatorlage kontrollieren
  - Bei Dislokation Arzt und Radiotherapeut benachrichtigen
  - Zur Reposition eine langarmige Pinzette verwenden
- Zwei- bis vierstündlich und bei Bedarf auf vaginale und rektale Blutung kontrollieren
  - Reichlicher Ausfluß ist die Regel
  - Dem Arzt Blutungen mitteilen
  - Vierstündlich und bei Bedarf perianale Vorlagen wechseln
- Transurethralen Verweilkatheter an ein geschlossenes Schwerkraft-Ableitungssystem anschließen
  - Auf Veränderungen des Urins achten

  - Dem Arzt eine Hämaturie mitteilen
- Nach Bedarf Raumdeodorant verwenden
- Entfernung der Radiumeinlage
  - Nach Verordnung Katheter entfernen, evtl. sind miktionserleichternde Maßnahmen notwendig
- Angemessene Flüssigkeitszufuhr bis 3000 ml/Tag einhalten, wenn nicht kontraindiziert
- Nach Indikation lokale Waschungen durchführen
- Nach Indikation Einlauf verabreichen
- Duschen
- Aktivität steigern und bis zur Entlassung Mobilisation ohne Hilfestellung ermöglichen

Pflegediagnosen/Maßnahmen/Evaluation

PD: Beeinträchtigte körperliche Mobilität b/d durch die Einlage des Nachladers

- Am Tag und am Abend bei zweistündlichem tiefen Durchatmen behilflich sein und beraten
- Thorax vier- bis achtstündlich auf Atemgeräusche auskultieren
- Über vierstündliche aktive Bewegungsübungen der oberen Extremitäten informieren
  Knie leicht beugen und mit Kissen unterstützen
- Regelmäßig Lagewechsel durchführen, Schultern nach vorne beugen und ein bis zweistündlich mit Kissen unterstützen
- Notwendige Gegenstände in Reichweite des Patienten bereit legen
- Perianale Vorlage vorsichtig vierstündlich wechseln

Erwartetes Ziel/Evaluation

- Hautintegrität, Muskel- und Skelettfunktion bleiben aufrechterhalten

PD: Angst, b/d einen eingeschränkten sozialen Kontakt mit anderen Menschen

- Emotionale Unterstützung gewährleisten
  - Häufig Besuche, aber über einen kurzen Zeitraum
  - Zum Verbalisieren von Ängsten ermutigen
  - Zerstreuende Aktivitäten ermöglichen
    - Lesen
    - Fernsehen

- ◇ Über einen kurzen Zeitraum Besuche von Angehörigen ermöglichen (ausgenommen sind Schwangere und Kinder); zu telefonischer Kommunikation mit nahestehender Person ermutigen

Erwartetes Ziel/Evaluation

- Patientin zeigt angepaßte psychosoziale Verhaltensweisen in Bezug auf vorübergehende Einschränkung sozialer Kontakte

PD: Wissensdefizit, b/d einen Informationsmangel bezüglich häuslicher Versorgung

- Notwendigkeit der Einhaltung der verordneten Diät erklären
- Bedeutung einer Flüssigkeitsaufnahme von bis zu 3000 ml/Tag erklären, wenn nicht kontraindiziert
- Patient über Aufhebung der Isolierungsmaßnahme nach der Entfernung der Radiumeinlage und über die Nichtradioaktivität der Patientin nach Entfernung des Radiums informieren
- Notwendigkeit tolerierbarer Bewegungsübungen erklären; Ruhephasen planen Patienten darauf hinweisen, bei vaginalem Ausfluß täglich Waschungen
durchzuführen
- Symptome besprechen, die dem Arzt mitgeteilt werden sollen
  - Vaginale Blutung
  - Rektale Blutung
  - Stuhl- oder Urinausfluß aus der Vagina
  - Faulig riechender, vaginaler Ausfluß
  - Druckgefühl im Abdomen
  - Schmerzen im Abdomen
  - Übelkeit, Erbrechen oder Diarrhö
  - Erhöhte Temperatur
  - Hämaturie
  - Kennzeichen einer Menopause
- Patientin darauf hinweisen, täglich zu duschen (extreme Wassertemperaturen meiden)
- Patientin vor Sonnenexposition im Beckenbereich warnen; darauf hinweisen, Cremes auf Lanolin-Basis oder Baby-Öl auf trockene Stellen aufzutragen
- Erklären, daß eine sexuelle Aktivität wieder aufgenommen werden kann, wenn die Patientin sich nach Behandlungsende wohlfühlt oder nach ärztlicher Indikation
- Nach Verordnung Verwendung eines Vaginaldilatators demonstrieren

- Maßnahmen der Vorbeugung eines Harnwegsinfekts erklären
- Patientin darauf hinweisen, eine Obstipation zu vermeiden
- Bedeutung regelmäßiger Kontrolluntersuchungen betonen

Erwartetes Ziel/Evaluation

- Patient und/oder nahestehende Personen zeigen, daß sie die häusliche Pflege und die Notwendigkeit weiterer Untersuchungen verstanden haben

5.5 Offene radioaktive Therapie

Vorbereitung des Raums

- Bequeme und funktionsfähige Möbel
- Bett an der Außenseite des Zimmers
  - Frisch bezogenes Bett
  - Zusätzliche Decken
- Adäquate Beleuchtung
- Funktionstüchtiges(r) Telefon und Fernseher
- Lesestoff und/oder andere Hobby-Materialien bereitstellen
- Blumen arrangieren und wässern
- Mundpflegeset und Toilettenartikel bereitlegen
- Abfallbehälter und Wäschesäcke im Raum
- Speziell gekennzeichneter Urinauffangbehälter im Raum
- Gesättigte Kalium-Jod-Lösung in der Naßzelle bereitstellen
- Radioaktive Markierung anbringen
  - an der Tür
  - auf der Dokumentenmappe und in für den Patienten erreichbarer Nähe
- Radioaktive Plakette am Raumeingang

5.5.1 Radiojod

BEACHTE: Schwangere Krankenschwestern sollten nicht mit der Pflege des Patienten betraut werden; kein Besuch von Kindern

Vor Verabreichung der Medikamente

- Raum auf Vollständigkeit des notwendigen Materials überprüfen
- Gegenstände in erreichbarer Nähe des Patienten bereitstellen
- Einweggeschirr, Gegenstände und Eßtablett bestellen

Weitere Pflege

- Beim Betreten des Raums korrekte Plakette tragen
- Im Raum verbrachte Zeit begrenzen
  - Beobachtungen, die nötig sind
  - Notwendiges Material
  - Durchzuführende Pflege
- Wenn notwendig, Urin und Stuhl mit Gummi- oder Plastikhandschuhen entsorgen
- Ausscheidungen in der Toilette entsorgen; einen Meßbecher gesättigter Kalium-Jod-Lösung in die Toilette geben und Spülung betätigen oder dreimal nachspülen
- Wenn Exkremente (Urin, Sputum, Erbrochenes) auf die Haut verschüttet wurden
  - Für zwei Minuten Wasser über den Bereich laufen lassen
  - Für drei Minuten mit Seife und Wasser waschen
  - Den Bereich durch die Radiotherapieabteilung kontrollieren lassen
- Wenn Exkremente auf das Bett oder andere Oberflächen des Raumes gelangen Radiotherapieabteilung benachrichtigen
  - Nach Überprüfung des Bereichs in gleicher Weise verfahren
- Verbände mit Gummi- oder Plastikhandschuhen versorgen, wenn vorhanden; in Plastiktüte entsorgen und im Raum belassen
- Bettwäsche mit Gummi- oder Plastikhandschuhen entsorgen, wenn sie Exkremente oder Schweißabsonderung enthalten; Entsorgung erfolgt in einem sich im Raum befindenden Wäschesack
- Weder Wäsche noch Abfallsack aus dem Raum entfernen
- Bei mobilisierten Patienten keine routinemäßigen Pflegeverrichtungen durchführen
- Bei geschwächten Patienten Pflege planen, um Exposition zu begrenzen
  - Effektiv arbeiten
  - Das notwendige Material bereithalten
  - Wendelaken verwenden; nur verschmutzte Bereiche reinigen
  - Vor Betreten des Raumes Mahlzeiten vorbereiten und kleinschneiden
- Untersuchungsmaterial für das Labor in speziell gekennzeichnete Container legen
- Nach der Entlassung oder Beendigung der Isolierung
  - Im Raum befindliches Material, Wäsche und Abfall durch die Radiotherapieabteilung kontrollieren lassen
  - Mit Einverständnis der Radiotherapieabteilung Materialien, Wäsche und Abfall entfernen; in gewohnter Weise verfahren

5.5.2 Radiophosphor

- Pflege wie bei Radiojod, außer
  - Keine speziellen Vorkehrungen für die Entsorgung von Urin, Stuhl oder Sputum
  - Keine Vorkehrungen für die Entsorgung von Erbrochenem, außer nach oraler Verabreichung von ^{32}P
  - Bei der Gabe von Chromphosphat in den Pleuraraum oder peritonealen Hohlraum und bei Undichtigkeit zur Kontrolle und weiteren Instruktionen
  - Radiotherapieabteilung benachrichtigen

5.6 Pflege eines Patienten mit offener Radiotherapie

5.6.1 Radiojod

Verabreichung metabolischer oder absorbierender Radiation, um Erkrankungen wie Schilddrüsenüberfunktion oder -karzinom zu behandeln; normalerweise wird ^{131}I oder ^{32}P verabreicht.

Einschätzung/Assessment

Beobachtungen/Befunde

- Reaktion auf Isolierung
  - Depressiv
  - Euphorisch
  - Akzeptierend
  - Klage über druckempfindliche Stellen am Hals
  - Progression einer Ophthalmopathie
  - Dauerhafter, produktiver Husten
  - Hypothyroidismus
  - Hyperthyroidismus
  - Hypoparathyroidismus

Pflege vor Verabreichung der Medikamente

Beachte: Schwangeres Pflegepersonal sollte nicht mit der Pflege des Patienten betraut werden; kein Besuch von Kindern

Akute Pflege

- Patienten baden oder duschen lassen
- Bettwäsche und Möbel reinigen und arrangieren
  - Persönliche Waschutensilien, Lesestoff, Fernseher, Hobby-Materialien und Telefon in erreichbarer Nähe des Patienten bereitstellen
  - Unerwünschte Gegenstände aus dem Raum entfernen
- Besondere Wünsche bezüglich Nahrungsmittel und Getränke kennen und in der Diätküche bestellen
- Patienten dabei behilflich sein, seine Familie über Einschränkung der Besuchszeiten zu informieren
- Bis 24 Stunden nach Verabreichung der Medikamente keine Besucher einlassen
- Danach 30 Min/Tag Besuchszeit pro Besucher erlauben, der Besucher soll sich ca. 2 m vom Patienten entfernt aufhalten

Patientenaufklärung

- Die Erklärung des Arztes bezüglich Vorgehensweise und Notwendigkeit der Isolation verstärken
- Familie oder nahestehende Person in die Pflege und Aufklärungsgespräche einbeziehen
- Patienten über Pflegeplanung orientieren
  - Erklären, daß das Personal sich nur über sehr kurze Zeiträume im Raum aufhalten wird
  - Patienten versichern, daß die notwendige Pflege durchgeführt wird
  - Verstärken, daß der Patient sich für notwendige Gegenstände oder Pflege melden soll
- Die tägliche persönliche Hygiene sollte, wenn möglich, vom Patienten selber durchgeführt werden
- Der Patient sollte Krankenhausbekleidung tragen; die Medikamente werden über Haut und Speichel ausgeschieden
- Methode des 24 Stunden-Sammelurins beschreiben; vom Laborwert (radioaktiver Spiegel) hängt die Dauer der Isolationsmaßnahme ab
- Zum Essen werden Einmalgeschirr, -utensilien und Tabletts verwendet
- Wäsche und Abfall verbleiben im Raum
- Die Kommunikation mit dem Personal geschieht über Klingel und Interkommunikationssystem
- Besucherprivilegien werden eingeschränkt
  - Innerhalb der ersten 24 Stunden kein Besuch
  - Danach ist es Besuchern gestattet, zwei Std./Tag zu bleiben, wenn der Besucher sich 2 Meter vom Patienten entfernt aufhält
- Routinemäßige, haushälterische Tätigkeiten werden nicht durchgeführt

5.6.2 Pflege nach der Verabreichung der Medikamente

Pflegerische Versorgung

- Wenn der Patient sofort oder innerhalb der ersten vier Stunden nach der Verabreichung von ^{32}P oder ^{131}I erbricht, Radiotherapeut und Arzt benachrichtigen
  - Alle kontaminierten Personen, Gegenstände und Oberflächen müssen dekontaminiert werden

Intrakavitäre Instillation

- Patienten nach der Instillation auf die gegenüberliegende Seite der Inzision lagern
- Über zwei bis drei Stunden 15minütige Lagewechsel durchführen
- Die Inzisionsstelle wird anfangs achtmal alle 15 Minuten auf Absonderung der Lösung kontrolliert, danach zweimal alle 30 Minuten und dann einmal vierstündlich
- Bei einer Absonderung Radiotherapeuten und Arzt benachrichtigen
- Den Raum stündlich bis zur Türschwelle betreten, um den Patienten kurz zu besuchen
- Bedürfnisse und Wünsche des Patienten einschätzen, erahnen und sofort erfüllen
- Post, Dokumente und Blumen sobald sie eintreffen, zustellen
- Darauf achten, daß zusätzlich notwendige Materialien und Gegenstände für die Entsorgung von Abfall, Ausscheidungen und Wäsche vorhanden sind
- Keine Gegenstände aus dem Raum entfernen, ausgenommen ist Untersuchungsmaterial für das Labor in speziell gekennzeichneten Containern/Behältern
- Emotionale Unterstützung geben
  - Die Reaktion des Patienten auf Therapie und Isolierung einschätzen
  - Dem Patienten versichern, daß die Isolierung nicht länger als acht Tage dauern wird
  - Die Betroffenheit des Patienten bezüglich bleibender Radioaktivität nach Beendigung der Therapie besprechen

Patientenaufklärung

Sicherstellen, daß Patient und/oder nahestehende Person folgendes weiß und versteht:

- Patient stellt aufgrund der Radioaktivität keine Gefahrenquelle für seine Familie oder andere dar; ein Großteil der Medikamente wurde bereits nach acht Tagen ausgeschieden

- Symptome des Wiederauftretens einer Schilddrüsenüberfunktion sollen dem Arzt mitgeteilt werden
- Symptome einer Unterfunktion der Schilddrüse sollen dem Arzt mitgeteilt werden
- Bedeutung
  - Des Ausgleichs von Aktivität und Ruhephasen
  - Weiterer ambulanter Pflege

Erwartetes Ziel/Evaluation

- Patient erkennt und bewältigt die Nebenwirkungen der Strahlentherapie

5.7 Antineoplastische Chemotherapie

Chemotherapie: Systemische Karzinombehandlung mit Medikamenten, die in den Zellzyklus eingreifen; nützlich bei einer Streuung der Krankheit oder hohem Rezidivrisiko, kann kurativ, lebensverlängernd oder palliativ sein; oft wird sie als eine adjuvante Therapie der chirurgischen Behandlung und/oder Radiotherapie durchgeführt.

Einschätzung/Assessment

Beobachtungen/Befunde

- Physische Reaktion auf die spezifische Erkrankung
  - Fähigkeit und Wunsch zu lernen
  - Begrenzungen des Lernens: Müdigkeit, Verleugnung
  - Kenntnis des Behandlungsplans, der Diagnose und Behandlung;
    - Erwartung der Ergebnisse; Wahrnehmung der Patientenrolle
  - Verhalten gegenüber Chemotherapie
- Psychosoziale Reaktion, basierend auf Bewältigungsstrategien des Patienten, Unterstützergruppen, vorheriger Erfahrung mit Chemotherapie und vorhandene Informationen bezüglich des Krankheitsverlaufs
- Vor Beginn der Chemotherapie erste Einschätzungen vornehmen und während der gesamten Behandlungsperiode fortsetzen

Laborwerte/Diagnostische Untersuchungen

Abhängig von jedem einzelnen Medikament und den dazugehörigen, erwarteten Reaktionen

Potentielle Komplikationen (PK)
PK: Allgemeine Probleme

- Knochenmarkdepression
- Kutane Manifestationen
- Funktionsstörungen im Gastro-Intestinaltrakt
- Funktionsstörungen im Respirationstrakt
- Renale Funktionsstörungen
- Kardiale Funktionsstörungen
- Störungen der Sexualfunktion und im Genitalbereich
- Elektrolytstörungen und chemische Störungen
- Funktionsstörungen der Muskeln und Knochen

Medizinische Behandlung
- Verordnung der antineoplastischen Medikamente entsprechend des Protokolls oder nach Standard
- Diagnostik und Kontrolle der Laboruntersuchungen
- Vitalzeichen
- Antiemetika, Antazida, orale Anästhetika
- Parenterale Flüssigkeitszufuhr

Pflegediagnosen/Maßnahmen/Evaluation
PD: Furcht, b/d den Krankheitsverlauf und/oder die Therapie

- Vorhergehende Erfahrungen mit der Chemotherapie einschätzen
- Mythen durch Fakten ersetzen
- Patienten und/oder nahestehender Personen dabei unterstützen, Befürchtungen zu erkennen und zu klären, beim Entwickeln von Bewältigungsstrategien bezüglich dieser Befürchtungen behilflich sein
- Das Aufzeigen der Darstellung von Bewältigungsstrategien durch andere kann hilfreich sein

Erwartetes Ziel/Evaluation
- Patient verbalisiert Befürchtungen und beginnt, mit diesen effektiv umzugehen

PD: Schmerzen, b/d den Krankheitsverlauf

- Schmerzmerkmale kontrollieren und dokumentieren, ebenso begleitende Faktoren wie z. B. Angst
- Schmerzintensität durch Befragung des Patienten einschätzen:

    - Schmerzen anhand einer Skala von 0–5 beurteilen; beschreibende Worte wie z. B. dumpf, stechend wählen
- Vertrauensvolle Beziehung zum Patienten aufbauen
    - Analgetika regelmäßig verabreichen, um intensiven Schmerzen vorzubeugen; bei chronischen Schmerzen regelmäßig und zu fixen Zeiten verabreichen
    - Wirkungsdauer und Halbwertszeit jedes Analgetikums berücksichtigen
    - Nebenwirkungen der Analgetika vorbeugen und behandeln, Obstipation eingeschlossen
    - Unterstützende, nicht-invasive Methoden der Schmerzlinderung anwenden (z. B. Zerstreuung, Entspannung, Imagination)
- Eine ruhefördernde Umgebung gewährleisten
- Befürchtungen und Wahrnehmungen des Patienten, die in Zusammenhang mit Schmerzen und der Schmerztherapie auftreten, auswerten
- Bedeutung, die der Patient dem Schmerz gibt, auswerten (Metastasen, Bestrafung, Wiederauftreten, Tod)
- Bewußtseinszustand auswerten und auf Veränderungen im Empfinden achten
- Nahestehende Person so weit wie möglich in die Pflegeplanung einbeziehen

Erwartetes Ziel/Evaluation

- Patient äußert Linderung der Schmerzen

PD: Mangelernährung, b/d Übelkeit und Erbrechen, Anorexie, Stomatitis, Krankheitsverlauf und/oder Therapie

- Ernährungszustand einschätzen
    - Körpergröße und Körpergewicht messen und mit dem Idealgewicht vergleichen
    - Laborwerte einschätzen (Blutbild, Serumalbumin), die auf eine Unterernährung hinweisen
    - Spezielle Wünsche des Patienten bezüglich seiner Nahrungsmittelvorlieben feststellen
    - Zu Beginn Mund und Mundschleimhäute beurteilen und anschließend, während der gesamten Therapiephase, täglich einschätzen
    - Auf Vorhandensein von Erschöpfung, Depression, Angst und/oder Schmerzen achten

  - Kennzeichen und Symptome beschreiben, die die Nahrungsaufnahme evtl. verändern, wie Übelkeit, Erbrechen, defekte Mundschleimhaut, Schmerzen, Schwierigkeiten beim Schlucken, Völlegefühl oder Blähungen
- Auf Bedingungen achten, die den Energieverbrauch erhöhen wie z. B. Fieber oder Infektionen
- Maßnahmen beschreiben, die die eben genannten Zeichen und Symptome verändern
- Maßnahmen beschreiben, die dazu beitragen, eine adäquate Nahrungsaufnahme aufrechtzuerhalten (Beibehaltung des Idealgewichts)
  - Häufig Mundpflege durchführen, kontrollieren ob Zahnprothesen gut sitzen
  - Einnahme sehr heißer oder sehr kalter Speisen sowie scharf gewürzter Speisen vermeiden
  - Nahestehende Person dazu ermutigen, die Lieblingsspeisen des Patienten zuzubereiten
  - Grundbestandteile der Nahrung in die Diät einbeziehen
  - Flüssigkeitsaufnahme von 2500 ml täglich aufrechterhalten, wenn nicht kontraindiziert
  - Vorschläge geben, wie der Patient in der Diät eine vermehrte Kalorien- und Proteinzufuhr berücksichtigen kann
  - Hochkalorische, proteinhaltige Nahrungsmittel in Form häufiger kleiner Mahlzeiten anbieten
  - Patient wöchentlich wiegen
- Vorschläge geben, wie Geschmacksveränderungen ertragen werden können
  - Unterschiedliche Gewürze versuchen
  - Kalte Nahrungsmittel werden manchmal besser vertragen
  - Bei der Zubereitung der Speisen starke Gerüche vermeiden
- Maßnahmen erklären, die einem Völlegefühl oder Blähungen vorbeugen
  - Während der Mahlzeiten Flüssigkeitszufuhr einschränken
  - Stark blähende Speisen vermeiden (z. B. Bohnen, Kohl)
  - Zu häufigen, kleinen Mahlzeiten ermutigen
  - Fettige oder stark gewürzte Speisen vermeiden
- Maßnahmen zur Kontrolle einer Diarrhö erklären
  - Ballaststoffe reduzieren
  - Patient dabei behilflich sein, die Nahrungsmittel, Getränke und Medikamente zu identifizieren, die eine Diarrhö verursachen
  - Anwendung von Antidiarrhoika erklären
- Gleichgewicht des Flüssigkeitshaushalts und Hautturgore überprüfen

- Ein- und Ausfuhr überwachen
- Maßnahmen zur Prävention einer Obstipation beschreiben
  - Vermehrt Flüssigkeit zuführen
  - Ballaststoffreiche Nahrung zuführen
  - Stuhlanregende Gleitmittel anwenden
  - Zu Aktivität ermutigen, wenn nicht kontraindiziert
- In der Vergangenheit aufgetretene Übelkeit und Erbrechen einschätzen: Ursache, Zeitpunkt des Auftretens, Häufigkeit
  - Nach Bedarf vor, während und nach Beendigung einer Chemotherapie Antiemetika verabreichen
  - Medikamente je nach Auftreten von Übelkeit und Erbrechen individuell anpassen
  - Chemotherapie am späten Nachmittag oder wenn möglich, nachts verabreichen
- Vor und nach den Mahlzeiten sowie vor dem Zubettgehen zu vorbeugenden Mundpflegemaßnahmen ermutigen
- Kontrolle von Brennen und Schmerzen im Mundbereich sowie auf Veränderungen der Toleranz von Nahrungsmitteln achten
- Über Kennzeichen und Symptome informieren, die einer weiteren Nachuntersuchung bedürfen, wie z. B. nicht zu beeinflussende Übelkeit und Erbrechen, Diarrhö, Schwäche und allgemeines Unwohlsein

Erwartetes Ziel/Evaluation

- Patient nimmt an Gewicht zu und erhöht die Kalorienzufuhr

PD: Hautschädigung, b/d eine Chemotherapie

- Haut einschätzen: Farbe, Temperatur, Rötung, Druckempfindlichkeit, Juckreiz, Turgor, Schuppung der Handinnenflächen, Absonderung von Sekreten, Hautfalten inspizieren, Achsel, Leiste und Damm in besonderem Maße
- Gleichgewicht des Flüssigkeitshaushalts und Ernährungszustand feststellen
- Hautpflege unterrichten
  - Milde Seife und Wasser verwenden, abspülen, abtrocknen
  - Haut und Nägel sehr sauber halten (Prävention einer Infektion)
- Sonnenexposition vermeiden: Sonnenschutz und Schutzkleidung tragen
- Dem Patienten Kennzeichen und Symptome von Hautveränderungen erklären, die herausstellen, die dem Arzt mitgeteilt werden sollen
- Bei Druckempfindlichkeit der Haut oder Hauttrockenheit topische Salben auf Wasserbasis anwenden

- Mit Kornstärke abpudern
- Weiche Baumwollbekleidung wählen

Erwartetes Ziel/Evaluation

- Patient beschreibt Maßnahmen, die den beeinträchtigten Hautzustand verbessern

PD: Flüssigkeitsmangel, b/d den Krankheitsverlaufs und die Chemotherapie

- Ein- und Ausfuhr einschätzen
- Hautturgor und -zustand untersuchen
- Schleimhäute auf Feuchtigkeit und Zustand einschätzen
- Gewicht und Vitalzeichen einschätzen
- Laborwerte evaluieren
- Zu einer Flüssigkeitszufuhr von 2–3 l/Tag ermutigen, wenn nicht kontraindiziert
- Nach Bedarf Verordnung für parenterale Flüssigkeitszufuhr entgegennehmen
- Nebenwirkungen, die mit Flüssigkeitszufuhr einhergehen, identifizieren und bewältigen
- Faktoren einschätzen, die einen Flüssigkeitsverlust zur Folge haben (Fieber, Diarrhö)
- Kennzeichen und Symptome erklären, die dem Pflegepersonal mitgeteilt werden sollen

Erwartetes Ziel/Evaluation

- Flüssigkeitshaushalt befindet sich im Gleichgewicht bzw. ist wieder hergestellt

PD: Gefahr eines Flüssigkeitsüberschusses, b/d eine übermäßige Flüssigkeitszufuhr

- Tropfenrate der Infusion mindestens stündlich regulieren
- Ein- und Ausfuhr genau überwachen
- Sorgfältig auf Kennzeichen eines Flüssigkeitsüberschusses achten
  - Tachypnö
  - Feuchte Rasselgeräusche
- Während der Hydration Thorax zwei- bis vierstündlich auskultieren
- Blutdruck und Puls überwachen
- Patient täglich wiegen
- Auf Kennzeichen von Ödemen achten, insbesondere an Sprunggelenken und Fingern

- Laborwerte überwachen (normalerweise keine Veränderung des Hkts, aber das Serum-NaCl kann erheblich absinken)
- Patienten informieren, dem Pflegepersonal Kennzeichen und Symptome eines Flüssigkeitsüberschusses mitzuteilen (Tachypnö, Gewichtszunahme, Ödeme an Fingern und Sprunggelenken, geschwollene Augenlider)
- Bei der Einnahme von Diuretika die Verabreichung sorgfältig auf gewünschte Ergebnisse und mögliche Nebenwirkungen überwachen

Erwartetes Ziel/Evaluation

- Flüssigkeitshaushalt ist im Gleichgewicht oder wird wieder hergestellt
- Reduktion der durch eine Flüssigkeitsansammlung verursachte Gewichtszunahme

PD: Gefahr eines verringerten Selbstwertgefühls, b/d physische und funktionale Veränderungen, die durch Chemotherapie verursacht werden

- Auslösende Faktoren einschätzen: Krankheitsverlauf, Behandlung, Wissensstand des Patienten
- Evaluieren, in welchem Maße Diagnose und Behandlung den Lebensstil des Patienten beeinflussen
- Soziale Bindung und Bindungen zu nahestehenden Personen evaluieren
- Bewältigungsstrategien des Patienten und der nahestehenden Personen bestimmen
- Gesprächsbereitschaft über die Betroffenheit in bezug auf den eigenen Körper (physische Empfindungen, Emotionen gegenüber dem eigenen Körper) und über das Rollenverständnis (Frau, Mutter, Haushaltsvorstand) zeigen; Gesprächsbereitschaft über Abhängigkeit/Unabhängigkeit
- Bedarf an professioneller Hilfe einschätzen, wenn soziale Bindungen zerbrechen; Informationen bezüglich notwendiger Beratung beim Anpassungsprozeß geben
- Patienten und/oder nahestehende Personen an unterstützende Gruppen weiterleiten

Erwartetes Ziel/Evaluation

- Patient erkennt Veränderungen des Selbstwertgefühls
- Patient zeigt eine Veränderung bis zur Herstellung eines verändertes Selbstkonzepts

PD: Selbstpflegedefizit (Nahrungsaufnahme, Baden, Hygiene, sich kleiden, ausscheiden: zu spezifizieren), b/d Schwäche

- Art, Ausmaß und Dauer des Selbstpflegedefizits ermitteln
- Bewältigungsstrategien des Patienten ermitteln
- Verfügbarkeit, Bereitschaft und Willen der Familie/nahestehender Personen einschätzen, dem Patienten zu helfen, wenn erforderlich
- Eine geduldige, unterstützende Atmosphäre bereitstellen
- Dem Patienten die Möglichkeit geben, Dinge zu tun, dessen er fähig ist
- Wenn notwendig, Hilfsmittel für die Selbstpflege bereitstellen
- Patienten bei Fortschritten loben und erreichte Ziele hervorheben
- Abhängigkeitslevel erkennen und die Pflege entsprechend der Ressourcen von Patient/nahestehender Person planen
- Wenn notwendig, dem Patienten/nahestehender Person bei der Planung einer Langzeitpflege behilflich sein
- Wenn notwendig, ambulante Dienste für die Versorgung zu Hause hinzuziehen

Erwartetes Ziel/Evaluation

- Patient eliminiert oder kompensiert seine Selbstpflegedefizite durch angepaßte Hilfsmittel oder Pflegedienste

PD: Wissensdefizit, b/d einen Informationsmangel bezüglich Chemotherapie

- Fähigkeit und Wunsch zu lernen einschätzen
- Wissensstand und Grad des Verstehens bezüglich des Krankheitsverlaufs einschätzen (Fakten, Mißdeutungen)
- Wissensstand und Grad des Verstehens bezüglich der Behandlung einschätzen (Mißdeutung, Mythen, kultureller Glaube, vorherige Erfahrung)
- Erwartungen an das Behandlungsziel sicherstellen
- Die Wirkung der Medikamente und erwartete therapeutische Wirkungen der Chemotherapie mit Hilfe audiovisueller Hilfsmittel erklären
- Dem Patienten/nahestehender Person auch in schriftlicher Form Material bezüglich des Medikamentennamens, der Wirkung und möglicher Nebenwirkungen zur Verfügung stellen
- Methode, Häufigkeit und Dauer der Verabreichung jedes Medikamentes erklären
- Mündliches und schriftliches Material bezüglich der Bewältigung der Nebenwirkungen/Toxizität bereitstellen

- Patienten bezüglich früh auftretender Nebenwirkungen wie Übelkeit und Erbrechen
  informieren und über Nebenwirkungen, die erst zu einem späteren Zeitpunkt auftreten, wie z. B. die Knochenmarktoxizität
- Reversible Nebenwirkungen besprechen
- Patienten informieren, daß Nebenwirkungen dem Arzt mitgeteilt werden sollen
- Schriftliche Informationen darüber geben, wie und wo Pflegepersonal, wenn notwendig, erreicht werden kann
- Nahestehende Person so weit wie möglich in die Pflegeplanung einbeziehen

Erwartetes Ziel/Evaluation

- Patient/nahestehende Person zeigt Wissen bezüglich des Krankheitsverlaufs, der Behandlung, möglicher Nebenwirkungen und Maßnahmen, um unerwünschte Wirkungen zu bewältigen

5.8 Verabreichung von Chemotherapeutika

- Name des Patienten identifizieren
- Allergiepaß des Patienten kontrollieren
- Lernbedarf und Betroffenheit des Patienten einschätzen; Fragen in angemessener Weise beantworten
- Lernmaterial gemeinsam mit Patient und Familie durchsehen (Filme, Informationsblätter)
- Arztverordnung bezüglich Dosierung, Art, Menge und Zeitpunkt der Verabreichung kontrollieren
- Verifizieren, daß eine Einverständniserklärung mit Informationsgespräch stattgefunden hat
- Laborwerte mit Wissen über akzeptierbare Parameter durchsehen
- Sofortige und langfristige Nebenwirkungen der Medikamente kennen
- Dosierung berechnen, ein zweites Mal berechnen und sich vergewissern, daß die Dosierung sich innerhalb der zu verabreichenden Norm befindet
- Menge und Art des Verdünnungsmittels kennen, das für die Zubereitung notwendig ist (Sicherheitsvorkehrungen *Beachte*n)
- Dosierung des Medikamentes mit einer zweiten Pflegeperson, einem Pharmakologen oder dem Arzt verifizieren

- Medikament in korrekter Weise kennzeichnen: Name des Patienten, Dosierung und Art der Verabreichung
- Wenn angezeigt, 30 Minuten vor Verabreichung der Chemotherapie Antiemetika verabreichen
- Für unerwünschte Wirkungen Notfallmedikamente und ein Antidot bereithalten

Wahl der Punktionsstelle und Starten der Infusion

- Venenpuntionsstelle so wählen, daß vorherige Traumata am Arm berücksichtigt werden (Blutentnahme oder Lymphresektion) sowie zu verabreichende Medikamente (gefäßschädigend oder nicht gefäßschädigend); im distalen Bereich der Extremität beginnen
- Bei gefäßschädigendem Medikament Verwendung bereits bestehender Venenzugänge vermeiden
- Verwendung der unteren Extremitäten und Bereiche oberhalb der Gelenke vermeiden
- Hände waschen
- Infusion starten, dabei die Richtlinien der Materialien und Vorgehensweise beachten; Größe der Kanüle normalerweise Nr. 23 oder Nr. 25
- Mehrfacheinstiche vermeiden; Durchgängigkeit der Infusion überprüfen – leichter Blutrückfluß
- Arm oder Hand stabilisieren; wenn notwendig Kissen oder Schiene verwenden
- Sich vergewissern, daß der Patient bequem liegt
- Patienten informieren, bei unerwünschten Wirkungen sofort eine Pflegeperson zu benachrichtigen

Maßnahmen bei spezifischen Medikamenten

- Nicht-gefäßschädigend:
  - Verabreichung als i. v.-Bolus mit einem Y-Verbindungsstück und einer gleichzeitig laufenden, keine Zusätze enthaltenden Infusion, durch kontinuierliche Infusion einer peripheren Vene oder durch eine „Zwei-Spritzen-Technik“, dabei enthält eine Spritze 10 ml NaCl, um die Durchgängigkeit der Vene vor der Verabreichung des Medikamentes zu prüfen und die Vene im Anschluß an die Injektion zu spülen
  - Bei Verabreichung als i. v.-Bolus über ein Y-Verbindungsstück den Blutrückfluß durch Kneifen des Infusionsschlauchs und anschließendem schnellen freigeben prüfen, vor Verabreichung des Medikamentes, nach der Hälfte der verabreichten Menge und am Ende der Verabreichung; vor Entfernung der Kanüle von der Injektionsstelle, einen Alkoholtupfer bereitlegen, um Tropfen aufzufangen

- Bei Verabreichung über eine kontinuierlich laufende Infusion: während der gesamten Infusionszeit Durchgängigkeit der Vene sicherstellen; vor Entfernen der Kanüle von der Injektionsstelle Kompresse und Alkoholtupfer bereitlegen, um Tropfen aufzufangen (verschütten vorbeugen)

- Reizstoffe
  - Abhängig von der Dosierung werden sie oft als Infusion über 30–60 Minuten verabreicht
  - Vor Verabreichung Blutrückfluß kontrollieren und während der gesamten Infusionszeit die Durchgängigkeit der Vene sicherstellen; prophylaktisch an der Infusionsstelle Kühlelemente applizieren, um ein Unwohlsein zu vermeiden
- Gefäßschädigende Stoffe
  - Siehe Extravasation (S. 181)
  - Bei peripherer Verabreichung Stellen vermeiden, unter denen sich Sehnen oder Nerven befinden können
  - Sichere Verabreichung über ein Y-Verbindungsstück und eine keine Zusätze enthaltende, neu gelegte, freilaufende periphere Infusion
  - Vor Instillation eines jeden Milliliters Blutrückfluß kontrollieren
  - Diese Medikamente werden nicht als fortlaufende Infusion verabreicht, außer über einen intakten, zentralvenösen Zugang
  - Bei Verabreichung über einen zentralvenösen Zugang vor Instillation der Chemotherapeutika Blutrückfluß gewährleisten
  - Für eine kontinuierlich laufende Zytostatika-Infusion mechanische oder elektrische Pumpen anwenden
  - Venenzugang wenn möglich gut sichtbar versorgen
  - Einschränken der Sichtverhältnisse durch Pflaster vermeiden
  - Bekleidung nur bis oberhalb der Punktionsstelle; wenn möglich, Bekleidung vom Arm entfernen

Allgemeine Maßnahmen

- Auf allergische Reaktionen überprüfen: Anaphylaxie und Extravasation bei Beginn, fortlaufend während der Infusionsdauer und danach vier- bis achtstündlich über 24 Stunden
- Schnmerzen nach Bedarf und Verordnung bewältigen; Tropfgeschwindigkeit einer reizenden Medikamente wenn möglich nach Toleranz des Patienten anpassen
- Nebenwirkungen und toxische Wirkungen sowie Komplikationen kennen und beachten: während der Verabreichung, danach für 24–48 Stunden; sich des verordneten Zeitplans der Medikamente bewußt sein

- Wenn möglich, Wirkung der Medikamente und Reaktion auf die Erkrankung unterscheiden
- Nach Verabreichung der Medikamente parenterale Flüssigkeiten zuführen, um Schlauchsystem, Kanüle und Vene zu spülen
- Nach Entfernen der Kanüle oberhalb der Einstichstelle für drei bis vier Minuten komprimieren
- Medikamente, Einstichstelle und Reaktionen oder unerwünschte Wirkungen der Maßnahmen dokumentieren

Spezielle Verabreichungsarten

- Intrathekale oder -ventrikuläre Verabreichung
  - Bei Lumbalpunktion oder ventrikulärer Punktion behilflich sein
  - Sich bewußt sein, daß eine intraventrikuläre Injektion evtl. über ein subkutan implantierbares Reservoir verabreicht wird
  - Strikt aseptisches Vorgehen *Beachte*n
  - Wissen, daß eine Minimierung der Toxizität durch eine sterile isotonische Lösung ohne Konservierungsstoffe essentiell ist
- Intraarterielle Verabreichung
  - Kann über eine oder mehrere Arterien verabreicht werden (z.B. Leberarterie)
  - Patienten informieren, bei Auftreten von Warnsymptomen unverzüglich das Pflegepersonal zu benachrichtigen
- Arterielle Perfusion
  - Intraarterielle Verabreichung der Chemotherapeutika an eine einzelne Extremität oder Körperregion
  - Intraperitoneale Verabreichung: Verabreichung der Chemotherapeutika direkt in einen peritonealen Hohlraum durch Dialyse
- Intrakavitäre Verabreichung
  - Verabreichung der Chemotherapeutika in eine Körperhöhle, um maligne Ergüsse zu kontrollieren
  - Normalerweise wird der Flüssigkeitsüberschuß vor Instillation des Medikamentes entfernt
  - Während der Verabreichung freien Durchlauf der Medikamente sicherstellen
  - Während der Instillation fortlaufend aspirieren, Flüssigkeitsrückfluß kontrollieren, um sicherzustellen, daß das Medikament in die Körperhöhle instilliert wird
  - Um eine maximale Verteilung in der Körperhöhle zu erreichen, den Patienten in der ersten Stunde alle 15 Minuten umlagern, danach zwei- bis vierstündlich

  - Nach der Instillation 12–24 stündlich eine Drainage der Flüssigkeit aus der Körperhöhle heraus ermöglichen, danach täglich oder nach Verordnung
- Implantierbare Systeme
  - Bei den implantierbaren Infusionspumpen handelt es sich um Systeme, die zur Langzeittherapie und bei mobilen Patienten angewendet werden
  - Diese Systeme gewährleisten eine genaue, kontinuierliche Tropfenzahl in bestimmte Organe oder Körperstellen über einen Silikon-Kunststoffkatheter
  - Durch eine perkutane Injektion kann die Pumpe erneut aufgefüllt werden, das Gerät verfügt über eine unerschöpfliche Energie

5.9 Sicherheitsvorkehrungen im Umgang mit Chemotherapeutika

- Chemotherapeutika sollten nur von speziell dafür ausgebildeten Pharmazeuten, Ärzten und Pflegepersonen vorbereitet werden
- Zytostatika sollten in einer entsprechenden Zytostatikabox vorbereitet werden
- Medikamente zur parenteralen Verabreichung sollten in einem zusätzlichen Kunststoffbehälter transportiert werden, um ein Verschütten und eine Kontamination zu vermeiden
- Material und nicht verwendete Medikamente sollten als toxischer Abfall behandelt werden und entsprechend der klinikinternen Richtlinien entsorgt werden: Wäsche in doppelten Sack legen, der mit „Vorsicht Chemotherapie" markiert ist; Personal informieren, Vorkehrungen beim Umgang beachten, zweimal Hände waschen
- Personen, die eine Schwangerschaft wünschen oder evtl. schwanger sind, sollten mit diesen Medikamenten nicht umgehen
- Essen, Trinken, Rauchen und Schminken während der Vorbereitung und/oder Verabreichung des Medikamentes vermeiden
- Vor und nach dem Tragen der Handschuhe Hände gründlich waschen
- Während der gesamten Vorbereitung, Verabreichung und Entsorgung des Materials und Umgang mit der Medikamentes einen nach vorn geschlosssenen Einweg-Schutzmantel mit langen Ärmeln und Manschetten sowie Latexhandschuhe tragen
- Bis zu 48 Stunden nach der Verabreichung beim Umgang mit Ausscheidungen des Patienten Schutzkleidung und Handschuhe tragen

- Zur Vermeidung des Auslaufens der Flüssigkeit sollen Spritzen und intravenöse Bestecke Luer-Lok-Ansätze enthalten
- Bei der intravenösen Injektion und beim Entfernen der Kanüle Kompressen und Alkoholtupfer an Injektionsstelle anbringen, um heraustropfende Flüssigkeit aufzufangen; in speziell gekennzeichnetem Behälter entsorgen
- Die amerikanische Gesellschaft für Arbeitsicherheit und Gesundheit (OSH = Occupational Safety and Health Administration) empfiehlt:
  - In der „Box" sollten sich spezielle Sets befinden, die für die Verabreichung notwendigen sind, bevor die Flüssigkeit dem Medikament zugefügt wird
  - Verschüttetes sofort aufwischen; Verschüttetes langsam mit saugfähigem Einmalmaterial abdecken; Vorsicht: einer Aerosolbildung vorbeugen (Schutzmantel tragen, Gesichtsmaske, doppelte Handschuhe); das absorbierte Material in eine doppelte Plastiktüte legen, die wie folgt beschriftet ist: „Gefährlicher Abfall"

5.10 Extravasation

Das Austreten eines intravenös applizierten Medikamentes in das umgebende Gewebe; ein Austreten bestimmter antineoplastischer Medikamente kann eine Nekrose des umgebendes Gewebes verursachen; bei Verabreichung dieser Medikamente bedarf es einer besonderen Pflege (siehe Verabreichung von Chemotherapeutika auf Seite 176) der gefäßschädigenden Medikamenten, die, wenn sie infiltrieren, eine Gewebsnekrose verursachen können. Dazu gehören: Vincristin, Vinblastin, Doxorubicin (Adriamycin), Dactonomycin, Daunorubicin, Dacarbazin, Mitomycin, Mustargen, Methramycin und Streptozocin.

Einschätzung/Assessment

Beobachtungen/Befunde

- Venenpunktionsstelle
  - Während der Infusion
    - Brennen
    - Schmerzen
    - Schwellung
    - Verhärtung
    - Kein Blutrückfluß oder fraglicher Blutrückfluß (Blutrückfluß ist vorhanden, aber Patient klagt über Schmerzen oder hat fragliche

Schmerzen – Austritt des Medikamentes könnte oberhalb der Injektionsstelle sein)
- Nach der Infusion
  - Ulzeration
  - Abschuppung
  - Nekrose
- Phlebitis
  - Schmerzen
  - Erhöhte Temperatur
  - Rötung
  - Schwellung
- Faktoren, die das Risiko erhöhen
  - Sklerotische Gefäßerkrankung
  - Mehrfachpunktionen

Medizinische Behandlung

- Bei Auftreten einer Extravasation notwendige Maßnahmen einleiten
- Natrium-Thiosulfat
- Hydrocortison
- Hyaluronidase
- Applikation von Kälte oder Wärme

Pflegediagnosen/Maßnahmen/Evaluation

PD: Gefahr einer Hautschädigung, b/d das Risiko einer unerwünschten Wirkung des antineoplastischen Medikamentes

Prävention einer Extravasation

- Gefäßschädigendes Medikament über eine neu angelegte Infusion verabreichen, guten Blutrückfluß garantieren
- Große Venen in einem gewebereichen Gebiet aufsuchen, um bei einer Infiltration einer möglichen Sehnenbeteiligung vorzubeugen
- Dosierung und Auflösungsart des Medikamentes genau kontrollieren
- Tropfenrate nach Verordnung verabreichen; engmaschig überwachen
- Während der Infusion Punktionsstelle in regelmäßigen Abständen überwachen
- Patienten informieren, bei Verlangsamung oder Stoppen der Infusion sowie wenn er in der Nähe der Punktionsstelle ein Brennen verspürt, das Personal sofort zu benachrichtigen
- Nach Verordnung im Anschluß an die Medikamente eine neutrale Lösung infundieren

- Auf mögliche klinische Kennzeichen einer Extravasation achten: Schmerzen, Brennen, Schwellung, kein Blutrückfluß oder fraglicher Blutrückfluß
- Auf mögliche klinische Kennzeichen einer Gewebsnekrose achten: Erythem. Verhärtung, Druckempfindlichkeit, Schmerzen, evtl. Ulzeration mit Zerstörung des Gewebes
- Schritte zur Bewältigung einer Extravasation, einmal bestätigt
  - Infusion sofort stoppen
  - Wärme oder Kälte applizieren
  - Antidot subkutan in den betroffenen Bereich infiltrieren
  - Patienten über weitere Vorgehensweise informieren

Allgemeine Empfehlungen

- Gefäßschädigende Mittel, die zu einer Extravasation führen, produzieren eine lokale Nekrose; folgende Behandlung wird empfohlen
  - Mechlorethamin (Mustargen)
    - Infusion stoppen
    - Betroffene Stelle subkutan mit 1/6 molarem (isotonischem) Natrium-Thiosulfat infiltrieren
    - Über 24 Stunden für 20 Minuten/Stunde Kälte applizieren
    - Arzt benachrichtigen
  - Dactinomycin (Actinomycin D, Cosmegen); Mithramycin (Mithracin, Plicamycin); Mitamycin C (Mutamycin) Daunorubicin (Daunomycin); Doxorubicin (Adriamycin); Streptozocin (Zanosar), Amsacrine
    - Infusion stoppen
    - Stelle subkutan mit 50 mg Hydrocortison Natrium-Succinat oder einem anderen wasserlöslichen Kortikosteroid infiltrieren
    - Über 24 Stunden für 20 Minuten/Stunde Kälte applizieren
    - Arzt benachrichtigen
  - Vinblastin (Velban); Vincristin (Oncovin)
    - Infusion stoppen
    - Stelle subkutan mit Hyaluronidas (150 Einheiten) infiltrieren
    - Über 24 Stunden warme, feuchte Wärme applizieren
    - Arzt benachrichtigen

Pflegerische Versorgung

- Patienten über weitere Vorgehensweise informieren
- Stelle weiter regelmäßig beobachten
- Dem Arzt Hautveränderungen mitteilen

Erwartetes Ziel/Evaluation

- Haut ist intakt; keine Rötung, Schwellung oder Nekrose sichtbar

5.11 Symptomatische Pflege bei Chemotherapie

5.11.1 Hämatologisch: Knochenmarkdepression

Einschränkung der Knochenmarkfunktion, dadurch Mängel bei der Produktion von Blutzellen und -plättchen, verursacht durch die Wirkungen der Chemotherapie, die Erkrankung oder durch die Strahlentherapie; die Mehrzahl der Chemotherapeutika verursachen in unterschiedlichem Umfang eine Knochenmarkdepression; da der Nadir (Tiefpunkt der Blutwerte) bei vielen Chemotherapeutika vorhergesehen werden kann, wird die Dosierungszeitpunkt der Medikamente mit der Erholung des Knochenmarks abgestimmt; die Pflegeperson sollte den Nadir jedes chemotherapeutischen Medikamentes kennen.

5.11.2 Leukopenie

Vorübergehende Verminderung der Gesamtzahl, der sich im Umlauf befindlichen weißen Blutkörperchen; da die Lebensspanne eines Leukozyts sehr kurz ist (6–8 Stunden), treten Leukopenien häufig bei Patienten auf, die eine Chemotherapie erhalten, dadurch entsteht ein Infektionsrisiko; um festzustellen, ob der Patient eine gute Abwehrlage hat, nimmt man die absolute Granulozytenzahl (AGZ) als Indikator, diese wird ermittelt, indem man die Gesamt-Leukozytenzahl mit der Prozentzahl der Neutrophilen im Differentialblutbild multipliziert:

AGZ = Leukozyten × % Neutrophile (mm^3) Stabkernige + Segmentkernige = Neutrophile

Liegt die AGZ unter 1000 Zellen/mm^3, so ist der Patient infektionsgefährdet; opportunistische, endogene Organismen können systemische und schwere Infektionen verursachen; eine schwere Neutropenie liegt bei einem Wert von < 500 Neutrophile/mm^3 vor.

Einschätzung/Assessment

Beobachtungen/Befunde

- Erhöhte Temperatur, wenn nicht überlagert durch Kortikosteroide oder entzündungshemmende Medikamente
- Jeder plötzliche Anstieg oder Abfall der Temperatur von nur 1 °C
- Jede über 24 Stunden oder länger andauernde erhöhte Temperatur von 38,3 °C, die nicht in Zusammenhang mit Blutprodukten oder Medikamenten steht
- Eine erhöhte Temperatur kann durch andere Faktoren verursacht werden, wie z. B. Atelektasen, Tumor oder Reaktion des Krankheitsverlaufs
- Plötzlicher Anstieg und Abfall der Neutrophilen; kann auf eine Infektion hinweisen
- Bei Neutropeniepatienten kann eine entzündliche Reaktion (Röte, Hitze, Schwellung, Eiterbildung, Schmerz) vermindert oder nicht vorhanden sein
- Respiratorisch
  - Dyspnö, besonders bei der Einatmung
  - Husten, Halsentzündung, Sputumproduktion
  - Veränderung der Atemgeräusche (Pfeifen, Rasseln, Röcheln)
  - „Erkältung“ und „Grippe“
- Haut und Schleimhäute
  - Rissige Haut, Punktionsstellen
  - Rötung
  - Schwellung
  - Sekretion
  - Ulzeration
- Mundhöhle
  - Fissuren
  - Rötung
  - Schwellung
  - Ulzerierung
- Perineum
  - Unwohlsein
  - Schmerzen
  - Blasenbildung
- Rektum
  - Druckempfindlichkeit
  - Fissuren
  - Abszesse

- Uro-Genitaltrakt
  - Häufigkeit, Dysurie, Dringlichkeit
  - Neurologische Schäden: Resturin überwachen; Urin auf Farbe und Geruch kontrollieren
  - Vaginaler Ausfluß
  - Vaginalhygiene und Techniken der Kontrazeption einschätzen
  - Vergrößerung der Prostata
- Sekretion aus Augen oder Ohren

Laborwerte/Diagnostische Untersuchungen

- Leukozytenzahl
- Differentialwerte
  - Granulozyten
    - Bilden 56–75 % der Gesamtleukozytenzahl
    - Verantwortlich für die Infektionsabwehr von Bakterien und Pilze
    - Überlebenszeit 6–7 Stunden
    - Art: Neutrophile, Eosinophile, Basophile
  - Lymphozyten
    - Bilden 20–40 % der Gesamtleukozytenzahl
    - Verantwortlich für Immunabwehr
    - B-Lymphozyten: humorale Immunität
    - T-Lymphozyten: zellbezogene Immunität
  - Monozyten
    - Bilden 2–8 % der Gesamtleukozytenzahl
    - Abwehr gegenüber Bakterien und Pilzen
- Röntgen: Thorax
- Lungenfunktionstest
- Urinanalyse
- Kulturen: Blut, Sputum

Potentielle Komplikationen (PK)

PK: Sepsis

Medizinische Behandlung

- Ein- und Ausfuhr
- Blutkulturen, Sputum, Urin, Haut, Absonderungen usw.
- Antibiotikatherapie
- Antimykotika
- I. v.-Gammaglobulin
- Antivirale Therapie
- Granulozyten Koloniestimulierende Faktoren (G-CSF)

Pflegediagnosen/Maßnahmen

PD: Infektionsgefahr, b/d eine Neutropenie

- Ergebnisse der Gesamtleukozytenzahl und des Differentialblutbildes kontrollieren, um sicherzustellen, daß sie sich innerhalb akzeptabler Grenzen befinden; ACG berechnen
- Patient auf zunehmende Knochenmarkdepression einschätzen; pflegerische Maßnahmen hängen vom Schweregrad des Zustandes ab
- Haut und Schleimhäute auf Infektionszeichen einschätzen; den Hautfalten und Körperhöhlen besondere Aufmerksamkeit schenken
- Respirations- und Uro-Genitaltrakt auf Infektionszeichen einschätzen
- Befunde und Maßnahmen dokumentieren
- Patienten und nahestehende Person informieren, Gesamtleukozytenzahl sinkt normalerweise nach einer Chemotherapie; die Gesamtleukozytenzahl erholt sich normalerweise vor der nächsten Dosis; jedoch kann sich die Erholung hinauszögern, dann zögert sich die nächste Chemotherapiedosis ebenfalls hinaus
- Patienten informieren, sich durch folgende Maßnahmen vor Infektionen zu schützen:
  - Gründliche Körperpflege, perianalen Bereich eingeschlossen
  - Menschenansammlungen und Personen mit Infektionen meiden
  - Eine gute Ernährung und Flüssigkeitszufuhr aufrechterhalten
  - Nach den Mahlzeiten eine gute Mundpflege durchführen
  - Adäquate Ruhe- und Aktivitätszeiten einhalten
  - Kennzeichen und Symptome einer Infektion sofort dem Pflegepersonal mitteilen
- Patient in eine nicht-infektiösen Umgebung legen, wenn AGC $< 1000/mm^3$ oder nach Anordnung; Anwendung einer Umkehrisolation oder eines Laminar-Flow-Raumes werden aufgrund von Forschungsergebnissen kontrovers diskutiert
- Ausgesetztsein von Mikroben durch physische Maßnahmen herabsetzen
- Informieren und sicherstellen, daß Personal und Besucher vor Betreten des Zimmers eine sorgfältige Händewaschung mit Polyvidon-Jod durchführen
  - Personen mit Infektionsanzeichen („Erkältung", „Grippe", Hautrötung usw.) sollten den Raum meiden
- Personen, die einen Neutropeniepatienten pflegen, sollten wenn möglich, nicht gleichzeitig infektiöse Patienten pflegen
- Zuerst den Neutropeniepatienten versorgen und andere Vorkehrungen treffen, um ein Übertragen infektiöser Keime auf den Neutropeniepatienten zu vermeiden

- Raum sauber halten
- Abfälle in Raum und Badezimmer vermeiden
- Nahrungsmittel und Untersuchungstabletts sofort nach Gebrauch entfernen
- Möbel, Inventar, Fußboden und Gegenstände frei von Staub und Abfällen halten
- Sicherstellen, daß das zuständige Personal (z. B. MTA) nicht Gegenstände aus anderen Bereichen des Krankenhauses in das Patientenzimmer trägt
- Wenn der Patient transportiert werden muß, Benutzung des Aufzugs vermeiden, er begegnet möglicherweise Menschen, die an einer Infektion leiden; dem Patienten evtl. Gesichtsmaske zur Verfügung stellen
- Hautintegrität aufrechterhalten
  - I. m.-Injektionen vermeiden, Venenverweilkatheter vierstündlich beobachten
  - Verbände täglich wechseln, wenn es sich um einen nicht luftdurchlässigen Verband handelt, nach den Regeln der Asepsis vorgehen
  - Intravenöse Schlauchsysteme und Infusionsflaschen täglich wechseln
  - Infiltrationen, die ein neues Starten der Infusion notwendig machen, vermeiden;
    Punktionsstelle so wählen, daß Streß und Bewegung an der Stelle vorgebeugt wird Laborarbeit konsolidieren; Haut vor der Punktion mit Polyvidon-Jod reinigen
  - In jeder Schicht vorherige Punktionsstellen einschätzen
  - In jeder Schicht Zustand der Mundhöhle einschätzen und dokumentieren
  - Bei Mundpflegemaßnahmen behilflich sein und beraten, morgens, nach jeder Nahrungsaufnahme, vor dem Zubettgehen und zwei- bis vierstündlich, wenn Patient nachts wach ist
  - Nach Verordnung antifungale und antivirale Medikamente verabreichen
  - Zustand des Perineums täglich einschätzen und dokumentieren
  - Information des Patienten
    - Perianale Hygiene nach jedem Stuhlgang durchführen
    - Obstipation und Diarrhö vermeiden
    - Medikamente nach Verordnung verabreichen
    - Anwendung von Einläufen und Suppositorien vermeiden
- Vitalzeichen vierstündlich überwachen und dokumentieren; Temperatur häufiger messen, wenn es Anzeichen gibt; jede Änderung der Temperatur sofort mitteilen

- Je nach Zustand kühlende und wohltuende Maßnahmen durchführen
  - Wäsche und Bekleidung wechseln, um Patienten trocken zu halten
  - Auskühlen vermeiden
  - Nach Verordnung Antipyretika verabreichen
  - Evtl. wird eine mechanisch kühlende Decke verordnet
- Ein- und Ausfuhr überwachen; Häufigkeit des Wasserlassens mitteilen, Brennen oder Urinveränderungen
  - Wenn indiziert, miktionsfördernde Maßnahmen anwenden, um Katheterisierung zu vermeiden
- Wenn eine Katheterisierung notwendig ist
  - Beim Legen eine optimale aseptische Technik anwenden
  - In jeder Schicht Katheterpflege durchführen
- Kulturen nach Verordnung einholen: Blut, Urin, Sputum, Haut, Sekretionen usw.
- Respirationsstatus vierstündlich einschätzen und dokumentieren; Veränderungen der Atemgeräusche oder Vorhandensein einer Halsentzündung sofort mitteilen
- Beim Durchatmen behilflich sein und beraten
- Nach Verordnung Sauerstoff verabreichen
- In jeder Schicht zur Mobilisation ermutigen
- Immobile Patienten zweistündlich umlagern, um Druckstellen vorzubeugen
- Milde antibakterielle Seifen und weiche Bekleidung und Handtücher für die Hautpflege bereitstellen, täglich und nach Verordnung
- Nach Verordnung i. v.-Antibiotika verabreichen
- Laborwerte täglich überwachen; Veränderungen mitteilen
- Nach Verordnung Gammaglobulin verabreichen
  - Auf anaphylaktische Reaktion überwachen; Phlebitis, Übelkeit, Rücken- oder Abdominalschmerzen, Schüttelfrost
  - Nebenwirkungen durch Einleitung wohltuender Maßnahmen, Anwendung von Decken, Verminderung der Infusionsrate und nach Verordnung Medikamente mit Acetaminophen (Tylerol) minimieren
- Nach Verordnung koloniestimulierende Faktoren (CSFs) verabreichen
  - Auf Kopfschmerzen einschätzen; Maßnahmen einleiten
- Patienten über eine wenig Bakterien enthaltende Diät informieren
- Informieren, daß Blumen und Pflanzen während der Neutropeniephase aus der näheren Umgebung entfernt werden müssen

Erwartetes Ziel/Evaluation

- Patient/betreuende Person teilt Kennzeichen und Symptome einer Infektion mit

PD: Wissensdefizit, b/d einen Informationsmangel bezüglich Infektion, Aktivitäten, Prävention einer Verletzung und täglicher Pflege

- Kennzeichen und Symptome einer Infektion, die dem Arzt oder der Pflegeperson mitgeteilt werden sollen, besprechen
- Wichtigkeit betonen, an einer Infektion erkrankte oder potentiell infektiöse Personen zu meiden
- Notwendigkeit erklären, Personen zu meiden, die vor kurzer Zeit geimpft wurden
- Notwendigkeit sicherer Sexualpraktiken erklären
- Notwendigkeit des Händewaschens erklären, nach jedem Wasserlassen/Stuhlgang, vor Einnahme der Mahlzeiten und vor der Durchführung von Maßnahmen
- Wichtigkeit des Vorbeugens einer Hautverletzung betonen
  - Elektrischen Rasierer verwenden
  - Mit Messern und scharfen Gegenständen vorsichtig umgehen
  - Für Gartenarbeiten beim Gebrauch starker Reinigungsmittel Schutzhandschuhe tragen
  - Bei Aufenthalt in der Sonne breitkrempligen Hut und Sonnenschutz tragen
  - Barfuß gehen vermeiden
  - Bei kaltem Wetter warme Bekleidung und hochgeschlossene Schuhe tragen
  - Schneiden von Horn-, Nagelhaut und Hühneraugen vermeiden
  - Bei Gebrauch von Öfen gepolsterte Handschuhe tragen
- Notwendigkeit der Durchführung einer regelmäßigen Mundpflege über den ganzen Tag erklären
- Wichtigkeit der täglichen Hygiene erklären, perianale Pflege eingeschlossen
- Wichtigkeit einer Flüssigkeitszufuhr von bis zu 3000 ml täglich erklären, wenn nicht kontraindiziert; Notwendigkeit erklären, keine öffentlichen Trinkbrunnen zu benutzen
- Patient darauf hinweisen, die häusliche Umgebung sauber zu halten und mit Nahrungsmitteln korrekt umzugehen
- Patienten vor einem Kontakt mit Haustieren oder anderen Tieren während der Neutropeniephase warnen
- Über Name der Medikamente, Dosierung, Zeitpunkt der Verabreichung, Wirkung und Nebenwirkungen informieren
- Patient darauf hinweisen, bei Inanspruchnahme ambulanter Gesundheitsdienste, besonders Zahnarztbesuch, mitzuteilen, wie wichtig das Verhindern einer Infektion ist

- Wichtigkeit regelmäßiger Kontrolluntersuchungen betonen
- Sicherstellen, daß Patient und/oder nahestehende Person folgendes demonstriert
    - Methode, um die Temperatur zu messen und zu dokumentieren
    - Vorgehensweise bei sehr kleinen Schnittverletzungen oder Hautrissen

Erwartetes Ziel/Evaluation

- Patient demonstriert Wissen bezüglich Prävention von Infektionen und bleibt frei von Infektionen

5.11.3 Thrombozytopenie

Verminderung der Gesamtzahl der sich im Umlauf befindlichen Blutplättchen; verursacht durch Zerstörung des Knochenmarks während einer Chemotherapie; Blutplättchen zirkulieren über einen Zeitraum von etwa 10 Tagen, danach werden sie aus der Zirkulation eliminiert.

Einschätzung/Assessment

Beobachtungen/Befunde

- Petechien, leichte Verletzungen, blutender Gaumen oder blutige Nase, Purpura (besonders untere Extremitäten), Hypermenorrhö, Teerstühle, Blut im Urin und/oder Erbrochenem, Abdominalschmerzen, Druckgefühl, verlängerte Blutungszeit nach invasiven Prozeduren, vaginale oder rektale Blutung, eingeschränktes Sehvermögen, Kopfschmerzen, Desorientiertheit, verminderte Anzahl der Blutplättchen
- Bestimmte Medikamente wie Mitomycin und Nitrousoureas stehen in Zusammenhang mit verzögerter, kumulativer Thrombozytopenie

Laborwerte/Diagnostische Untersuchungen

- Differentialblutbild und Anzahl der Blutplättchen
- ABO, Rh und HLA-Kompatibilität

Potentielle Komplikationen (PK)

PK: Spontanblutungen

- < 10000 Blutplättchen: fatale Blutung im ZNS oder massive Gastro-Intestinalblutung
- < 20000 Blutplättchen: Blutung in eines der Organsysteme

Medizinische Behandlung

- Ein- und Ausfuhr
- Blutungsvorkehrungen
- Gleitmittel
- Neurologische Einschätzung
- Thrombozytentransfusion (kann willkürlich oder artspezifisch sein)

Pflegediagnosen/Maßnahmen/Evaluation

PD: Veränderter Selbstschutz, b/d eine Thrombopenie

- Überwachung der Thrombozytenwerte und des Gerinnungsstatus
- Zeitpunkt des zu erwartenden Nadirs im Anschluß an Chemotherapie bestimmen
- Medikamente und/oder andere Faktoren kennen, die die Thrombozytenwerte herabsetzen können und beim Patienten eine Blutungsneigung verursachen
- Auf eine Blutung deutende Kennzeichen und Symptome einschätzen und mitteilen
- In jeder Schicht Gaumen und Mundhöhle auf Blutung untersuchen
- In jeder Schicht Haut auf vermehrtes Auftreten von Wunden, Petechien, Ecchymose und Schwellung untersuchen
- In jeder Schicht Gelenke auf Vergrößerung und herabgesetzte Beweglichkeit untersuchen und palpieren
- In jeder Schicht Sensibilität und neurologischen Status einschätzen
- Mindestens einmal in jeder Schicht Nasenhöhle untersuchen
- Bei Auftreten einer Epistaxis
  - Patienten in 90 Grad-Position sitzen lassen
  - Druck auf die Nase ausüben
  - Kühlelement auf den Rücken oder in den Nacken legen
  - Sollte das Nasenbluten nicht innerhalb von 10–15 Minuten aufhören, Arzt benachrichtigen
  - Unverzüglich eine Thrombozyteninfusion verabreichen, wenn verordnet
- Sicherheitsmaßnahmen einleiten, wenn die Thrombozytenwerte auf $< 50\,000/mm^3$ absinken
  - Wenn möglich, Punktionen vermeiden
  - Laborarbeit konsolidieren; fünf Minuten lang Druck ausüben und die Punktionsstelle eine Stunde lang alle 15 Minuten beobachten
  - I. m.-Injektionen vermeiden, Aspirin und Produkte, die Aspirin enthalten

  - Temperatur nicht rektal messen oder Medikamente rektal verabreichen; Einläufe vermeiden
  - Blasenkatheterismus wenn möglich vermeiden
  - Blutdruck nur wenn notwendig messen und Manschette nur so hoch wie nötig aufpumpen
  - Folgendes vermeiden
    - Rauhe Handtücher und Waschutensilien
    - Rasierer
    - Gewalteinwirkung
    - Beengende Kleidung
  - Umgebung entsprechend sicher gestalten: keine engen Durchgänge, Möbel abpolstern
  - Nachtlicht bereitstellen, um ein Stoßen an Gegenstände oder Stürzen zu vermeiden
- Sorgfältige Mundpflege durchführen
  - Lemonsticks oder Kompressen verwenden
  - Zahnseide oder -stocher vermeiden
  - Zu zwei- bis vierstündlicher Mundspülung ermutigen
    - Die zu gleichen Teilen aus NaCl und Wasser besteht
    - Zu gleichen Teilen aus NaCl und Wasserstoffsuperoxid bestehend, anschließend mit NaCl spülen
- Venenpunktionsstelle alle 20–30 Minuten auf Hämatome oder Sickerblutung untersuchen
  - Nach Entfernen einer Infusion für fünf Minuten Druckverband anlegen
  - Viermal in 15minütigem Abstand kontrollieren
- Nach Verordnung Antazida verabreichen
- Nach jedem Stuhlgang Stuhl auf Blut untersuchen
- Nach jeder Miktion Urin auf Blut untersuchen
- Nach Verordnung stuhlanregende Gleitmittel verabreichen, um einer Blutung durch Obstipation vorzubeugen
- Vaginalduschen vermeiden
- Beim Geschlechtsverkehr Gleitmittel anwenden, um Trauma zu vermeiden

Erwartetes Ziel/Evaluation

- Patient erfährt Abwesenheit oder Kontrolle einer Blutung

PD: Wissensdefizit, b/d einen Informationsmangel bezüglich Maßnahmen der Prävention einer Blutung

- Verbindung zwischen Thrombozytenzahl und Blutungsgefahr erklären
- Patienten darauf hinweisen, folgende, auf eine Blutung hindeutende Kennzeichen und Symptome dem Arzt mitzuteilen
  - Haut
  - Mund
  - Nase
  - Rektum
  - Gastro-Intestinaltrakt
  - Vagina
  - Gehirn
  - Uro-Genitaltrakt
- Besprechen eines Notfallplans für zu Hause beim Auftreten einer Spontanblutung
  - Notrufnummern bereithalten
  - Medizinisches Hilfspersonal informieren
  - Nächstliegendes Krankenhaus aufsuchen
- Patient darauf hinweisen, den Zahnarzt und anderes medizinisches Personal über die Chemotherapie und niedrige Thrombozytenwerte zu informieren
- Wichtigkeit betonen, die Umgebung entsprechend sicher zu gestalten: keine engen Durchgänge, Möbel abpolstern
- Patient darauf hinweisen, nach Beendigung einer Blutentnahme einen Druckverband anzulegen
- Patient darauf hinweisen, keine Medikamente aus Drogerien oder Kaufhäusern einzunehmen, besonders wenn sie Acetylsalzylsäure (z. B. Aspirin) enthalten, ohne dies vorher mit dem Arzt zu besprechen
- Patienten darauf hinweisen, die Anwendung scharfer Gegenstände zu meiden
  - Elektrischen Rasierer verwenden
  - Messer und andere Gegenstände vorsichtig handhaben
- Patient darauf hinweisen, starkes Husten, Nase schneuzen, Anstrengungen und anstrengende gymnastische Übungen zu vermeiden
  - Bei anhaltendem Husten Arzt benachrichtigen
  - Nach Verordnung Hustenmedikamente einnehmen
- Bedeutung regelmäßiger Kontrolluntersuchungen erklären
  - Regelmäßige Kontrolle der Laborwerte
  - Wiederholte Untersuchung durch Arzt und Pflegeperson
- Sicherstellen, daß Patient und/oder nahestehende Person folgendes demonstriert
  - Oberhalb der Blutungsstelle Druck ausüben
  - Verbandmaterial oder sauberes Material auf die Stelle auflegen

- Über einen Zeitraum von fünf Minuten Druck ausüben
- Wenn die Blutung stoppt, in Plastiktüten gefüllte Eiswürfel oberhalb der Stelle auflegen
- Einstichstelle über eine Stunde in 15minütigem Abstand auf weitere Blutungen kontrollieren
- Methode, um Stuhlgang und Urin auf okkultes Blut zu untersuchen

Erwartetes Ziel/Evaluation

- Patient erkennt das Ausmaß einer Blutungsgefahr, demonstriert Kenntnisse über notwendige Maßnahmen zur Prävention einer Blutung. Zeigt keinerlei Kennzeichen einer Blutung

5.11.4 Anämie

Vorübergehende Verminderung der Anzahl der sich im Umlauf befindlichen roten Blutkörperchen und des Hämoglobinspiegels, verursacht durch Zerstörung der Zellen während der Chemotherapie; dies führt aufgrund einer herabgesetzten Sauerstofftransportkapazität zu einer Gewebshypoxie.

Einschätzung/Assessment

Beobachtungen/Befunde

- Kopfschmerzen
- Schwindel
- Schwäche
- Erschöpfung
- Gereiztheit
- Konzentrationsmangel
- Dyspnö
- Herzrasen
- Synkopen
- Patient klagt über Kältegefühl
- Blasse Färbung der Nägel und Handflächen

Laborwerte/Diagnostische Untersuchungen

- Niedriges Hb und Hkt (bei Dehydration steigt der Hb/Hkt-Wert evtl. an); ein starker Abfall des Hb kann evtl. auf Blutungen beruhen
- Leukozyten- und Thrombozytenwerte
- Retikulozytenwerte
- ABO, Rh-Kompatibilität
- Niedriges Zellvolumen (MCV)

- Niedriges Zellhämoglobin (MCH)
- Niedrige Zell-Hämoglobin-Konzentration (MCHC)
- Knochenmarkpunktion
- Totales Eisenbindungsvermögen

Potentielle Komplikationen (PK)

PK: Schwere Anämie kann zu Hypotonie und Myokardinfarkt führen

Medizinische Behandlung

- Infusionen
- Ein- und Ausfuhr
- EKG
- Erythrozytenkonzentrat

Pflegediagnosen/Maßnahmen/Evaluation

PD: Gefahr der Aktivitätsintoleranz, b/d eine Änämie

- Auf Kennzeichen und Symptome von Erschöpfung, Kurzatmigkeit, Tachykardie bei Anstrengung und/oder Schwindel achten
- Die ATL dem Energiebedarf entsprechend anpassen
- Laborwerte überwachen
  - Hb und Hkt
  - MCV, MCH, MCHC, Retikulozytenwerte
- Zeitpunkt des zu erwartenden Nadirs im Anschluß an die Chemotherapie bestimmen (siehe Abb. 6)
- Angemessene Ruhe- und Schlafzeiten gewährleisten
  - Pflegerische Aktivitäten planen, um Schlafstörungen zu vermeiden
  - Über den Tag verteilt aktivitätsfreie Zeiten für Ruhephasen ermöglichen
  - Untersuchungen und Tests sorgfältig planen
- Energie des Patienten für gewünschte Aktivitäten konservieren
  - Bei der Vorbereitung der Mahlzeit behilflich sein
  - Notwendige Gegenstände in erreichbare Nähe bereitlegen
  - Bei Hygienemaßnahmen behilflich sein
  - Aktivitäten im Anschluß an Ruhezeiten planen
- Aktivitäten unter Supervision langsam erhöhen, sobald der Zustand sich bessert
- Patienten warm halten
  - Zu Verwendung von warmen Mänteln, Socken und Bekleidung ermutigen

  - Zusätzliche Decken bereitlegen; Baumwolltücher sind oft angenehmer
- In jeder Schicht neurologischen Status einschätzen
- Haut: Spannungszustand, Petechien, Purpura, Gelbfärbung
- Nagelbett: Farbe, Form
- Schleimhäute: Farbe, Petechien
- Knochen: Druckempfindlichkeit oberhalb der Rippen und des Sternums
- In jeder Schicht Vitalzeichen messen und dokumentieren
- In jeder Schicht Respirations- und Herzstatus einschätzen;
  - Tachykardie, unregelmäßige Herzgeräusche und Vorhandensein von Rasseln oder Pfeifen mitteilen
- Patient in 60 Grad-Winkel aufrecht setzen, um die Atmung zu erleichtern; wenn notwendig, mit Kissen lagern
- Sauerstofftherapie nach Verordnung verabreichen
- Extremitäten, Abdomen und Sakralbereich auf Vorhandensein von Ödemen einschätzen; positive Befunde mitteilen
- Auf Sicherheitsvorkehrungen achten: Patienten informieren, vor dem Aufstehen am Bettrand zu sitzen; Lage langsam verändern
- Nährstoffreiche, eisenhaltige Diät bereitstellen
- Nach den Mahlzeiten Ruhezeiten planen
- Nach Verordnung Blutprodukte verabreichen; eine Bluttransfusion erhöht den Hb normalerweise um 1 g/dl
- Nach der Transfusion auf Reaktionen achten
  - Nesselsucht
  - Schüttelfrost[ZE]
  - Erhöhte Temperaturen

Erwartetes Ziel/Evaluation

- Patient demonstriert Zunahme der Aktivitätstoleranz, die physiologischen Reaktionen bleiben innerhalb akzeptabler Grenzen

PD: Wissensdefizit, b/d einen Informationsmangel bezüglich Anämie und häuslicher Versorgung

- Patient über den Zusammenhang zwischen Hb und Verfügbarkeit von Sauerstoff für die Aufrechterhaltung einer normalen Gewebefunktion aufklären
- Kennzeichen und Symptome erklären, die dem Arzt mitgeteilt werden sollen

- Notwendigkeit der Einnahme eiweiß-, vitamin- und mineralhaltiger Nahrungsmittel erklären; diese sind für dic Produktion der Erythrozyten wichtig
- Notwendigkeit der Einnahme eisen-, vitamin-B_{12}- und folsäurehaltiger Lebensmittel erklären
- Diätberaterin hinzuziehen, um dem Patienten und nahestehender Person Nahrungsmittel zu zeigen, die in die Diät mit aufgenommen werden sollten
- Methoden besprechen, um Energie zu konservieren
  - Geplante Ruhezeiten
  - Planung von Aktivitäten im Anschluß an Ruhezeiten
  - Bei den ATL behilflich sein
  - Notwendige Gegenstände in erreichbarer Nähe bereitlegen
- Notwendigkeit erklären, die Lage langsam zu verändern; wenn indiziert, Hilfsmittel (Gehhilfen) zur Fortbewegung verwenden,
- Wichtigkeit erklären, weiterhin die ATL und andere gewünschte Aktivitäten bis zur Toleranzgrenze durchzuführen
- Wichtigkeit von Kontrolluntersuchungen betonen
- Wichtigkeit der Prävention von sekundär auftretenden Problemen betonen, die aufgrund einer Gewebshypoxie auftreten können:
  - Infektion: Gewebsschäden und/oder Blutverlust

Erwartetes Ziel/Evaluation

- Patient demonstriert sein Wissen über Faktoren, die eine Anämie beschleunigen und Maßnahmen zur Prävention einer Anämie und wie eine adäquate Sauerstoffsättigung des Gewebes erreicht werden kann

5.11.5 Gastrointestinal

5.11.5.1 Übelkeit, Erbrechen und Anorexie

Verursacht durch die physiologischen Veränderungen des Karzinoms, der Toxizität der Strahlentherapie oder Chemotherapie und/oder psychologischer Erwartungen.

Einschätzung/Assessment

Beobachtungen/Befunde

- Zeitpunkt des Beginns von Übelkeit und Erbrechen vor oder nach Verabreichung der Chemo- oder Strahlentherapie
  - Dauer
  - Schweregrad

- Mögliche Ursachen
  - Antizipation
  - Nahrungsmittel
  - Ileus
  - Andere Medikamente
  - Hirnmetastasen
- Erbrochenes: Menge, Häufigkeit, Charakter, Farbe
- Ernährungszustand: Gewichtsverlust, verminderte Nahrungs-/Flüssigkeitsaufnahme
- Dehydratation
  - Trockene Haut und Schleimhäute
  - Verminderter Hautturgor
- Eingesunkene, weiche Augäpfel
  - Konzentrierter Urin; verminderte Ausfuhr
  - Antiemetika: Art, Häufigkeit und Methode der Verabreichung

Laborwerte/Diagnostische Untersuchungen

- Elektrolyte
- Leukozytenzahl

Potentielle Komplikationen (PK)

PK: Schwerwiegende Dehydration
PK: Elektrolytstörungen
PK: Mangelernährung

Medizinische Behandlung

Antiemetika
Sedativa/Hypnotika
Infusionen/Parenterale Ernährung

Pflegediagnosen/Maßnahmen/Evaluation

PD: Mangelernährung, b/d Übelkeit, Erbrechen und/oder Anorexie

Allgemeines

- Eßtablett sofort nach dem Essen entfernen
- Sich bewußt sein, daß Blumen und Gerüche Giftstoffe enthalten können
- Personal und Besucher instruieren, die Benutzung von Deodorants und Parfum sowie die Anwendung von Tabakprodukten zu vermeiden, wenn sie für den Patienten Noxen darstellen
- Gegenstände zur Mundpflege bereitstellen

- Zahnprothese und Mundspülung nach Wunsch in erreichbare Nähe des Patienten bereitlegen
- Vor und nach den Mahlzeiten und vor allem nach dem Erbrechen bei der Zahn- und Mundpflege behilflich sein und dazu ermutigen

Übelkeit und Erbrechen

- Patienten und/oder nahestehende Person über Medikamente informieren, bei denen eine starke emetische Wirkung bekannt ist, wie z. B. Cisplatin und Mustargen
- Patienten und/oder nahestehende Person über Maßnahmen informieren, um Nebenwirkungen zu minimieren
- Einschätzung auf vorherige Übelkeit und Erbrechen vornehmen
- Einschätzung auf bekannte oder möglicherweise bereits bestehende Erkrankungen vornehmen, wie Diabetes oder Hyperkalziämie
- Vor Verordnung der Medikamente Antiemetika vier- bis sechsstündlich über 24 Stunden verabreichen, nicht nur bei Bedarf
- Nach Verordnung Antihistamine oder Barbiturate in Kombination mit Antiemetika verabreichen, um eine Stimulation des Brechzentrum im Gehirn zu vermindern
- Bei Metroclopramid (Paspertin)-Gabe extrapyramidale Nebenwirkungen einschätzen; Diphenhydramin (Benadryl) bereithalten, um Nebenwirkungen entgegenzuwirken
- Bei Dexamethason (Decadron)-Gabe langsame Verabreichung, um Hitzegefühle und Brennen in perianalem Bereich vorzubeugen
- Lorazepam (Rohypnol) wird in manchen Fällen während der Verabreichung der Chemotherapie eingesetzt, um eine Überwachung von Übelkeit und Erbrechen zu ermöglichen
- Bei Verabreichung dieser Medikamente Sicherheitsvorschriften beachten
- Die Chemotherapie am späten Nachmittag oder, wenn möglich, nachts verabreichen
- Die Wirksamkeit der Antiemetika kontinuierlich evaluieren, um dem Patienten behilflich zu sein, die wirksamste Medikamentenkombination zu finden
- Patienten und/oder nahestehende Person über Methoden der Prävention von Übelkeit und Erbrechen aufklären:
  - Kleine, häufige Mahlzeiten
  - Vor einer Chemotherapie wenig essen
  - Fetthaltige und scharf gewürzte Speisen vermeiden
  - Vor und nach den Mahlzeiten Ruhephasen einhalten
  - Ruhige, entspannende Umgebung

- Laborwerte überwachen, Leukozyten, Elektrolyte
- Vitalzeichen überwachen
- Skala über Beginn der Symptome erstellen, Reaktion auf unterschiedliche Dosierung der Medikamente und Häufigkeit der Verabreichung
- Evtl. Verordnung von Opiaten
- Ein- und Ausfuhr überwachen
- Nach Verordnung Infusionen als Ersatz verabreichen
- Patienten täglich zu gleicher Zeit mit gleicher Bekleidung und Waage wiegen
- Mit mehreren Methoden experimentieren, um ein Auftreten von Übelkeit und/oder Erbrechen vor oder nach der Chemotherapie zu reduzieren
  - Für vier bis sechs Stunden weder Nahrung noch Getränke zuführen
  - Leichte, schwach gewürzte Speisen einnehmen
  - Speisen in gewohnter Weise zu sich nehmen
  - Für vier bis sechs Stunden nur Flüssigkeit zu sich nehmen
  - Nur „trockene“ Nahrungsmittel zu sich nehmen
- Patient beim Aufstoßen von Luft, die bei der Nahrungsaufnahme verschluckt wurde, behilflich sein
- Bewegungen, die Übelkeit fördern, vermeiden (schneller oder häufiger Lagewechsel)
- Im Anschluß an die Chemotherapie
  - Nur Getränke zu sich nehmen
  - Nur „trockene“ Nahrungsmittel zu sich nehmen
  - Methoden der Zerstreuung anwenden
    - Anregende Konversation
    - Projekte oder Aktivitäten, die den Patienten ganz in Anspruch nehmen
  - Andere Methoden anwenden, die einem Auftreten vorbeugen oder den Schweregrad der Symptome herabsetzen
  - Entspannungsmethoden
  - Rhythmische Atemübungen
  - Erfahrungen mit Imagination
  - Selbsthypnose
  - Techniken der Verhaltensänderung
- Patient in ein gut belüftetes Zimmer legen und Gerüche kontrollieren
  - Der Raum sollte sich nicht in der Nähe der Küche befinden und auch nicht in der Nähe der Lagerung von Schmutzwäsche und Abfällen
  - Abfälle häufig entfernen
  - Brechschale, Steckbecken und Urinflasche nach Gebrauch leeren und entfernen

Anorexie

- Mahlzeiten nach Vorlieben des Patienten appetitlich zubereiten
  - Nahrungsmittel appetitlich angerichtet und wohltemperiert servieren
  - Während der Einnahme von Mahlzeiten sollten nicht gleichzeitig Getränke angeboten werden
  - Kohlenhydratreiche Nahrungsmittel geben, um eine schnelle Magenentleerung zu fördern
  - Zu den tolerierbaren Nahrungsmittel gehören evtl. kalte, leicht gewürzte, weiche und geruchlose Nahrungsmittel
  - Oft werden Süßspeisen bevorzugt
  - Durch das Hinzufügen zusätzlicher Kalorien und Nährstoffe (z. B. proteinhaltige Ersatzstoffe, trockene Milchprodukte) den Patient ermutigen, die Nahrung gut zu kauen, um die Verdauung zu fördern
  - Die Hauptmahlzeit zu dem Zeitpunkt servieren, an dem der Patient sie am besten toleriert

Erwartetes Ziel/Evaluation

- Das Gewicht des Patienten bleibt stabil oder er nimmt zu; verbessert die Kalorienzufuhr und den Nährstoffwert der zugeführten Nahrungsmittel

PD: Wissensdefizit, b/d einen Informationsmangel bezüglich der Kontrolle von Übelkeit und Erbrechen und von Maßnahmen, die den Ernährungszustand verbessern

- Methode und Begründungen aller Aspekte der zuhause durchzuführenden Pflege erklären
- Wichtigkeit der Aufrechterhaltung angemessener Nahrungs- und Flüssigkeitsaufnahme betonen
- Wichtigkeit der Mitteilung folgender Kennzeichen an den Arzt oder die Pflegeperson betonen:
  - Über 24 Stunden andauerndes Erbrechen ohne Nahrungs- oder Flüssigkeitszufuhr
  - Kennzeichen und Symptome einer Dehydration
  - Extremes Völlegefühl und/oder Abdominalschmerzen, Erleichterung durch Erbrechen
  - Name der Medikamente, Dosierung, Häufigkeit der Verabreichung, Wirkungen und toxische Wirkungen oder Nebenwirkungen erklären; wenn die Medikamente Schwindel verursachen, Patienten

davor warnen, mit dem Auto zu fahren und an Aktivitäten teilzunehmen, die für seine Sicherheit eine geistige Wachheit erfordern
- Wichtigkeit regelmäßiger Kontrolluntersuchungen betonen

Erwartetes Ziel/Evaluation

- Patient demonstriert Wissen über Kontrollmaßnahmen bezüglich Übelkeit und Erbrechen, die seinen Ernährungsstatus verbessern und zeigt eine klinische Verbesserung des Ernährungs-/Hydrationszustands

5.11.5.2 Stomatitis/Mukositis

Stomatitis: Vorübergehende Entzündung, Reaktion der Mundschleimhaut auf zytotoxische Wirkungen der Chemotherapie und/oder Strahlentherapie; kann bis zu einer ulzerierenden Blutung und Sekundärinfektion fortschreiten.
Mukositis: Vorübergehende, entzündliche Reaktion der Schleimhäute.

Einschätzung/Assessment

Beobachtungen/Befunde

- Mundschleimhaut
  - Erythem
  - Schwellung
  - Schmerz
  - Blutung
  - Ulzeration
  - Infizierte Läsionen
    - Candida albicans: weiche weiße Flecken; ausgedehnt oder lokal
    - Herpes simplex: schmerzhafte Krusten durch Bläschen oder Ulzeration
    - Grampositiv: bräunlich-gelbe, runde, erhöhte Risse
    - Gramnegativ: Cremig-weiße, erhobene, feuchte, nicht-purulente, schmerzhafte Ulzera
- Lippen
  - Rote Fissuren der Mundwinkel
  - Ödeme
  - Bei Palpation Veränderungen der Oberfläche
- Geschmacksveränderungen
- Schluck- und Kaufähigkeit
- Hydrationsstatus

Laborwerte/Diagnostische Untersuchungen

- Leukozytenzahl, Thrombozytenwerte
- Kulturen der Mundhöhle

Potentielle Komplikationen (PK)

PK: Durch Bakterien, Pilze und/oder Viren verursachte Infektionen
PK: Schmerzen in Verbindung mit Mukositis
PK: Mangelernährung
PK: Dehydration
PK: Elektrolytstörungen

Medizinische Behandlung

- Antibakterielle Substanzen
- Antimykotika
- Antivirale Substanzen
- Diät: evtl. ist eine parenterale Ernährung notwendig
- Analgetika

Pflegediagnosen/Maßnahmen/Evaluation

PD: Gefahr einer veränderten Mundschleimhaut, b/d eine Chemotherapie (Pflegebedarf hängt vom Schweregrad der Erkrankung ab)

- Bei Beginn der Therapie konsequente Durchführung der Mundpflege etablieren, in besonderem Maße, wenn der Patient 5-Fluoruoracil, Methotrexat oder Bleomycin enthält
- Mundhöhle täglich mit Zungenspatel und Taschenlampe einschätzen, auf Farbe, Feuchtigkeit und Vorhandensein von Läsionen achten
- Auf Farbe, Menge und Konsistenz des Speichels achten
- Vor, innerhalb von 30 Minuten, nach jeder Mahlzeit und zwei- bis vierstündlich pro Tag konsequente, prophylaktische Durchführung der Mundpflege durchführen
  - Mit weicher Zahnbürste und einer nicht scheuernden Zahnpasta reinigen
  - Zum Entfernen von Belägen aus der Mundschleimhaut mit Mundspülung angefeuchtete Wattestäbchen verwenden, wenn Zahnbürste nicht toleriert wird oder wenn die Thrombozytenwerte stark absinken
  - Mundspülungen verwenden, die keinen Alkohol enthalten
  - Zahnprothesen und Brücken entfernen und den hygienischen Richtlinien entsprechend reinigen
  - Durch häufige Einnahme von Getränken und weicher, flüssiger Nahrung
    - Schleimhaut feucht halten; künstlichen Speichel empfehlen
  - Bei Vorhandensein von Schmerzen leichte Analgetika verordnen lassen

- Vorgeschichte bezüglich Alkohol-, Tabakkonsum, Strahlentherapie und früherer sowie jetziger Chemotherapie einschätzen
- Patienten über orale Komplikationen der Chemotherapie, Untersuchung des Mundes und korrekter Durchführung der Mundpflege informieren

Erwartetes Ziel/Evaluation

- Mundschleimhaut bleibt sauber und feucht

PD: Gewebeschädigung, b/d eine Stomatitis, Pharyngitis/Ösophagitis, und/ oder rektaler oder vaginaler Mukositis sekundär zur Chemotherapie auftretend

Stomatitis

BEACHTE: Eine Stomatitis tritt normalerweise fünf bis sieben Tage im Anschluß an eine Chemotherapie auf und dauert bis zu 10 Tage

- Bei Auftreten einer leichten Stomatitis
  - Abstrich der Mundhöhle vornehmen
  - Mundhöhle achtstündlich einschätzen
- Zu konsequenter Durchführung einer zweistündlichen Mundpflege am Tage und sechsstündlicher Mundpflege während der Nacht ermutigen
  - Vierstündlich mit einer weichen Zahnbürste und einer nicht scheuernden Zahnpasta reinigen
  - Verdünnte, nicht-alkoholische Mundspülung oder NaCl anwenden: spülen, gurgeln und ausspucken
  - Natriumbicarbonat (1 TL in 1 Glas Wasser): spülen, gurgeln und ausspucken
- Zum Entfernen von Schleim und Belägen Lemonsticks oder Wattestäbchen verwenden
- Am Tag zweistündlich Lippenbalsam auftragen
- Notwendigkeit der Anwendung von Antimykotika oder antibakteriellen Substanzen einschätzen
- Bei Unbehagen kann vor den Mahlzeiten ein Lokalanästhetikum wie z. B. visköses Lidocain (Xylocain) oder Orabase aufgetragen werden
- Drei- bis vierstündlich leichte Analgetika verabreichen
- Zu proteinhaltiger, leicht gewürzter Diät ermutigen
- Bei Auftreten einer schweren Stomatitis
  - Um Anordnung für Abstrich der Mundhöhle anfragen
  - Mundhöhle achtstündlich einschätzen

  - Ein- bis zweistündlich Mundpflege durchführen, diese schließt mit ein Zahnreinigung mit weicher Zahnbürste, Lemonsticks oder in einer Mundspülung-NaCl-Lösung getauchte Kompresse
  - Antimykotika und/oder antibakterielle Substanzen anwenden
  - Lokalanästhetika anwenden, z. B. eine aus gleichen Anteilen bestehende Lösung aus Diphenhydramin (Benadryl), Elixir (25 mg), Maaloxan und viskösen Lidocain (Xylocain)
  - Drei- bis vierstündliche Anwendung von moderaten bis starken Analgetika
- Zu pürierter Diät und proteinhaltigen Getränken ermutigen
- Eine parenterale Ernährung kann notwendig werden, wenn der Patient Schwierigkeiten beim Essen und bei der Flüssigkeitsaufnahme äußert
- Wenn die Mundpflege aufgrund von Schmerzen in der Mundhöhle Schwierigkeiten bereitet, Patienten ermutigen, den Mund 15 Minuten vor der Mundpflege mit 1 TL viskösen Lidocain zu spülen
- Sollte der Patient nicht in der Lage sein, seinen Mund selbst zu reinigen oder zu spülen, den Mund mit einer Spritze und weichem Gummikatheter drei- bis vierstündlich mit NaCl spülen
- Die Lippen vorsichtig mit einer NaCl-Lösung reinigen
- Bei Vorhandensein von Candida albicans den Patient informieren, mit einer oralen Nystatinsuspension (Mycostatin) zu spülen und sie anschließend zu schlucken
- Patienten über Untersuchung des Mundes und korrekte Durchführung der Mundpflege informieren

5.11.5.3 Pharyngitis/Ösophagitis

- Auf Schluckschwierigkeiten und Infektion einschätzen
- Antazida können wohltuend sein
- Arztverordnung für Sucralfat einholen

5.11.5.4 Rektale oder vaginale Mukositis

- Weibliche Patienten informieren, Schmerzen, Ulzeration oder Blutung der das Perineum umgebenden Schleimhaut oder der Vagina mitzuteilen
- Patienten informieren, nach jeder Miktion perianale Waschungen durchzuführen; trocken halten
- Patienten informieren, Sitzbäder zu nehmen
- Patienten darauf hinweisen, nicht zu duschen
- Patient erklären, bei auftretenden Symptomen sexuelle Aktivitäten einzustellen

- Männliche Patienten informieren, auftretende Kennzeichen und Symptome im Bereich des Perineums mitzuteilen
- Oben beschriebener Vorgehensweise entsprechen

Erwartetes Ziel/Evaluation

- Demonstriert korrekte, konsequente Durchführung der Mundpflege und intakte Mundschleimhaut, stellt ein Nachlassen der Schmerzen an Mund und Ösophagus fest; Heilung von Mund und Ösophagus schreitet voran
- Demonstriert rektale und vaginale Mukosa-Pflege, Mukositis heilt ab

5.II.5.5 Diarrhö

Gesteigerte Stuhlfrequenz, konsistenzverminderte Stühle mit oder ohne Unbehagen, die durch Wirkungen der Chemotherapie auf das Epithelium verursacht werden.

Einschätzung/Assessment

Beobachtungen/Befunde

- Häufige Stuhlgänge
  - Wäßrig
  - Blutig
  - Schleimig
  - Teerig
- Dehydration
  - Trockene Schleimhäute
  - Verminderter Hautturgor
  - Verminderte Urinausscheidung

Laborwerte/Diagnostische Untersuchungen

- Leukozytenzahl, Elektrolyte
- Stuhlkulturen

Potentielle Komplikationen (PK)

PK: Elektrolytstörungen
PK: Dehydration
PK: Mangelernährung
PK: Gastrointestinale Blutung

Medizinische Behandlung

- Antidiarrhoika
- Spasmolytika
- Infusionen/parenterale Ernährung

Pflegediagnosen/Maßnahmen/Evaluation

PD: Diarrhö, b/d sekundär zur Chemotherapie auftretende Schleimhautveränderungen

- Ausscheidungsmuster einschätzen, Verwendung von Laxantien eingeschlossen
- Andere mögliche Gründe für ein Auftreten der Diarrhö wie unangemessene Diät, Behandlung von Nebenwirkungen, Infektion, Streß oder Krankheitsverlauf bestimmen
- Hydration und Elektrolytstatus evaluieren
- Ein- und Ausfuhr, Gewicht und Elektrolyte überwachen
- Häufigkeit, Charakter und Gewicht des Stuhles einschätzen
- Abdomen einschätzen, Darmgeräusche inbegriffen; auf Spannungsgefühl, Krämpfe oder Blähungen achten
- Hautzustand im perianalen Bereich einschätzen
- Diät entsprechend anpassen; Bananen und Käse bereitstellen; heiße Getränke, Kaffee, frische Früchte und Pflaumensaft vermeiden
- Nach Verordnung Medikamente verabreichen, die die Diarrhö zum Stillstand bringen wie z. B. Kaopectat oder Lomotil
- Auf frühe Kennzeichen einer Obstipation achten und diese mitteilen
- Protokoll über perianale Pflege erstellen
  - Den Bereich nach jedem Stuhlgang mit milder Seife und Wasser reinigen
  - Sorgfältig trocknen und auf Läsionen achten
  - Nach Indikation Salben applizieren
  - Nach Indikation Sitzbäder bereitstellen
- Jeden Stuhlgang kontrollieren und Ergebnisse dokumentieren
  - Häufigkeit
  - Menge
  - Konsistenz
  - Vorhandensein von Blut, makroskopisch sichtbar oder okkult
- Patient informieren, nach jedem Stuhlgang perianale Pflege durchzuführen
  - Waschung mit Polyvidon-Jod oder milde Seife und Wasser anwenden
  - Mit weichen Tüchern waschen, bei Frauen von vorne nach hinten
  - Durch vorsichtiges Tupfen mit weichen Handtüchern trocknen
  - Hände gut waschen und trocknen
- Wenn der Patient nicht dazu in der Lage ist, perianale Pflege durchführen
- Nach Verordnung Medikamente im perianalen Bereich applizieren

- Patienten informieren, nach jedem Stuhlgang den Stuhl auf Blut zu untersuchen
- Mindestens einmal in jeder Schicht Status des perianalen Gebiets einschätzen und dokumentieren; vierstündlich, wenn Häufigkeit der Stuhlentleerung zunimmt
- Patienten täglich zu gleicher Zeit mit gleicher Kleidung und Waage wiegen
- Arzt für eine mögliche Unterbrechung der Therapie konsultieren, bis die Diarrhö kontrolliert ist
- Auf Ödeme einschätzen; durch Proteinmangel und Elektrolytstörungen kann ein dritter Flüssigkeitsraum auftreten

Erwartetes Ziel/Evaluation

- Patient entleert geformten Stuhl und verfügt über ein normales Ausscheidungsmuster

PD: Wissensdefizit, b/d einen Informationsmangel bezüglich der Methoden der Diarrhökontrolle

- Kennzeichen und Symptome einer Diarrhö besprechen, die dem Arzt mitgeteilt werden sollen,
- Wichtigkeit der Aufrechterhaltung einer oralen Flüssigkeitszufuhr von mindestens 3000 ml/Tag erklären, wenn nicht kontraindiziert
- Patient darauf hinweisen, ballaststoffreiche Nahrungsmittel zu meiden
- Patient darauf hinweisen, die verordneten Medikamente bei Auftreten einer Diarrhö einzunehmen
- Patient darauf hinweisen, keine Medikamente aus Kaufhäusern oder Drogerien einzunehmen, ohne dies vorher mit dem Arzt oder der Pflegeperson zu besprechen
- Sicherstellen, daß der Patient und/oder nahestehende Person folgendes demonstriert:
  - Methode der Durchführung perianaler Pflege nach jedem Stuhlgang; weiche Tücher oder Einmaltücher können angewendet werden
  - Technik des Händewaschens
  - Stuhl auf okkultes Blut untersuchen

Erwartetes Ziel/Evaluation

- Patient demonstriert das Wissen darüber, wie er die Diarrhö korrigieren und kontrollieren kann; er erreicht ein normales Ausscheidungsmuster und eine normale Stuhlkonsistenz

5.11.5.6 Obstipation

Unregelmäßige Defäkation mit hartem Stuhlgang, Ursache können der Krankheitsverlauf, die Chemotherapie oder andere Faktoren sein.

Einschätzung/Assessment

Beobachtungen/Befunde

- Kein Stuhlgang für mehr als drei Tage
- Schwere, schmerzhafte Stuhlentleerung
- Stuhl
  - Hart, trocken
  - Rötliche Streifen
- Keine Darmgeräusche vorhanden

Laborwerte/Diagnostische Untersuchungen

Abhängig von der Ursache

Potentielle Komplikationen (PK)

PK: Ileus

Medizinische Behandlung

- Gleitmittel
- Hydration: oral oder parenteral
- Laxantien oder Einlauf, wenn nicht kontraindiziert

Pflegediagnosen/Maßnahmen/Evaluation

PD: Obstipation, b/d eine Chemotherapie

- Gewohntes Ausscheidungsmuster einschätzen, Verwendung von Laxantien eingeschlossen
- Faktoren identifizieren, die das gewohnte Ausscheidungsmuster verändern können wie z. B. Immobilität, Chemotherapeutika (Vincristin, Vinblastin), Analgetika (Opiate, Narkotika), ballaststoffarme Diät oder unzureichende Flüssigkeitszufuhr
- Damit in Zusammenhang stehende Kennzeichen und Symptome einschätzen wie z. B. Meteorismus, Spannungsgefühl oder Unwohlsein
- Täglich Zeitpunkt und Charakter der Stuhlentleerung evaluieren und dokumentieren
- In jeder Schicht Abdomen auf Darmgeräusche auskultieren
- Nach Verordnung Einlauf mit entsprechender(m) Menge und Zusatz verabreichen

- Eine digitale Ausräumung des Stuhls kann notwendig werden – je nach Krankenhaus und Vorgehensweise
- Wird innerhalb von 24 Stunden nach einem Einlauf kein Spontanstuhl entleert, nach Verordnung stuhlanregende Gleitmittel, andere Laxantien oder Suppositorien verabreichen
- Ein- und Ausfuhr kontrollieren
- Flüssigkeitszufuhr bis zu 3000 ml/24 Stunden forcieren, wenn nicht kontraindiziert
- Ballaststoffreiche Diät bereitstellen
- Zu Mobilisation und gymnastischen Übungen bis zur Toleranzgrenze ermutigen
- Wenn der Patient immobil ist, vier- bis achtstündlich Bewegungsübungen durchführen
- Wenn notwendig, Intimsphäre wahren
- Beim Gang zum Badezimmer begleiten
  - Beim Einhalten von Bettruhe Patienten abschirmen
  - Visiten und Untersuchungen nicht zu einem Zeitpunkt planen, zu dem der Patient normalerweise seine Defäkation durchführt
- Nach jedem Stuhlgang perianale Pflege durchführen
- Zustand des Analbereichs täglich einschätzen
- Nach Verordnung Medikamente im Analbereich applizieren

PD: Wissensdefizit, b/d einen Informationsmangel bezüglich Methoden der Prävention einer Obstipation

- Bedeutung der schriftlichen Dokumentation der täglichen Darmfunktion und Stuhlentleerung erklären
- Methoden besprechen/demonstrieren, die eine tägliche Stuhlentleerung fördern, sehr wichtig bei Einnahme von Pflanzenalkaloiden
- Nach Verordnung Gleitmittel und andere Laxantien einnehmen
- 3000 ml/24 Stunden zuführen, wenn nicht kontraindiziert
- Ballaststoffreiche Diät zu sich nehmen
- Wenn innerhalb von drei Tagen keine Defäkation erfolgt, Einlauf verabreichen
- Notwendigkeit der Arztkonsultation erklären, wenn diese Methoden keine Wirkung zeigen
- Patient darauf hinweisen, keine Medikamente aus Drogerien oder Kaufhäusern einzunehmen, ohne dies vorher mit dem Arzt zu besprechen

Erwartetes Ziel/Evaluation

- Patient demonstriert Wissen bezüglich Methoden einer angemessenen Defäkation; erreicht regelmäßige Ausscheidungsmuster und Stuhlkonsistenz

5.12 Haut und Hautanhangsorgane

5.12.1 Dermatologisch

Hypersensitive Reaktionen: Reaktionen auf die antineoplastische Medikamente; kann sehr schwerwiegend und/oder lebensbedrohlich sein, vor allem, wenn eine anaphylaktische Reaktion auftritt; zu den Medikamenten, die häufig zu einer anaphylaktischen Reaktion führen können, gehören Asparaginase, Cisplatin (seltener) und Bleomycin.
Hyperpyrexie: Steht in Zusammenhang mit Bleomycin, besonders bei Patienten mit Lymphom.
Erythem (Adria flare): Steht in Zusammenhang mit Doxorubicin; die Rötung ist normalerweise das Ergebnis einer zu starken Konzentration oder tritt bei sehr empfindlicher Haut auf.

Einschätzung/Assessment

Beobachtungen/Befunde

Allgemein

- Urtikaria
- Angioödem
- Bronchospasmus
- Krämpfe im Abdomen
- Hypotonie
- Hyperpigmentierung
- Fleckenartige Rötung
- Vesikelbildung
- Akne
- Hautverdünnung und Striae
- Petechien
- Ecchymosis
- Nesselfieber
- Pruritus
- Abschuppung
- Gelbfärbung

- Photosensibilisierung
- Nagelveränderungen
  - Horizontale oder längsverlaufende Streifen
  - Nagelbettverdickung
- Aufflammphänomen (Recall)
- Blauverfärbung der Venen

5.12.2 Hyperpyrexie

Hohes Fieber.

5.12.3 Erythem (adria flare)

- Juckreiz
- Rötung (diffus oder Streifen oberhalb der Vene)
- Urtikaria

Medizinische Behandlung

Allgemein

- Diphenhydramin (Benadryl)
- Epinephrin
- Parenterale Kortikosteroide

Hyperpyrexie

- Acetaminophen
- Flüssigkeitszufuhr

Erythem (adria flare)

Lokal Kühlelemente applizieren

Pflegediagnosen/Maßnahmen/Evaluation

PD: Hautschädigung, b/d unerwünschte Wirkungen der antineoplastischen Medikamente

- Vorgeschichte bezüglich Allergien erfassen
- Vitalzeichen und Mentalstatus kontrollieren
- Patienten während der gesamten Verabreichungsdauer überwachen
- Sicherstellen, daß für eine mögliche Nofallmaßnahme entsprechende Medikamente und Material bereitstehen; bei Auftreten einer anaphylaktischen Reaktion folgendes bereithalten:

- Diphenhydramin (Benadryl)
- Epinephrin
- Sauerstoff
- Tuben
- Absauggerät

- Reihenfolge der Vorgehensweise bei einer Reaktion kennen
- Bei Adria flare:
  - Bei erstem Auftreten von Juckreiz und Rötung Menge des zu verabreichenden Medikamentes reduzieren (z. B. bei Gabe von 1 ml auf ½ ml reduzieren); Vene gut spülen und mit der Verabreichung des Medikamentes fortfahren; bei Auftreten von Erythem und Urtikaria Infusion stoppen und Kühlelemente verabreichen; neue Infusion starten und zusätzliches Medikament verabreichen
- Bei Hyperpyrexie
  - Nach Verordnung vierstündlich Azetaminophen geben
  - Orale Flüssigkeitszufuhr forcieren
- Patienten informieren, unerwünschte Wirkungen unverzüglich mitzuteilen
- Achtstündlich Hautbeobachtung durchführen, besonders axillarer Bereich und Brustfalten, Leiste, Perianalbereich und Extremitäten
- Bei Bedarf beim täglichem Baden behilflich sein
  - Antibakterielle Seifen und weiche Kleidung anwenden
  - Gut spülen und trocknen
  - Bei Verwendung von Lotionen Haut nicht feucht belassen
- Wäsche trocken und faltenfrei halten
- Nach jedem Stuhlgang bei perianaler Pflege behilflich sein und beraten
  - Weiche Tücher und Kleidung anwenden
  - Sicherstellen, daß der Bereich trocken ist
  - Patienten anleiten, Baumwollkleidung und -unterwäsche zu tragen
- Technik des Händewaschens erklären: nach jedem Stuhlgang und bei Bedarf Patient darauf hinweisen, ein Stoßen, Verletzen, Schneiden und Aufkratzen zu vermeiden
- Wichtigkeit der Hautpflege erklären
- Patient darauf hinweisen, die Anwendung von scharfen Gegenständen: Rasierer, Nagelschere usw. zu vermeiden
- Notwendigkeit erklären, außerhalb des Bettes immer Schuhe zu tragen
- Patient darauf hinweisen, enganliegende Kleidungsstücke zu vermeiden
- Patient darauf hinweisen, wenn möglich ein Tragen von Ringen und Uhren zu vermeiden; Feuchtigkeit und Bakterien sammeln sich darunter an und scharfe Kanten können ein Aufkratzen oder Schnitte verursachen

- I. m.-Injektionen wenn möglich vermeiden
- Evtl. wird ein zentralvenöser Zugang verordnet und gelegt, um multiple i. v.-Injektionen zu vermeiden; nach dem Legen tägliche Venenkatheterpflege durchführen
- Laborarbeit konsolidieren; wenn möglich, Lanzetten verwenden; vor einer Venenpunktion Haut mit Polyvidon-Jod reinigen
- Sich dem Sonnenlicht aufgrund von Photosensitivität nicht übermäßig aussetzen; eine Anwendung von Sonnenschutz ist angebracht

Erwartetes Ziel/Evaluation

- Patient erreicht eine Hautintegrität bzw. hält sie aufrecht

5.12.4 Alopezie

Vorübergehender, als Begleiterscheinung der Chemotherapie auftretender Haarausfall. Die Chemotherapeutika interagieren mit den Zellen, die sich in der Anaphase des Zellzyklus befinden (85–90 % der gesamten Kopfhaarzellen); Haarausfall im Bereich der Chemotherapie; zu dosisabhängigen, alopezieverursachenden Zytostatika gehören Cyclophosphamid, Doxorubicin und Vinblastin; zu einer Haarausdünnung (nicht vollständigem Haarausfall) tragen Bleomycin, Vincristin, 5-FU und Etoposid bei.

Einschätzung

Beobachtungen/Befunde

- Haarausfall
  - Kopfhaut in besonderem Maß, früh
  - Langzeittherapie
    - Axilla
    - Extremitäten
    - Pubis
- Veränderung des Körperbilds

Medizinische Behandlung

Kühlhaube (Patienten mit Solitärtumoren)

Pflegediagnosen/Maßnahmen/Evaluation

PD: Körperbildstörung, b/d physische Veränderungen durch die Chemotherapie

- Therapeutische Pflegeperson-Patientenbeziehung aufbauen
- Patient vorher über Haarausfall informieren; Haarausfall variiert

- Die Beschaffung von Hüten, Schals oder Mützen ermöglichen, bevor der Haarausfall beginnt
- Haarausfall des Kopfhaares beginnt etwa 10 Tage nach Bestrahlung des Kopfhaars
- Verstehen, daß der Haarausfall normalerweise eine Woche bis zwei Wochen nach einer Einzeldosis-Chemotherapie beginnt; der maximale Haarausfall tritt ein Monat bis zwei Monate nach Therapiebeginn ein
- Vorübergehende Dauer des Haarausfalls betonen
- Vollständiger, neuer Haarwuchs normalerweise nach Beendigung der Chemotherapie
- Während der Behandlung kann das Haar manchmal wieder wachsen
- Patient informieren, daß sich Beschaffenheit und Farbe verändern können (Physiologie der Haarfollikel werden durch die Medikamente verändert)
- Patientenwahrnehmung bezüglich Haarausfall einschätzen
- Kurzer Haarschnitt ist manchmal vorzuziehen
- Beginnender Haarausfall wird nicht sofort bemerkt
- Ein kurzer Haarschnitt trägt zum Wohlbefinden des Patienten bei, wenn der Haarausfall sehr weit fortgeschritten ist
- Notwendigkeit erklären, Perücke nicht ununterbrochen, sondern in Intervallen zu tragen, um ein „atmen" der Kopfhaut zu ermöglichen
- Eine sanfte Pflege der Kopfhaut ermöglichen
  - Haare mit pH-neutralem Shampoo waschen
  - Haare und Kopfhaut so oft wie möglich der Luft aussetzen
- Kühlhaubenapplikation und das Tragen eines Kopfbandes entlang des Haaransatzes sollen den Haarausfall minimieren (nicht nachgewiesen)
  - Sich bewußt sein, daß die Wirksamkeit dieser Maßnahmen nicht nachgewiesen ist
  - Verstehen, daß diese Maßnahmen nie angewendet werden, wenn der Patient an einem stark metastasierendem Tumor wie Leukämie, Lymphom oder Myelom erkrankt ist oder bei einem Kopfhauttumorimplantat
  - Sich bewußt sein, daß diese Maßnahmen, wenn sie angewendet werden, zu einer Schutzzone für die Tumorzellen werden können
  - Diese Maßnahmen nie anwenden, wenn Medikamente i.v. oder oral verabreicht werden
  - Kühlhaube oder Eisbeutel (z.B. Eisstücke in einem Plastikbeutel) nach Verordnung anwenden, normalerweise 20–30 Minuten vor der Verabreichung von i.v.-Medikamenten, während und nach Beendigung der Verabreichung für 20 Minuten

  - Nach Verordnung aufblasbare Kopfmanschette oder -band anwenden; wird normalerweise während der Verabreichung des Medikamentes appliziert und für 5–10 Minuten nach Beendigung belassen
- Schmerzen, je nach Auftreten und/oder nach Verordnung behandeln
  - Trägt der Patient eine Kühlhaube, so klagt er normalerweise über Kopfschmerzen
  - Wirksamkeit schmerzlindernder Maßnahmen einschätzen
- Wissen und Verstehen des Patienten und/oder nahestehender Person sicherstellen bezüglich: Notwendigkeit, Gefühle bezüglich der Wahrnehmung des Haarausfalls zu verbalisieren
  - Bedeutung einer sanften Haar- und Kopfhautpflege
  - Notwendigkeit, die Kopfhaut so oft wie möglich der Luft auszusetzen
  - Während der Behandlung auftretender, vorübergehender Haarausfall
  - Anwendung von Tönungsmitteln, Spülungen, Färbe- und Bleichmitteln zu vermeiden, bis der Zustand der Kopfhaut es erlaubt oder nach ärztlicher Verordnung

PD: Gefahr einer Hautschädigung, b/d fehlenden Schutz des Haupthaares iVm einer Alopezie

- Kopfhaut mit milder Seife und Wasser waschen
- Weiche Haarbürste verwenden, um Zug auf die Haare zu vermeiden
- Mildes (Mineral-) Öl verwenden, um die Feuchtigkeit der Kopfhaut zu gewährleisten und um Juckreiz zu reduzieren
- Sonnenlichtexposition durch Anwendung eines Sonnenschutzes und/oder Tragen eines Hutes oder einer Mütze reduzieren

Erwartetes Ziel/Evaluation

- Verbalisiert Akzeptanz der vorübergehenden Körperveränderung
- Demonstriert Pflege der Kopfhaut

5.13 Kardiotoxizität

Herzmuskelschaden, der durch die Toxizität der antineoplastischen Medikamente hervorgerufen wird.

Einschätzung/Assessment

Beobachtungen/Befunde

- Tachykardie
- Extrasystolie

- ST-T Wellenveränderungen
- Vorübergehende EKG-Veränderungen
- Eine um 30 % reduzierte QRS-Spannung
- Prädisponierende Medikamente
  - Doxorubizin (Adriamycin)
  - Daunorubizin (Daunomycin)
- Gleichzeitige Anwendung von Cyclophosphamiden
- Prädisponierende Faktoren
  - In der Vergangenheit in Herznähe durchgeführte Strahlentherapie
  - Aortenstenose
  - Nicht behandelte Hypertonie
  - Gestaute Halsvenen
  - Arrhythmischer Puls
- Knöchelödeme

Laborwerte/Diagnostische Untersuchungen

- EKG
- Herzenzyme
- Röntgen: Thorax
- Echokardiogramm
- Radionukleid-Angiographie
- Perkutane, endomyokardiale Biopsie

Potentielle Komplikationen (PK)

PK: Kongestives Herzversagen
PK: Kardiomyopathie

Medizinische Behandlung

- 24 Stunden-EKG
- Sauerstofftherapie
- Herzglykoside

Pflegediagnosen/Maßnahmen/Evaluation

PD: Durchblutungsstörung des Herzens, b/d die Chemotherapie

- Pulsfrequenz und Herzrhythmus kontrollieren
- Auf Veränderungen der Vitalzeichen, Hautfärbung, Temperatur, Empfindungsvermögen, verminderte Urinausscheidung und Dyspnö achten
- Sich bewußt sein, daß zu dem Zeitpunkt, wo die Kardiotoxizität klinisch nachweisbar ist, sie oft irreversibel und schwächend ist

- Mittel kennen, bei denen der Patient einem erhöhten Kardiotoxizitätrisiko ausgesetzt ist wie Doxorubicin (die totale Kumulationsdosis bei Erwachsenen beträgt 450–550 mg/m^2) und Daunorubicin (die totale Kumulationsdosis beträgt 550 mg/m^2)
- Sich bewußt sein, daß eine wöchentliche, niedrig-dosierte Injektion von Doxorubicin und kontinuierliche Infusionsbehandlung in Zusammenhang mit geringerer Kardiotoxizität stehen kann

Erwartetes Ziel/Evaluation

- Patient demonstriert minimale kardiale Dysrhythmien oder Dekompensation

5.14 Pulmonale Toxizität

Temporär auftetende oder chronische Atembeschwerden, die in Zusammenhang mit einer chemotherapeutischen Toxizität stehen; zu den Chemotherapeutika, die eine pulmonale Toxizität verursachen können, gehören Bleomycin, Busulfan und Carmustin.

Einschätzung/Assessment

Beobachtungen/Befunde

- Eine in Verbindung mit Bleomycin auftretende Toxizität schließt eine Pneumonie und eine interstitielle Fibrose ein
- Personen über 70 Jahre, die eine totale, kumulative Dosis von mehr als 400–500 Einheiten erhalten, gehören zu den Hochrisikogruppen
- Feine Rasselgeräusche
- Ruhedyspnö, Hypoxämie
- Tachypnö, Fieber
- Kopfschmerzen
- Allgemeines Unwohlsein
- Pneumonie (nicht-infektiös)
- Lungenödem
- Lungenfibrose
- Prädisponierende Faktoren
  - Bereits bestehende Lungenerkrankung
  - Strahlentherapie
  - Zustand der Lunge: Infektion, Ödem, Embolie
  - Trockener, hartnäckiger Husten

- Unerwünschte Lungenveränderungen treten auch in Verbindung mit Cyclophosphamid (Zytoxan) und in Kombination mit Bleomycin, Mitomycin, Melphalan und Procarbacine auf
- Ehemalige Raucher

Laborwerte/Diagnostische Untersuchungen

- Lungenfunktionstests
- Arterielle Blutgase
- Röntgen:Thorax

Potentielle Komplikationen (PK)

PK: Pneumonie
PK: Interstitielle Fibrose

Medizinische Behandlung

- Steroide
- Antibiotika
- Bronchodilatoren
- Sauerstoff

Pflegediagnosen/Maßnahmen/Evaluation

PD: Beeinträchtigter Gasaustausch, b/d unerwünschte Wirkungen der Chemotherapie

- Sich bewußt sein, daß die pulmonalen Veränderungen, wenn sie einmal klinisch erfaßt sind, oft fortschreiten
- Auf Kurzatmigkeit achten
- Thorax während der Chemotherapie vierstündlich auf Atemgeräusche auskultieren; abweichende Atemgeräusche unverzüglich mitteilen
- T, P, Af und RR vierstündlich messen; Temperaturen über 38 °C mitteilen
- Lungenfunktionstests nach Verordnung überwachen
- Patient bei vierstündlichem Umlagern, Abhusten und tiefem Durchatmen behilflich sein und beraten
- Nach Verordnung vorsichtig Sauerstoff verabreichen; hochdosierter Sauerstoff kann die Reaktion besonders bei Verabreichung von Bleomycin verstärken
- Eine Flüssigkeitszufuhr von bis zu 3000 ml/Tag forcieren, wenn nicht kontraindiziert
- Nach Verordnung Infusionstherapie verabreichen
- Achtstündlich Ein- und Ausfuhr messen

- Medikamente nach Verordnung verabreichen: Kortikosteroide, Bronchodilatatoren, Antibiotika

Erwartetes Ziel/Evaluation
- Patient hält eine optimale Lungenventilation aufrecht

PD: Ungenügende Selbstreinigungsfunktion der Atemwege, b/d unerwünschte Wirkungen der Chemotherapie

- Zu einer Flüssigkeitsaufnahme von zwei bis drei Liter pro Tag ermutigen, wenn nicht kontraindiziert
- Bei zwei- bis vierstündlichem Umlagern, Abhusten und tiefem Durchatmen behilflich sein
- Achtstündlich Atemgeräusche und Ausdehnung des Thorax einschätzen
- Notwendigkeit des Abhustens und der Expektoration von Sekreten erklären, Sekrete nicht schlucken
- Bei atemtherapeutischen Maßnahmen und Vernebler-Therapie behilflich sein

Erwartetes Ziel/Evaluation
- Patient demonstriert verbesserte Belüftung und Sauerstoffversorgung des Gewebes
- Sekret wird abgehustet und die Durchgängigkeit der Luftröhre wird aufrechterhalten

5.15 Nephrotoxizität

Funktionsstörung des renalen Systems, die während der Verabreichung solcher Chemotherapeutika auftreten, die über die Nieren ausgeschieden werden oder die in die Begrenzung des renalen Systems eingreifen; zu den Chemotherapeutika, die mit renalen Funktionsstörungen in Verbindung stehen, gehören Cisplatin, Methotrexat, Mitomycin, 5-Azatadin, Nitrosoureas und hochdosierte Cyclophosphamide.

Einschätzung/Assessment

Beobachtungen/Befunde
- Dysurie, Häufigkeit, Dringlichkeit
- Hämaturie (leichte oder schwere), Proteinurie

- Oligurie, Anurie
- Neuromuskuläre Irritation
- Muskelschwäche
- Tremor, Persönlichkeitsveränderung
- Erhöhte Harnsäure
- Hyperkaliämie, Hyperphosphatämie
- Hypokalziämie, Hypomagnesiämie
- Hyponaträmie
- Erhöhter Harnstoffwert, Kreatinin im Serum und Kreatinin-Clearance
- Hypertonus, Kopfschmerzen, Übelkeit, Erbrechen

Laborwerte/Diagnostische Untersuchungen

- Elektrolyte, Harnstoff im Serum und Kreatinin im Serum
- Kreatinin-Clearance
- Harnsäure, Kalzium, Magnesium
- Zystoskopie

Potentielle Komplikationen (PK)

PK: Schädigung des Nierengewebes

Medizinische Behandlung

- Verabreichung von Infusionen (Tropfenrate abhängig von der Ausfuhr)
- Ein- und Ausfuhr
- Medikamente
  - Bikarbonat
  - Allopurinol
  - Antihypertensiva
  - Osmotische Diuretika
  - Antiemetika

Pflegediagnosen/Maßnahmen/Evaluation

PD: Durchblutungsstörung des Herzens, b/d eine Chemotherapie

- 24 Stunden vor, während und 24–48 Stunden nach der Verabreichung der Medikamente ausreichende Hydration sicherstellen
- Flüssigkeit von 3000–4000 ml/Tag forcieren, wenn nicht kontraindiziert
- Patient soll die Therapie unterstützen
  - Getränke nach Wahl und Temperatur bereitstellen
  - Evtl. sind Einschränkungen der Eiweiß-, Kalium- und Natriumzufuhr notwendig

  - Häufige kleine Mengen sind oft besser verträglich
  - Appetitlich anrichten
- Bei Magenproblemen können Antazida hilfreich sein
- Um die Übelkeit zu kontrollieren, Antiemetika verabreichen
- Infusionen nach Verordnung verabreichen; normalerweise Dextroselösung mit NaCl und Elektrolytzusätzen; häufig bei einer Einlaufgeschwindigkeit von 200 mg/Std. über 5–6 Stunden vor, während und nach der Verabreichung der Chemotherapie-Infusion
- Ein- und Ausfuhr messen; Abweichungen und eine Ausscheidung von < 120 ml/Std. mitteilen
- Während der Verabreichung der Chemotherapie-Infusion in jeder Schicht Urin auf okkulte Blutung untersuchen; Infusion langsam einlaufen lassen und den Arzt über Blutungen informieren
- Vitalzeichen kontrollieren
- Nach Verordnung Antihypertonika verabreichen
- Nach Verordnung PH-Wert des Urins untersuchen
- Nach Verordnung Natriumbikarbonat verabreichen, um den pH-Wert bei 7 zu halten
- Adäquate Nierenfunktion aufrechterhalten
- Die Ergebnisse der Laborwerte befinden sich innerhalb normaler Grenzen

Erwartetes Ziel/Evaluation

- Adäquate Nierenfunktion wird aufrechterhalten; Die Ergebnisse der Laborwerte befinden sich innerhalb normaler Grenzen

PD: Wissensdefizit, b/d einen Informationsmangel bezüglich Maßnahmen der Verbesserung der Nierenfunktion

- Notwendigkeit der Kontrolle von Ein- und Ausfuhr erklären
- Bedeutung einer Flüssigkeitszufuhr von 3000–4000 ml/Tag betonen
- Kennzeichen und Symptome einer Nephrotoxizität erklären, die dem Arzt mitgeteilt werden sollen
- Name der Medikamente, Dosierung und Zeitpunkt der Einnahme sowie toxische Wirkungen oder Nebenwirkungen, die dem Arzt mitgeteilt werden sollen, erklären
- Bedeutung einer weiterführenden ambulanten Pflege betonen
- Wenn angeordnet, die Wichtigkeit der Einnahme der Antihypertonika betonen

Erwartetes Ziel/Evaluation

- Patient oder nahestehende Person verbalisieren toxische Symptome, die mitgeteilt werden sollen und Maßnahmen, die eine adäquate Flüssigkeitszufuhr gewährleisten

5.16 Hämorrhagische Zystitis

Dosisabhängige chemische Zystitis, die durch toxische Wirkungen von Cyclophosphamid oder Ifosfamid-Metaboliten an der Mukosamembran der Blase verursacht wird.

Einschätzung/Assessment

Beobachtungen/Befunde

- Häufigkeit des Wasserlassens
- Verlust des Blasentonus
- Mikro- oder Makrohämaturie

Laborwerte/Diagnostische Untersuchungen

- Urinstatus
- Differentialblutbild

Potentielle Komplikationen (PK)

PK: Permanente Blasenschädigung

Medizinische Behandlung

- Infusionsbehandlung
- Blasenirrigation
- Ein- und Ausfuhr
- Antiemetika
- Sedativa

Pflegediagnosen/Maßnahmen/Evaluation

PD: Verändertes Urinausscheidungsmuster: Blasenirritation, b/d eine Chemotherapie

- Zu einer Flüssigkeitszufuhr von bis zu 3000 ml/Tag ermutigen (wenn nicht kontraindiziert), vor und bis 48 Stunden nach der Verabreichung des Medikamentes

- Zu häufigem, drei- bis vierstündlichem Wasserlassen ermutigen, Blase sollte vor dem Zubettgehen geleert werden und nachts, wenn der Patient aufwacht
- Auf Kennzeichen und Symptome einer Zystitis achten und diese mitteilen
    - Urin auf Hämaturie untersuchen (Hämastix)
    - Ausfuhr engmaschig kontrollieren; Verminderung der Ausfuhr mitteilen (kann sekundär zur Medikation auf ein inadäquates antidiuretisches Hormon-Syndrom hinweisen)
- Cyclophosphamide früh am Tag verabreichen, um ein Ansammeln des Urins in der Nacht zu vermeiden
- Manchmal wird ein Blasenverweilkatheter gelegt
- Manchmal wird eine fortwährende Blasenspülung verordnet
- Bei Bedarf Antiemetika und Sedativa verabreichen
- Zur Wiedererlangung des Blasentonus über die Möglichkeit des Blasentrainings informieren

Erwartetes Ziel/Evaluation

- Urinausscheidung befindet sich innerhalb normaler Grenzen

5.17 Neurotoxizität

Schäden der Schwann'schen Scheide, Paralyse autonomer Nerven oder am zentralen Nervensystem (ZNS), Schäden entstehen durch die Wirkungen der Chemotherapeutika; zu den antineoplastischen Mitteln, die eine Neurotoxizität verursachen können, gehören Vinca (Pflanzen) Alkaloide: Vincristin, Vinblastin und Vindesin.

Einschätzung/Assessment

Beobachtungen/Befunde

- Kribbeln
- Parästhesien
- Zittern
- Muskelschmerzen
- Muskelschwäche
    - Schwierigkeit, auf den Fersen zu gehen
    - Unfähigkeit, sich aus dem Stuhl zu erheben
- Fußfall
- Ptosis (Herabhängen des Oberlids)
- Hyporeflexie bis Verlust des tiefen Tendon-Reflexes

- Ataxie
- Hemiplegie
- Verwaschene Sprache
- Wangenschmerzen
- Heiserkeit
- Reizbarkeit
- Krampfanfälle
- Somnolenz
- Persönlichkeitsveränderungen
- Koma
- Arachnoiditis (aufgrund intrathekaler Verabreichung)
    - Fieber
    - Rückenschmerzen
    - Schwindel
    - Kopfschmerzen
    - Steifer Nacken
    - Erbrechen
- Ototoxizität
- Obstipation und kolikartige Schmerzen
- Ileus
- Urinverhalt

Laborwerte/Diagnostische Untersuchungen

- Neurologische Untersuchung
- Neuroradiologische Untersuchungen

Potentielle Komplikationen (PK)

PK: Paralytischer Ileus
PK: Obstipation
PK: Spastischer Ileus
PK: Raynaud-Phänomen (in Kombination mit Vinblastin und Bleomycin)

Medizinische Behandlung

- Medikamente
- Stuhlanregende Gleitmittel
- Laxantien
- Physikalische Therapie

Pflegediagnosen/Maßnahmen/Evaluation

PD: Beeinträchtigte körperliche Mobilität, b/d toxische Wirkungen der Chemotherapie

- Schwäche, Taubheitsgefühl an Armen, Händen, Beinen und Füßen einschätzen
- Heiserkeit und Wangenschmerzen einschätzen
- Abdominalkrämpfe, Obstipation und paralytischen Ileus einschätzen
- Vor Verabreichung der Medikamente und nach Beendigung der Infusionstherapie (vier und acht Stunden danach) neurologische Einschätzung vornehmen
  - Veränderungen unverzüglich dem Arzt mitteilen
- Fähigkeit der Durchführung der ATL einschätzen
- Unwohlsein oder Schmerzen in Verbindung mit Bewegungsabläufen evaluieren
- Schmerzen, Herz-, Atem- und Ausscheidungsmuster einschätzen
- Sichere, gefahrenfreie Umgebung bereitstellen, um Stürzen vorzubeugen
- Patient anleiten, am Bettrand zu sitzen, aufzustehen und dann langsam zu gehen; nach Indikation Gehstöcke usw. bereitstellen
- Patient anleiten, Taubheitsgefühl und Kribbeln oder andere Kennzeichen einer Toxizität unverzüglich mitzuteilen
- Patient und nahestehender Person versichern, daß Veränderungen normalerweise reversibel sind, wenn die Medikamente abgesetzt wird; spezielle Maßnahmen mit dem Arzt besprechen – eine motorische Schwäche kann Monate andauern, bis sie nachläßt
- Für eine Umgebung sorgen, die ein Äußern von Betroffenheit und Befürchtungen zuläßt
- Farbe und Temperatur der Extremitäten einschätzen, besonders der Hände
- Nach intrathekaler Verabreichung von Methotrexat oder Cytarabin auf Toxizität des ZNS einschätzen; Patient soll nach der Verabreichung des Medikamentes für mindestens eine Stunde flach liegen

Erwartes Ziel/Evaluation

- Patient erlangt seine Mobilität zurück und hält sie innerhalb normaler Parameter aufrecht

PD: Obstipation, b/d die Chemotherapie

- Abdomen vier- bis achtstündlich auf Darmgeräusche auskultieren
- Tägliche Darmentleerung kontrollieren und dokumentieren (Obstipation und kolikartige Schmerzen sind, wenn sie innerhalb der ersten zwei Tage der Behandlung auftreten, frühe Manifestationen einer Toxizität)

- Prophylaktisch Gleitmittel und andere Laxantien verabreichen
- Zu einer Flüssigkeitsaufnahme von bis zu drei Litern/Tag ermutigen, wenn nicht kontraindiziert
- Zu ballaststoffreicher Kost ermutigen
- Ein- und Ausfuhr messen
- Nach Verordnung Einläufe verabreichen
- Je nach Tolerierbarkeit zu Mobilisation ermutigen

Erwartetes Ziel/Evaluation

- Bleibt innerhalb normaler Grenzen mobil
- Hält eine normale Darmentleerung aufrecht

5.18 Hepatoxizität

Leberfunktionsstörung, die durch Chemotherapeutika, andere hepatotoxische Medikamente oder vorher bestehende Lebererkrankungen verursacht wird; da Leberzellen sich nur langsam teilen, werden sie weniger häufig durch zahlreiche Drogen geschädigt; antineoplastische Mittel, die eine Hepatoxizität verursachen können, sind Nitrosoureas, Methotrexat, 6-Mercaptopurin (6-MP), Cytosin, Arabinosid, Mithramycin, Asparaginase und Interferon.

Einschätzung/Assessment

Beobachtungen/Befunde

- Lethargie
- Schwäche
- Pruritus
- Gelbfärbung
- Dunkler Urin
- Süßer oder saurer Urin- und Atemgeruch
- Lehmfarbener Stuhl
- Blutungsneigung
  - Purpura
  - Epistaxis
  - Meläna
- Druckgefühl im Abdomen
- Schmerzen im rechten, oberen Quadranten
- Anorexie
- Verdauungsbeschwerden

- Aszites
- Generalisierte Ödeme
- Palmarerythem
- Lebersternchen
- Reizbarkeit
- Apathie
- Gedächtnisstörungen
- Handtremor
- Koma
- Damit in Verbindung stehende Faktoren, in der Vergangenheit aufgetretene oder zur Zeit bestehende
  - Virushepatitis
  - Strahlentherapie des Abdomens
  - Lebermetastasen
  - Hepatotoxische Medikamente
  - Transfusion von Blutprodukten
  - Autoaggression nach Transplantation

Laborwerte/Diagnostische Untersuchungen

- Erhöht
  - Serumtransaminase
  - Bilirubin
  - Alkalische Phosphatase
  - Cholesterin
  - Fibrinogen
- Vermindert
  - Gerinnungsfaktoren der Leber
  - Albumin
- Leberfunktionstests
- Blutgerinnungstest, Differentialblutbild
- Leberbiopsie
- Radiologische Untersuchung

Potentielle Komplikationen (PK)

PK: Zirrhose
PK: Aszites
PK: Hepatomegalie

Medizinische Behandlung

- Infusionsbehandlung
- Blutprodukte
- Magensonde

Pflegediagnosen/Maßnahmen/Evaluation

PD: Gefahr einer Hautschädigung, b/d das Aufkratzen der Haut iVm Juckreiz

- In jeder Schicht Hautzustand einschätzen
- Patient täglich baden; beruhigende Waschungen durchführen, um den Juckreiz zu lindern
- Die Geschmeidigkeit der Haut, durch die Anwendung einer Lotion nach dem Baden und zweimal täglich, aufrechterhalten; dem Waschwasser Badeöl zusetzen
- Haut vor Strahleneinwirkung schützen
- Über Zerstreuungsmaßnahmen, Entspannung und Imagination informieren
- Um Juckreiz zu lindern, nach Bedarf Hautpflege durchführen; evtl. werden Antihistamine verordnet
- Nägel kurz halten, um einem Aufkratzen der Haut vorzubeugen
- Zu einer Flüssigkeitsaufnahme von 3000–4000 ml/24 Stunden ermutigen, wenn nicht kontraindiziert; bei Vorhandensein von Ödemen, Flüssigkeitsaufnahme evtl. reduzieren

Erwartetes Ziel/Evaluation

- Haut bleibt intakt
- Juckreiz läßt nach

PD: Gefahr des veränderten Selbstschutzes, b/d veränderte Gerinnungsmechanismen

- Zwei- bis vierstündlich Empfindungsvermögen einschätzen
- Zunehmende Lethargie mitteilen
- Anwendung von Medikamenten meiden, die eine Depression des ZNS verursachen können, wie z. B. Narkotika und Barbiturate
- Auf Kennzeichen einer Blutung achten: Hämatemesis, Teerstuhl, Petechien
- Auf Druckveränderungen des Abdomens achten; Bauchumfang messen
- Darmgeräusche einschätzen
- Vitalzeichen und Laboruntersuchungen überprüfen; wenn eine Magensonde liegt, Durchgängigkeit aufrechterhalten
- Mundhygiene ermöglichen; Nasenwege frei und geschmeidig halten
- Korrekte Sondenlage aufrechterhalten
- Halbsitzende Lagerung ermöglichen, wenn nicht kontraindiziert

- Veränderungen in Farbe, Blutungen und Ödembildung dem Arzt mitteilen
- Ein- und Ausfuhr messen
- Farbveränderungen von Urin und Stuhl mitteilen
- Nach Verordnung und Indikation Schmerzen behandeln
- Reaktion auf Erleichterungsmaßnahmen einschätzen
- Bei Blutungsneigung
  - I. m. Injektionen vermeiden
  - Laboruntersuchungen konsolidieren
  - Wenn möglich Lanzetten verwenden
  - Nach Beendigung der Maßnahme für 5 Minuten Druck auf die Punktionsstelle bzw. i. v.-Stelle ausüben; die Stelle viermal alle 15 Minuten kontrollieren
  - Möbel, Geräte und persönliche Gegenstände so bereitstellen, daß ein Stürzen oder Stoßen vermieden werden kann
  - Mundpflege vorsichtig unter Anwendung weicher Zahnbürsten durchführen
  - Harte Seifen, rauhe Handtücher und kratzige Kleidung vermeiden
  - Urin und Stuhl auf okkultes Blut untersuchen
- Nach Verordnung Diät mit entsprechender Menge an Kalorien, Kohlenhydraten und Protein bereitstellen; fetthaltige Speisen vermeiden
- Die Mahlzeiten appetitlich und wohltemperiert anrichten; kleine Mahlzeiten werden normalerweise bevorzugt
- Patient täglich zu gleicher Zeit mit gleicher Kleidung und Waage wiegen
- Zu Bewegungen bis zur Toleranzgrenze ermutigen; bei vierstündlichen aktiven Bewegungsübungen behilflich sein und beraten
- Nach Verordnung, Medikamente zur Linderung des Juckreizes verabreichen
- Mit der Durchführung der Pflegemaßnahmen entsprechend der Primärerkrankung fortfahren

Erwartetes Ziel/Evaluation

- Blutung und Pruritus befinden sich unter Kontrolle

5.19 Funktionsstörung der Gonaden

Funktionsstörungen des Hodens oder der Ovarien werden durch unerwünschte Wirkungen der Chemotherapeutika verursacht (z. B. Mustargen, Cyclophosphamide, Chlorambucil).

Einschätzung/Assessment

Beobachtungen/Befunde

- Reduktion der Spermatozyten
- Unregelmäßige Menstruation
- Amenorrhö
- Menopause-Symptome: Hitzewallungen, Schlaflosigkeit, Reizbarkeit, Schmerzen während des Geschlechtsverkehrs, trockene Vagina

Laborwerte/Diagnostische Untersuchungen

- Follikelstimulierendes Hormon (FSH)
- Anzahl der Spermien

Potentielle Komplikationen (PK)

PK: Permanente Sterilität

Medizinische Behandlung

- Östrogen (Menopause-Symptome)

Pflegediagnosen/Maßnahmen/Evaluation

PD: Sexualstörung, b/d eine durch die Chemotherapie verursachte Infertilität

- Information über in der Vergangenheit gelebtes Sexualleben einholen, Sexualpraktiken, Aufklärung und Einstellung sowie Auswirkung der Erkrankung und Behandlung auf die Sexualfunktion eingeschlossen
- Wenn angemessen, männliche Patienten vor Beginn der Chemotherapie auf die Möglichkeit der Inanspruchnahme von Spermabanken hinweisen
- Wenn angemessen, über Kontrazeptiva informieren, bevor eine Chemotherapie initiiert wird
- Gespräche über Infertilität initiieren
- Zu Äußerung von Gefühlen ermutigen
- Bewältigungsstrategien und Reaktionen auf Infertilität des Patienten und/oder des Partners evaluieren
- Patient informieren, daß die Infertilität vorübergehend oder permanent sein kann (dosisabhängig)
- Patient darüber informieren, daß der Sexualtrieb und die -funktion durch die Chemotherapie normalerweise nicht beeinträchtigt werden

- Informieren, daß eine Infertilität auftreten kann und in einigen Fällen nach Beendigung der Therapie reversibel ist
- Patient an Beratungsstellen weiterleiten, wenn notwendig

Erwartetes Ziel/Evaluation

- Patient erreicht ein verbessertes oder befriedigendes Sexualverhalten

Anhang

Richtlinien für das Erstellen einer Pflegeplanung mit pflegerischen Maßnahmen

Das Buch „Patientenstandards in der Onkologie“ von Susan M. Tucker soll dem Zweck dienen, unter Einbeziehung des Pflegeprozesses individuelle, zielgerichtete Pflege zu planen. Für die Planung der Pflege sollten sich die Pflegenden immer wieder gemeinsam mit dem Patienten und/oder der Familie Ziele setzen. Die Ziele sollen realistisch und überprüfbar sein, außerdem sollen sie auf einer Informationssammlung basieren. Die Informationssammlung sollte folgendes beinhalten:

- Überlegungen bezüglich biophysikalischer, psychosozialer und umgebungsbedingter Faktoren
- die Selbstversorgungsfähigkeit des Patienten
- seine Lernfähigkeit und -bereitschaft
- die Vorbereitung auf die Entlassung

Mit dem Ziel, die Gesundheit des Patienten wiederherzustellen, aufrechtzuerhalten oder zu fördern, sollte die Pflegeplanung immer mit anderen Fachdisziplinen abgestimmt werden. Um eine qualifizierte und patientenorientierte Pflege gewährleisten zu können, ist es zwingend notwendig, jeden standardisierten Pflegeplan auf die individuellen Bedürfnisse der Patienten abzustimmen. Obwohl die in diesem Buch enthaltenen Standards systematisch Pflegediagnosen, Maßnahmen und erwartete Ziele/Evaluationen beschreiben, die normalerweise in einer gegebenen Situation auftreten, ist es selbstverständlich notwendig, den Plan den individuellen Bedürfnissen der Patienten anzupassen. Dabei können unterschiedliche Methoden angewendet werden:

1. Die Pflegeperson nimmt die persönlichen Daten des Patienten auf, führt dann die Informationssammlung durch und versieht den Erhebungsbogen mit dem Datum der Aufnahme und ihrer Unterschrift.
2. Pflegediagnosen, die für den Patienten nicht zutreffen, werden von der Pflegeperson aufgehoben oder annulliert.
3. Die Pflegeperson erstellt zusätzliche Pflegediagnosen, Pflegemaßnahmen und Evaluationen und versieht diese mit dem Datum der Erhebung und ihrer Unterschrift.
4. Der Pflegeplan sollte täglich evaluiert und aktualisiert werden, mit fortlaufendem Datum und Unterschrift der zuständigen Pflegeperson, wenn die Maßnahmen noch zutreffen. Dies kann geschehen, indem zusätzlich zu den Pflegemaßnahmen eine Spalte mit „Kontrolle" oder „Evaluation" hinzugefügt wird. Dadurch wird garantiert, daß der Plan dem aktuellen Stand entspricht.
5. Die Pflegeperson annulliert den Teil des Pflegeplans, der nicht mehr zutrifft, weil patientenorientierte Ziele erreicht werden sollen. Dies kann durch eine „Erledigt"-oder „Stop"-Spalte erreicht werden.

Für einige Patienten kann der Plan unverändert in seiner allgemeingültigen, standardisierten Form angewendet werden, dies gilt insbesondere für Patienten mit kurzer Krankenhausverweildauer. Um zu zeigen, daß die Pflegeperson den Pflegeprozeß angewendet hat, ist es notwendig, daß die Pflegeperson den Pflegeplan initiiert, evaluiert und beendet; sie trägt auf dem Erhebungsbogen das Datum und ihre Unterschrift ein und ermöglicht so eine Nachvollziehbarkeit. Der Pflegestandard der „Joint Commission on Accreditation of Healthcare Organization (JCAHO)" erwartet, daß die Pflege des Patienten auf einem Pflegeplan basiert. Es gibt bestimmte Verfahren und Vorgehensweisen, die der Pflegeperson bei der Ermittlung des notwendigen Pflegebedarfs des Patienten eine Hilfestellung sind, auf der Grundlage von Standards wird die entsprechende Pflege durchgeführt. Nicht für jeden Patienten ist die schriftliche Dokumentation eines Pflegeplans notwendig, es muß jedoch die Nachweisbarkeit erbracht werden, daß die Pflege geplant ist und den individuellen Bedürfnissen des Patienten entspricht.

Die Dokumentation in der Patientenakte sollte die Pflegeplanung reflektieren, indem sie Pflegemaßnahmen und Reaktionen des Patienten einschließt.

Außerdem sollten Instruktionen, die dem Patienten und/oder der Familie bezüglich der Zeit nach der Entlassung oder bezüglich seiner Selbstversorgung gegeben werden sowie das Verstehen der Anleitungen dokumentiert werden. Kurz vor der Entlassung sollte eine Zusammenfassung erfolgen, die das erreichte Ziel des Patienten beinhaltet.

Zusammenfassend läßt sich sagen, daß die Pflegeperson den Pflegeprozeß bei der Informationssammlung, Planung, Durchführung und Evaluation der Pflege des Patienten anwenden sollte, von der Aufnahme bis zur Krankenhausentlassung. Der Pflegeplan sollte den individuellen Bedürfnissen des Patienten angepaßt sein, eine Pflegedokumentation sollte den Zustand des Patienten reflektieren. Um dies zu veranschaulichen, finden Sie im folgenden ein Fallbeispiel, das von einem, den individuellen Bedürfnissen des Patienten angepaßten Pflegeplan begleitet wird.

Fallbeispiel

Herr Allen ist 60 Jahre alt. Er wird mit folgenden Beschwerden ins Krankenhaus eingeliefert: Schwäche, Verwirrtheit und eine seit einer Woche geringer werdenden Urinausscheidung. Bei Herrn Allen sind eine arterielle Hypertonie und eine Glumerulonephritis bekannt. Bei der Aufnahme sind die Vitalzeichen wie folgt: RR 180/90; Herzfrequenz 80 und unregelmäßig; Atemfrequenz 20 und die Temperatur 37,5 °C. Er klagt über Übelkeit und Erbrechen. Herr Allen beobachtet, daß seine Schuhe zu fest sitzen. Seine Knöchel weisen bilateral 2 Ödeme auf. Herr Allens Lungen weisen beidseits basale Rasselgeräusche auf. Die Tochter von Herrn Allen berichtet, daß der Vater seine Medikamente nicht regelmäßig eingenommen und die verordnete Diät nicht eingehalten hat. Seit 2 Jahren ist Herr Allen nicht mehr in der Lage einer Arbeit nachzugehen. Er berichtet, daß er sich manchmal depressiv fühlt und hat in der Notfall-Ambulanz einen Wutausbruch, nachdem er feststellt, daß seine Zahnbürste zuhause geblieben ist.

Die Laborwerte sind wie folgt: Kalium 5,7; Harnstoff 100; Kreatinin 5; Herr Allen soll Bettruhe einhalten und nüchtern bleiben. Ein Blasenverweilkatheter wird gelegt, er entleert dabei 10 ml dunkelgelben, konzentrierten Urin. Ein venöser Zugang wird angelegt (mit einer 5 %igen Dextroselösung zum Offenhalten). Die Flüssigkeit wird auf 1200 ml/24 Stunden reduziert. Ein Einlauf wird angeordnet. Furosemid (Lasix) wird zur Diurese verabreicht und Prazosin (Minipress) zur Behandlung der Hypertonie. Blutuntersuchungen für Elektrolyte, Harnstoff und Kreatinin werden 4 Stunden nach der Aufnahme abgenommen. Die Diagnose lautet Nierenversagen.

Dokumentation nach dem SOAP-Prinzip

S = Subjektive Einschätzung; O = Objektive Einschätzung;
A = Assessment/Einschätzung (Pflegediagnose); P = Plan.

S: „Ich habe von Tag zu Tag weniger Wasser gelassen"; „Ich habe zuhause große Mengen von Wasser getrunken."

O: In der Woche vor der Krankenhauseinweisung hat der Patient vermindert Urin ausgeschieden, außerdem hatte er in der Vergangenheit eine Glomerulonephritis; bei der Aufnahme wird ein Blasenverweilkatheter gelegt, der Patient entleert dabei 10 ml dunkelgelben, stark konzentrierten Urin; am linken Arm wird ein venöser Zugang gelegt und eine 5 %ige Dextroselösung zum Offenhalten angehängt; Patient erhält 80 mg Lasix i. v. stat., danach wird keine weitere Urinausscheidung festgestellt; Harnstoff 100; Kreatinin 5; Körpergewicht bei der Aufnahme 90 kg.

A: Verändertes Urinausscheidungsmuster (Oligurie), b/d eine eingeschränkte Nierenfunktion

P:
- Stündlich Ausfuhr kontrollieren
- Achtstündlich spezifisches Gewicht kontrollieren
- Urinmerkmale beobachten, Abweichungen mitteilen
- Ein- und Ausfuhr präzise kontrollieren
- 5 %ige Dextroselösung langsam zum Offenhalten infundieren
- Flüssigkeitszufuhr auf 1200 ml/24 Stunden reduzieren
- Harnstoff und Kreatinin im Serum, Elektrolyte kontrollieren, Abweichungen mitteilen

S: „Ich bin so durstig – ich habe große Mengen von Wasser getrunken"; „Ich habe heute noch kein Wasser gelassen"; „Meine Schuhe sitzen so fest"; „Ich bin mir nicht sicher, was es ist – ich vergesse immer wieder Dinge"; „Ich bin sehr müde."

O: Patient ist wach, lethargisch, zu Person und Ort orientiert, aber benötigt häufig Reorientierung zur Zeit. Erhöhter RR von 180/90; eine bilaterale Halsvenenstauung; Lunge: beidseitig auftretende Rasselgeräusche, die auch nach Abhusten nicht beseitigt sind, Patient weist bilateral 2 Knöchelödeme sowie S^3 Herzgeräusche auf; am linken Arm befindet sich ein Venenzugang, an den eine 5 %ige Dextrose Infusionslösung zum Offenhalten angeschlossen ist – gut einlaufend; Patient soll nüchtern bleiben; Flüssigkeitsreduzierung auf 1200 ml/24 Stunden; Gabe von 80 mg Lasix i. v.; stat. keine Urinausscheidung zu beobachten; Patient wiegt bei der Aufnahme 90 kg; Kalium 5; Patient klagt über Durstgefühl.

A: Flüssigkeitsüberschuß b/d verminderte Fähigkeit der Nieren, Wasser auszuscheiden

P:
- Patient täglich zu gleicher Zeit mit gleicher Kleidung und Waage wiegen
- Auf erhöhten RR achten, Bewußseinszustand einschätzen; Veränderungen des Mentalstatus mitteilen
- Herzgeräusche auf Vorhandensein von S3 und S4 einschätzen
- Atmung auf pfeifende Geräusche einschätzen
- Nach Verordnung: Röntgen-Thorax einholen
- Auf periphere Ödeme einschätzen
- Auf gestaute Halsvenen einschätzen
- Flüssigkeitszufuhr nach Verordnung reduzieren
- Nach Verordnung Diuretika verabreichen
- Patient nüchtern lassen, nur Eiswürfel sind erlaubt, um das Durstgefühl zu lindern

S: „Ich verspüre Übelkeit"; „Manchmal ‚stolpert' mein Herz"; „Ich weiß nicht, warum ich keine Ruhe finde."

O: Patient ist wach und unruhig; klagt über Übelkeit – hat geringe Mengen einer grünen Flüssigkeit erbrochen; Nüchternstatus; EKG-Monitor zeigt häufige, vorzeitige, ventrikuläre Extrasystolen; Herzspitzenfrequenz 80 und unregelmäßig; Kaliumwert bei der Aufnahme 5; Kaliumwert vier Stunden nach der Aufnahme 4,7

A: Elektrolytstörung (Hyperkaliämie) b/d verminderte Fähigkeit der Nieren, Elektrolyte zu regulieren und auszuscheiden

P:
- Nach Verordnung vierstündlich Serumelektrolyte kontrollieren
- Den Arzt über abweichende Serumelektrolytwerte informieren
- Nach Verordnung Dialyse durchführen
- Auf Kennzeichen und Symptome erhöhter Reizbarkeit, Übelkeit, Diarrhö, Darmkoliken, Arrhythmien und T-Spitzen im EKG achten
- Nach Verordnung bei der Nahrungsaufnahme Kaliumzufuhr reduzieren

S: „Ich habe wegen meiner Nierenprobleme seit zwei Jahren nicht mehr gearbeitet“; „Ich kann sonntags nicht einmal mehr zur Kirche gehen“; „Ich kann das nicht mehr lange aushalten“; „Der Arzt soll mich dieses Mal besser heilen“; „Ich kann nicht glauben, daß meine Tochter die Zahnbürste zuhause liegengelassen hat – nichts kann sie richtig machen“; „Na ja, ich nehme meine Tabletten nicht regelmäßig ein, – aber ändert das etwas an meinem Zustand? Niemand kümmert sich um mich.“

O: Patient äußert gegenüber dem Pflegepersonal und der Familie Gefühle des Zorns; die Tochter berichtet, der Patient sei in letzter Zeit depressiv gewesen und habe gegenüber der Einnahme der Medikamente und der Behandlung keine Compliance gezeigt; Patient ist katholisch, äußert den Wunsch, zur Kirche zu gehen

A: Trauern b/d den Verlust eines wichtigen Organsystems, Änderung des Lebensstils und lebensbedrohlicher Prognose

P:
- Sensibel gegenüber Veränderungen und Einschränkungen im Lebensstil des Patienten sein
- Patient ermutigen, Gefühle von Frustration, Zorn, Furcht und Unsicherheit mitzuteilen
- Aktiv zuhören
- Auf Kennzeichen im Verhalten und auf Emotionen achten, die auf eine Trauer hinweisen (Verleugnung, Ärger, Weinen, Sich-Zurückziehen, Non-Compliance, Abhängigkeit etc)
- Geduld und Empathie zeigen, wenn der Patient emotionale Veränderungen erfährt und Bewältigungsstrategien entwickelt
- Nachteilig sich auswirkende Bewältigungsstrategien einschränken, wenn sie das Wohlbefinden des Patienten beeinträchtigen
- Angepaßte Verhaltensweisen unterstützen, die zur Förderung und Lösung des Trauerprozesses beitragen
- Realistische Hoffnung vermitteln; Fragen ehrlich beantworten, gewünschte Informationen geben
- Kontakt zu Behörden ermöglichen
- Immer wieder über Krankheitsverlauf und Behandlung informieren
- Familie und nahestehende Personen in den Informationsprozeß mit einbeziehen

Pflegeplan

Auf den folgenden 4 Seiten wird ein Standardpflegeplan für einen onkologischen Patienten vorgestellt.

Tab. 7 Formatvorlage eines Pflegeplans

Datum der Aufnahme	Pflegediagnose/-problem	Erwartetes Ziel/Evaluation
10/1	Verändertes Urinausscheidungsmuster (Oligurie), b/d eine eingeschränkte Nierenfunktion	Patient hält innerhalb eines Zeitraums von zwei Wochen sein jetziges Urinausscheidungsmuster aufrecht oder verbessert es (so normal wie möglich), überprüfbar durch eine bilanzierte Ein- und Ausfuhr sowie normale Harnstoff- und Kreatininwerte im Serum
10/1	Flüssigkeitsüberschuß, b/d eine verminderte Fähigkeit der Nieren, Wasser zu extrahieren	Patient zeigt innerhalb eines Zeitraums von einer Woche keine Anzeichen eines Flüssigkeitsüberschusses, überprüfbar durch eine bilanzierte Ein- und Ausfuhr, Gewichtsabnahme von 5 kg, normalen Mentalstatus, klare Atemgeräusche und Abwesenheit peripherer Ödeme
	Pk: Elektrolytstörung (Hyperkaliämie), b/d eine verminderte Fähigkeit der Niere, Elektrolyte zu regulieren und auszuscheiden	Patient hält innerhalb eines Zeitraums von zwei Tagen einen „sicheren" Serum-Kaliumspiegel aufrecht, überprüfbar durch einen Kaliumwert ≥ 4,5 und Abwesenheit von Kennzeichen und Symptomen, die auf eine Hyperkaliämie hinweisen

Überprüfung/ Datum der Evaluation	Maßnahmen	Aufhebung/ Datum der Annullierung
10/1	■ Achtstündlich Katheterpflege durchführen: 06.00 Uhr, 14.00 Uhr, 22.00 Uhr ■ Stündlich Urinausscheidung messen ■ Achtstündlich spezifisches Gewicht des Urins kontrollieren: □ 6.00 Uhr, 14.00 Uhr, 22.00 Uhr □ Urinmerkmale kontrollieren, Abweichungen mitteilen □ Ein- und Ausfuhr exakt messen □ Nach Verordnung 5 %ige Dextroselösung infundieren (zum Offenhalten) □ Nach Verordnung Flüssigkeitszufuhr auf 1200 ml/24 Stunden reduzieren; (tagsüber 500 ml, abends 400 ml, nachts 300 ml) □ Nach Verordnung Harnstoff im Serum, Kreatinin und Elektrolyte kontrollieren, Abweichungen mitteilen	10/3
	■ Nüchternstatus aufrechterhalten ■ Regelmäßig RR kontrollieren und erhöhten RR mitteilen ■ Patient um 06.00 Uhr mit Bettwaage, gleicher Waage und Kleidung wiegen Bewußtseinszustand vierstündlich einschätzen; Veränderungen des Mentalstatus um 06.00 Uhr, 10.00 Uhr, 14.00 Uhr, 18.00 Uhr, 22.00 Uhr und 02.00 Uhr kontrollieren, Veränderungen mitteilen ■ Herzgeräusche auf Vorhandensein von S3 und/ oder S4 einschätzen ■ Atmung vierstündlich auf pfeifende Geräusche einschätzen ■ Auf periphere Ödeme einschätzen ■ Auf gestaute Halsvenen achten ■ Nach Verordnung Diuretika verabreichen (Lasix 80 mg i. v., 2 × täglich) ■ Zur Kontrolle des Durstgefühls Eiswürfel bereitstellen	
	■ Nach Verordnung Elektrolyte vierstündlich kontrollieren und Abweichungen mitteilen ■ Störungen des Kaliumhaushaltes kontrollieren und mitteilen (Reizbarkeit, Übelkeit, Diarrhö, Darmkoliken, Arrhythmien und T-Spitzen im EKG ■ Nach Verordnung Kaliumzufuhr einschränken	

Tab. 7 (Fortsetzung)

Datum der Aufnahme	Pflegediagnose/-problem	Erwartetes Ziel/Evaluation
	Trauern b/d den Verlust eines wichtigen Organsystems, Änderung des Lebensstils und lebensbedrohlicher Prognose	Patient durchlebt den Trauerprozeß, überprüfbar durch Gefühlsäußerungen gegenüber betreuender oder nahestehender Person, Inanspruchnahme von Unterstützergruppen und wirksame Bewältigungstrategien

Überprüfung/ Datum der Evaluation	Maßnahmen	Aufhebung/ Datum der Annullierung
	■ Sensibel gegenüber Veränderungen und Einschränkungen im Lebensstil des Patienten sein ■ Patient ermutigen, Gefühle von Frustration, Zorn, Furcht und Unsicherheit mitzuteilen ■ Aktiv zuhören – Auf Kennzeichen im Verhalten und auf Emotionen achten, die auf eine Trauerreaktion hinweisen (Verleugnung, Ärger, Weinen, Sich-Zurückziehen, Non-Compliance, Abhängigkeit etc.) ■ Geduld und Empathie zeigen, wenn der Patient emotionale Veränderungen erfährt und Bewältigungsstrategien entwickelt ■ Sich nachteilig auswirkende Bewältigungsstrategien einschränken, wenn sie das Wohlbefinden des Patienten beeinträchtigen ■ Angepaßte Verhaltensweisen, die zur Förderung und Lösung des Trauerprozesses beitragen, unterstützen ■ Realistische Hoffnung vermitteln; Fragen ehrlich beantworten, gewünschte Informationen geben ■ Kontakt zu behördlichen Diensten ermöglichen – Immer wieder über Krankheitsverlauf und Behandlung informieren ■ Familie und nahestehende Personen in den Informationsprozeß einbeziehen	

Selbsthilfegruppen

Aktion Bewußtsein für Brustkrebs
c/o Deutsche Krebsgesellschaft e. V.
Koordinatorin: Monika Rak
Paul-Ehrlich-Straße 41
60596 Frankfurt
Tel.: 0 69/63 00 96-0
Fax: 0 69/63 00 96 66

Deutsche ILCO
Bundesgeschäftsstelle
Helga Englert
Landshuter Str. 30
85356 Freiburg
Tel.: 0 81 61/93 43 01-02
Fax: 0 81 61/93 43 04

Deutsche Krebsgesellschaft–Psychosoziale Krebsberatungsstelle
Paul-Ehrlich-Straße 41
60596 Frankfurt
Tel.: 0 69/6 30 09 60
Fax: 0 69/63 91 30

Deutsche Krebshilfe e. V.
Thomas-Mann-Straße 40
53111 Bonn
Tel.: 02 28/729 90-0

Deutsche Leukämie-Forschungshilfe – Aktion für Krebskranke Kinder e. V.
Joachimstraße 20
53113 Bonn
Tel.: 02 28/22 18 33
Fax: 02 28/21 86 46

Deutsche Leukämie-Hilfe
Deutsche Leukämie-Hilfe e. V.
Thomas-Mann-Straße 44a
53111 Bonn
Tel.: 02 28/729 90 67
Fax: 02 28/7 29 90 11

Deutsches Krebsforschungszentrum – Krebsinformationsdienst
Im Neuenheimer Feld 280
69120 Heidelberg
Tel.: 0 62 21/41 01 21

Frauenselbsthilfe nach Krebs
Bundesverband e. V.
Bundesgeschäftsstelle B6, 10/11
68159 Mannheim
Tel.: 06 21/2 44 34
Fax: 06 21/15 48 77

Leukämie-Forschungshilfe
Deutsche Leukämie-Forschungshilfe (DLFH) Dachverband
Joachimstraße 20
53113 Bonn
Tel.: 02 28/9 13 94 30
Fax: 02 28/9 13 94 33

Selbsthilfegruppe für Erkrankte an Haarzell-Leukämie
Wildensteinstraße 15
38642 Goslar
Tel.: 05321/81003

Vereinigung für chronische Schmerzpatienten e. V.
Nachtigallenweg 2
75365 Calw-Stammheim
Tel.: 0 70 51/71 72
Fax: 0 70 51/7 78 26

Literaturverzeichnis

Becker, N.: Europäische Krebsatlasprojekte. Deutsches Ärzteblatt 92 (1995) *31/32:* 1403–1404

Boesenecker, U.: Zur Aufklärungsproblematik in der Kinderonkologie. Deutsche Krankenpflegezeitschrift 46 (1993) *5:* 341–343

Demmich, M.: Mein Kind und ich leben mit einem Hirntumor. Krankenpflege-Journal 32 (1994) *7/8:* 295–297

Distelrath, A.; Maier, S.; Steigerwald, E. und *Gunzer, U.:* Therapie von Mundschleimhautdefekten bei hämatologisch/onkologischen Patienten. Krankenpflege-Journal 34 (1996) *3:* 88–91

Dröge, H.: Unterstützung für Betroffene und Angehörige, Leben mit Krebs. Häusliche Pflege Beilage 4 (1995) *7:* 7–9

Frey-Fischer, E.: Wenn die Haare ausgehen ... Gute Vorbereitung und Begleitung bei Chemotherapie. 90 (1997) *2:* 8–13

Fröhlich, C.: Ganzheitlich orientierte Pflege in der Onkologie. Pflege Aktuell 50 (1996) *9:* 585–589

Gäbele, S. und *Niedoba, D.:* Welche Hygiene- und Isolationsmaßnahmen sind in der Onkologie erforderlich? Kinderkrankenschwester 14 (1995) *12:* 520

Giesel, S.: Alle Betroffenen brauchen Unterstützung. Psychosoziale Aspekte der ambulanten Pflege onkologischer Patienten. 49 (1996) *9:* 576–577

Göbel, U.: Bösartige Erkrankungen im Kindesalter – Diagnose und Einschätzung der Prognose durch „Tumormarker" und spezielle Laboruntersuchungen. Kinderkrankenschwester 16 (1997) *6:* 219–225

Hofmann, L.: Schmerztherapie in der Onkologie. Heilberufe 49 (1997) *4:* 22–23

Hülsmann, B.: Chemotherapie: Wirkungsweise und Handhabung der Nebenwirkungen. 1. Teil: Wirkung der Zytostatika. Kinderkrankenschwester 15 (1996) *12:* 458–460

Hülsmann, B.: Chemotherapie: Wirkungsweise und Handhabung der Nebenwirkungen. Kinderkrankenschwester 16 (1997) *1:* 6–12

Janitzky, V.: Harnableitung bei Tumorkranken. Heilberufe 49 (1997) *2:* 38–39

Kehrer-Kremer, B.: Und immer stirbt ein Teil von uns, 1. Aspekte der Trauerbegleitung verwaister Eltern in Klinik und Kreissaal. Die Schwester/Der Pfleger 32 (1993) *6:* 531–535

Kiefer, B.: Die Rolle des Pflegepersonals im pädiatrisch-onkologischen Team. Kinderkrankenschwester 12 (1993) *3:*123–124

Koch, K.: Noch mehr Fragen als Antworten, Qualitätssicherung in der Onkologie. Deutsches Ärzteblatt 93 (1996) *1/2:* 16––18

Krampe, E.M.: Anne Rocksloh, Krankenpflegeschülerin. Krankenpflege 47 (1993) *2:* 109–112

Laubert, A.: Pflege in der Onkologie – wo liegen die Brennpunkte. Heilberufe 49 (1997) 12–17

Martini, C.: Strahlentherapie in der pädiatrischen Onkologie. Kinderkrankenschwester 12 (1993) *3:* 118–119

McCaffery, M.; Beebe A. und *Latham, J.:* Schmerz–Ein Handbuch für die Pflegepraxis. Ullstein Mosby Berlin/Wiesbaden (1997)

Löser, A.: Die verschiedenen Präventionsbereiche des Gesundheitswesens. Exemplarisch dargestellt am onkologischen Bereich. Deutsche Krankenpflegezeitschrift 46 (1997) *2:* 116–120

Miehl, G.: Das pflegerische Erstgespräch in der Onkologie. Die Schwester/Der Pfleger 32 (1993) *10:* 868–875

Müller-Feldkamp, G.: Das Unbehagen in der klinischen Onkologie aus Sicht der Pflegenden. Heilberufe 45 (1993) *3:* 112–115

Müller-Christiansen, K.: Kampf den Tumoren. Welche Nahrung sollen Krebspatienten erhalten? Heim und Pflege 25 (1994) *9:* 289–293

Nauck, F.: Tumorschmerzen in der Urologie. Heilberufe 49 (1997) *4:* 28–29

Niedoba, D.: Erfordernisse und Mythen. Heilberufe 49 (1997) *3:* 42–44

Pohlmann, B.: Erstes transdermales System zur Tumorschmerztherapie. Eine Therapiealternative auf Stufe 3 des WHO-Plans. Anästhesiologie und Intensivmedizin. 36 (1995) *9:* XVII

Protz, W.: Der Tumorpatient und sein Umfeld: die psychosoziale Situation des Patienten, Angehörigen und des pflegerischen und ärztlichen Personals. Intensiv 2 (1994) *1:* 26–28

Prudio, U.: Psychologische Aspekte bei Tumorschmerzen. Heilberufe 49 (1997) *4:* 24–26

Reiter, A.: Leukämien im Kindesalter. Kinderkrankenschwester 13 (1994) *8:* 254–258

Roggli, R.: „Das Ungewisse ist das Schlimmste von allem", Diagnose Leukämie. Krankenpflege Soins Infirmiers 90 (1997) *12:* 16–19

Sauter, S.: Infektionskrankheiten bei onkologischen Patienten. Kinderkrankenschwester 14 (1995) *12:* 518–519

Schnorr, C. und *Meren, J.G.:* Patientenorientierte und phasenadaptierte Aufklärung in der Onkologie. Pflegezeitschrift 47 (1994) *2:* 82–84

Schrappe, M.: Die akute Leukämie des Kinderalters. Kinderkrankenschwester 12 (1993) *3:* 106–108

Schürholz, J.: Krebskrankheit–eine Allgemeinkrankheit? Die Betroffenheit des Menschen als Leib-Seele-Geist-Einheit. Deutsche Krankenpflegezeitschrift 45 (1992) *2:* 83–86

Schug, S.: Qualitätsmanagement in der Onkologie. (1997) *1:* 1–11

Schwarzbard, C.: Pflege bei leukämiekranken Kindern, Teil 1. Kinderkrankenschwester 13 (1994) *8:* 260–262

Seemann, H.: Schmerzbekämpfung in der Onkologie aus psychologischer Sicht. Heilberufe 45 (1993) *3:* 120–122

Sensmeyer, A.: Pflegerische Fachweiterbildung in der Onkologie. Pflegezeitschrift 47 (1994) *2:* 77–81

Tremel, R.; Burchhardt, U.; Laupert, A. und *Peters, B.:* Ambulante Krebstherapie. Heilberufe 45 (1993) *3:* 130–133

Stolze, H.: Infektionsprophylaxe in der Onkologie, Schutzmaßnahmen in der Praxis. Heilberufe 47 (1995) *8:* 30–31

Trost, M. und *Keller-Mehlem, R.:* Begleitung zur Strahlentherapie, eine Aufgabe des psychosozialen Teams. Kinderkrankenschwester 12 (1993) *3:* 120–121

Vogt, M: Aufklärung bei onkologischen Patienten mit letaler Prognose: Die Schwester/Der Pfleger 36 (1997) *9:* 789–791

Wacker-Riedt, I. und *Schäfers-Schulte, H.:* Pflegezeitschrift 50 (1997) *4:* 171–177

Werner, S. und *Borchardt, G.:* Hilfen bei der Eingewöhnung auf einer onkologischen Kinderstation. Kinderkrankenschwester 14 (1995) *9:* 359–361

Weigel, S.: Pflegeerfahrung mit krebskranken Kindern. Mitteilung Evangelischer Fachverband für Kranken- und Sozialpflege (1993) *2:* 7–9

Willenbrink, H.-J.: Strategien der Tumorschmerztherapie. Geriatrie Praxis 9 (1997) *12:* P8

Wötzel, B.: Angst vor dem Morgen. Die Schwester/Der Pfleger 32 (1993) *10:* 884–887

Zech, D; Bischoff, A. und *Grond, S.:* Die Schmerzambulanz bei hausärztlicher Versorgung von Tumorpatienten, 1. Teil. Pflegen ambulant (1993) *3:* 24–27

Zöller, B.: Schmerzprobleme in der Onkologie. Geriatrie Praxis 6 (1995) *3:* 34–37

Handbuch Pflegediagnosen

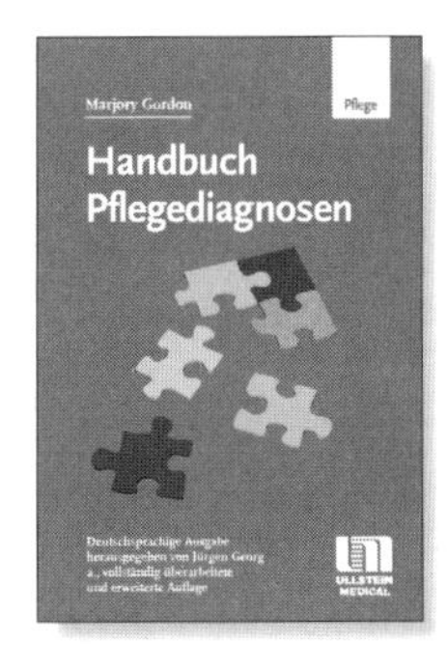

Marjory Gordon
Handbuch Pflegediagnosen

1998. 464 Seiten, 1 Abb.
Format 12.0 cm x 19.0 cm, Softcover
DM 38.00, SFr 35.00, öS 277.00
ISBN 3-86126-589-3

Deutschsprachige Ausgabe herausgegeben von Jürgen Georg
2., vollständig überarbeitete und erweiterte Auflage

Pflegediagnosen dienen dazu Gesundheitsprobleme von Individuen und Familien zu erkennen, zu benennen und zu behandeln. Seit der ersten Auflage des Handbuchs hat das Konzept der Pflegediagnosen Eingang in Praxis, Lehre und Forschung der Pflege gefunden. Die vorliegende 2. Auflage wurde um 30 neue auf über 160 Pflegediagnosen erweitert. Im einzelnen sind aktuelle und Risikodiagnosen wie „Verwirrtheit", „Transferdefizit", „Vereinsamungsgefahr", „Gefahr eines perioperativen Lagerungsschadens" und „Orientierungsstörung" hinzugekommen.
Den Assessments wurde eine Pflegeanamnese für Intensivpflegepatienten hinzugefügt, und die Kennzeichen der einzelnen Diagnosen wurden stärker nach Haupt- und Nebenkennzeichen differenziert. Ergänzungen der Risikogruppen zu den einzelnen Diagnosen erleichtern die Erkennung besonders gefährdeter Personengruppen. Anmerkungen und Literaturhinweise des Herausgebers fördern die Adaption und Anwendung von Pflegediagnosen im deutschsprachigen Raum.
Ein Glossar am Ende des Buches faßt die zentralen Begriffe des Buches zusammen, das mit einem ausführlichen Literaturverzeichnis deutsch- und englischsprachiger Fachliteratur abschließt.

Ullstein Medical
Verlagsgesellschaft mbH & Co.
Mainzer Straße 75
D-65189 Wiesbaden

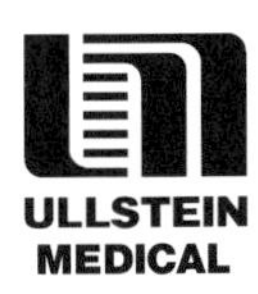